中國近現代頤養文獻彙刊·導引攝生專輯

第十三册

劉曉蕾 主編

萬壽仙書氣功圖譜

延年益壽

廣陵書社

萬壽仙書氣功圖譜

〔清〕曹無極　輯　民國三年版

萬壽仙書氣功圖譜

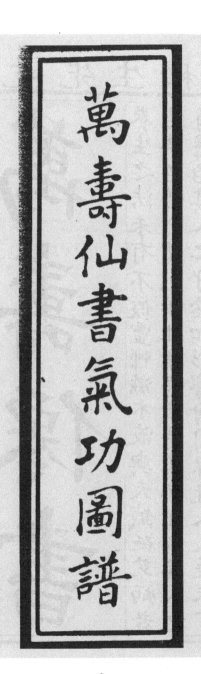

羅洪先先生秘傳

金沙曹若水先生增輯

萬壽僊書

養生之法未有不假靈艸滋木液與夫鍼砭艾焫者是集名導引篇凡少壯諸病無待藥餌即以其人之道還治其人之身驗如影響繪圖詳註人人展卷可得家家獲福無艾矣識者鑒諸

萬壽仙書自序

蓋人身一小天地也。天地之氣化循環而不息。故品物以生。人身之氣血運旋而無間。故肢體以安然。運旋必有說焉。夫氣猶風也。血猶水也。血隨氣行。猶水隨風動也。風駛則水清而常流。氣吐則血盈而常轉。氣虛血滯。寸膚節理。有一不至。則風寒暑濕之邪。乘之而入。譬之溝瀆然。一艸一沫停泊於曲澗迴洑之處。停伯多。則臭穢生焉。人身氣血一絲一絡纏闕於轉筋運脈之處。壅闕久。則疾病形焉。是凡病所由來。非氣虛血弱而表受邪。即血凝氣滯而裏成疾。常將一氣搬運鼓何車於九宫之上。運橐籥於曲江之下。則泥丸風生。谷海波澄矣。何三尸不絕跡。萬魔不斂形哉。説者曰少壯老固能如是。若夫嬰兒襁褓口尚不能言。奚能行如是法。而保其外邪不入。内病不生哉。是昔馬郎按摩一書。所以通導引之窮也。嬰兒無七情六慾以戕本真。

不過驚風痰食積而成病。是按摩法能疏通毛竅。能運旋榮衛。痰之聚者。能使之散。食之積者。能使之消。導引却病於未萌。按摩驅病於已至。乃按摩其即導引之法。導引其即按摩之法也乎。因集二條各爲一書。从从後編。俾有心者。按譜而求。瞭如輒欲

萬壽僊書卷一目次

萬壽仙書卷一

性命說

夫斈之大。莫大於性命。性命之說。不明於世也久矣。何謂之性。元始真如一灵炯炯是也。何謂之命。先天至精一炁氤氳是也。然有命便有性。有性便有命。性命原不可分。但以其在天則謂之命。在人則謂之性。性命實非有兩。況性無命不在。命無性不存。而性命之理。又渾然合一者哉。故易曰。乾道变化。各正性命。中庸曰。天命之謂性。此之謂也。

西玄門類以氣爲本以修命爲宗以水府求玄立教故詳
言命而畧言性是不知性也究亦不知命禪家專以神爲
性以修性爲宗以離宮修定立教故詳言性而畧言命是
不知命也究亦不知性豈知性命本不相離道釋原無二
致神氣雖有二用性命則當双修也哉雖賢人之學存心
以養性修身以立命聖人之學盡性而致命謂性者神之
始神本於性而性則養始神神所由以養命者氣之始氣本
於命而命則未始氣氣所由以生身中之精寂然不動

蓋剛健中正。純粹精者存。乃性之所寄也。爲命之根矣。心中之神。感而遂通。蓋喜怒哀懼愛惡欲者存。乃命之所寄也。爲性之樞矣。性而有心也。而神之中炯命而身也。而一氣之周流。故身心精神之舍也。而精神性命之根也。性之造化係乎心。命之造化係乎身。見解知識出於心哉。思慮念想心役性也。學動應酬出於身哉。語默視聽身累命也。命有身累。則有生死。性受心役。則有去來。有生死不能至命也。有去來不能盡性也。故盈天地間皆是生氣於贊兩間。化育萬物。其命之流行。而不息者乎。蓋生之理。具乎命也。盈天地間皆是炁齊明、光上下照臨日月其性之炳然而不昧者乎。蓋齊之炁本、於性也。未始性而能性我之性者。性之始也。未始命而能命我之命者。命之始也。天簌圓而藏性。地簌方而藏命。本虛炁以成性。中天地以立命。性成命立。其中有神。命帯元氣。性根元神。潛神于心。聚氣于身。立中有道。性有氣質之性。有天賦之性。命有分定之命。有形氣之命。君子修天賦之性。克氣質之性。修形氣之命。

十二

修分定之命。分言之則二。合言之則一。其中有理。是以神不離氣。氣不離神。吾身之神氣合。而後吾身之性命見矣。性不離命。命不離性。吾身之性命合。而後吾身未始性之性。未始命之命見矣。夫未始性之性。未始命之命。乃是吾之真性命也。我之真性命。即天地之真性命。亦即虛空之真性命也。故聖賢持戒定慧而虛其心。鍊精氣神而保其身。身保則命基永固。心虛則性體常明。性常明則無來無去。命永固則何先何生。況先先而去者。僅僅形骸耳。而我之真性命則通晝夜。配天地。徹古今者。何常少有泯滅也哉。嘗觀之草木焉。歸根復命。而性在其中矣。性而神也。則花花而實也。而命又在其中矣。自形中之神。以八神中之性。此之謂歸根復命。又嘗譬之男女媾精焉。而一點之善落於子宮者。氣合之而爲命也。而性即存于其間。其即一陰一陽之相搏。而一點落於黄中之中以成性。乃妙合而凝不測之神乎。此之謂性命妙合。奈妙合之道不明。修性者遺命。且并李性之竅妙。不得而知之。矧能煉之乎。非流于狂蕩則失於空寂不知其命末後何歸所命者遺性之旨造命之功夫不得而知之焉能守之乎非執於有作則失於無爲不知其性刼運何逃即二氏之初亦豈如是乎吾聞釋迦生於西方亦得金丹之道是性命無修爲最上乘法號曰金仙呂祖亦曰只知性不知命此是脩行第一病只修祖性不修丹萬刼陰靈難入聖豈但如今之導引者流而以形骸爲性命爲已哉又豈但如今煉神煉氣者流而以神氣爲性命約已哉又豈但如今脩性修命者流而

以性命爲性命焉已哉。于百不性。無益於性命。而且有害於性命。不得性命之真。良可嘆也。故嘗論之。人在母腹呼吸相含。是以母之性命爲性命。而非自爲性命。至於出胞斷蒂而後自爲性命。然亦非真常之性命也。必于自爲性命中而養成乾元面目。露出一點真靈。形依神、形不壞。神依性、神不滅。知性而盡性。盡性而至命。乃所謂虛空本體無有盡時。大地有壞。這箇不壞。而能重立性命。再造乾坤也。故道家不知此。則謂之傍門。釋氏不知此。則謂之外道。又焉能合天地之德。而與太虛同體哉。噫。至此。而性命之說。無餘肯矣。

衛生寶訓

孫真人枕上記

侵晨一碗粥。夜食莫教足。撞動景陽鐘。叩齒三十六。大寒與大熱。且莫貪色慾。醉飽莫行房。五臟皆反覆。艾火謾燒身。爭如獨自宿。坐臥莫當風。頻須暖處浴。食飽行百步。常以手摩腹。莫食無鱗魚。諸般禽獸肉。自死禽與獸。食之多命促。土木爲形象。求之有恩福。父精母生肉。那忍分南惜命身人。六白光如玉。

養生銘

怒甚偏傷氣。思多太損神。神疲心易役。氣弱病相縈。勿被悲歡極。當令飲食均。再三防夜境。第一戒晨嗔。亥寢鳴雲鼓。寅興嗽玉津。妖邪難犯已。精氣有全身。若要無諸病。常當節五辛。安神宜悅樂。惜氣保和純。壽夭休論命。修身本不人。若能遵此理。平地可朝真。

白玉蟾秘訣

我有神仙方。教子無損傷。頻々熱擦手。勤々摩腎堂。心大常宜健。神水不可吐。華池灌乎吞。切不可回顧。精盛面生烝。々盛而生神。三物藥周流。金劉不壞身。一念起救心。龍虎難拘束。子若不謹戒。安能去色慾。

左野雲口訣

爱金不如爱身。爱身不如爱神。爱神不如爱閑真。◐先補氣後補血。補得丹田温〻熱。便是長生不老訣。

許真君垂世八寶

忠孝廉謹寬裕容忍。

忠則不欺。孝則不悖。廉則罔貪。謹乃無失。修身如此。可以成德。寬則得衆。裕然有餘。容而翕受。忍則安舒。接人以此。怨咎滌除。

唐子西古硯銘

硯與筆墨盖器類也。出處相近。任用寵遇相近也。獨壽夭不相近也。筆之壽以日計。墨之壽以年計。硯之壽以世計。其故何也。其爲體也筆最銳。墨次之。硯鈍者也。豈非鈍者壽、而銳者夭乎。其爲用也。筆最動。墨次之。硯靜以養生。

修養妙法

心靜則息自調。靜久則息自定。先心以養氣。息機以養神。久視傷心損血。久坐傷脾損肉。久立傷腎損骨。久卧傷肺損氣。心有所愛。不可深愛。心有所憎。不可深憎。春夏宜早起。秋冬宜晏眠。晏忌日出後。早忌鷄鳴前。大小便宜緊閉口齒。目上視。使氣不泄。

凡欲養體。先須養胃。凡欲養胃。先須養心。凡欲養心。先須養神。凡欲養神。先須養氣。凡欲養氣。先須養精。凡欲養精。先須戒性。凡欲養性。先須養智。凡欲養智。先須惜命。

人身元氣出入日中。五臟精華。不聚於目。故陰符經曰。機在目。道德經曰。不見可欲。使心不亂。是以內養之法。常要垂簾返觀內照。降心於丹田中。使神氣抱固六玄。精氣神爲內三寶。耳目口爲外三寶。常使內三寶不逐物而流。外三寶不誘中而毋勞汝形。毋搖汝精。毋使汝思慮營營。夜寢不蒙首。則一呼一吸。真氣往來相接。神自定矣。夜飯減數口。則谷食暑酒胖胃條暢。氣自和矣。房內妻妾醜則閉固不出。賢水常溢。精自凝矣。神定氣和。精凝一身。三寶皆備。延壽之道。無喻於此。

欲得延年先伏心。休貪利祿恣荒淫。祇將泰定調神氣。千日無虧滿咢金。

四季須知云。凡冬不欲極溫。夏不欲極凉。春不欲冒風沙。秋不欲侵早濕。不欲露卧星下。不欲眠中操扇。大寒大熱大風大雨皆勿冒之。秋冬溫足凍腦。春夏腦足俱凍。故曰。天有四時五行以生寒暑燥濕風。人有三臟五氣以生喜怒悲憂恐。故喜怒傷氣。寒暑傷形。暴怒傷陰。暴氣傷陽。喜怒不節。寒暑過度。生乃不固。此之謂也。

導引却病要訣

凡欲修養。須靜室焚香。順溫涼之宜。明燥濕之異。每夜半後。或五更時及午前。先呵出濁氣。定心閉目。握固心神。叩齒三十六通。次以兩手抱項後。微微出入。不可使耳聞之。又以兩手心掩兩耳。以指彈擊腦後天鼓二十四度。搖頭左右。顧肩二十四次。然後以大指背拭目九次。熱擦鼻左右七次。以兩手摩天庭及面。不拘多數次。以舌柱上腭。漱津滿口。合作三嚥。如此九嚥。令入胃。存胃神承之。又以手背擦腎堂二十四度。謂之固精門。然後兀然收心。萬慮俱遣。閉氣良久。微微放出。想丹田火發。自下而上。遍燒身體。則邪魔不敢近。夢寐不能昏。寒暑不能入。災病不能侵矣。

去病延壽六字。

治心氣法

正坐以兩手作拳。左右築六度。又以兩手相叉。以脚踏手中各五六度。能去心間風邪諸疾。然後微微呵之。則煩躁口瘡皆愈矣。

治肝氣法

正坐。以兩手拽相叉。翻覆向胸三五度。能去肝家積聚風邪。然後寧睛微微噓之。則眼赤淚自除矣。

治脾氣法

正坐。伸一足。屈一足。以兩手向後反掣各三五度。能去脾臟風邪。喜食。然後呼之。則瀉痢吐痰之疾瘳矣。

治肺氣法

正坐。以兩手據地縮身。曲脊向上三舉。能去肺家風邪積勞。然後微微呬之。則煩滯上焦之疾瘳矣。

治腎氣法

正坐。以手上徒耳左右引脅三五度。以足前後踰左右各七數度。能去腰腎膀胱間氣邪。然後微微吹之。則眼昏耳鳴。陽痿之疾除矣。

太上玉軸六字氣訣

五味六慾七情。內傷五臟。外攻九竅。諸疾所由生也。故太上以氣訣治臟腑之病。其法以呼而洩出臟腑之毒。以吸而採天地之精。氣以補之。當日小驗。旬日大驗。一年後有病皆除。延年益壽。衛生之寶。非人勿傳。呼有六。曰呵、呼、呬、噓、吹、嘻也。吸則一而已。俱要微微出納。不可使耳聞其。聲粗則損心氣。徒呼之無益也。自子至巳爲陽。自午至亥爲陰。如陽時則向東正坐。叩齒嚥津。然後微微呵心中毒氣。仰頭吸清氣以補之。如此六次。却呼脾中毒氣。仍吸以補之。又六次。却呬肺中毒氣。仍吸以補之。又六次。却噓肝毒。仍吸以補之。六次畢。却嘻以泄膽毒。而吸以補之。吹以瀉腎毒。而吸以益之。俱各六次。是謂三十六小周天也。又看是何處受病。如眼病。却念噓嘻二字。各十八遍。仍各以吸補之。是謂中周天也。次又依前法呼呵等六字吐吸之。是謂大周天也。午時以後屬陰。有病即向南爲之。南方火能却陰也。如早起床。面東。將六字各爲六次。亦可治眼病也。凡眼中諸症。惟此訣能去之。他病亦然。神乎神乎。殆未可以輕淺乎。

快活無憂散。一味除煩惱。一味斷妄想。右二味等分爲極糊未用清淨湯調服。此方藥味雖少。奏功極大。和氣湯先用忍字後用忘字。此方專治一切客氣怒氣怨氣抑鬱不發之氣。勝於理氣丸平胃散多矣。

肯言偓書

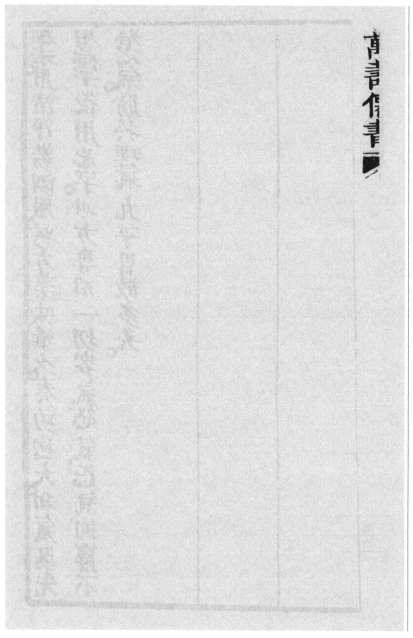

寡欲箴訓

上陽子曰。惟婬慾爲諸業之首。修行之主。先當屏絕。長春真人對君以慾爲第一戒。太微靈書以慾爲十敗之首。修行無他。但能持戒慾。餘皆易事耳。世以絕慾爲甚難者。皆愚癡之見。初學之士。試于無人之境。獨行獨卧。仍戒飲酒。目則以丹經常覽。夜則以清淨存心。外則不令飢渴。內則常加滋補。如此半年一載。待其精氣內固。自不思慾。若慾念未除。是精尚未全。宜當固之。丹經云。精全者不思慾。真名言也。

劉眞人在洛陽日以問空遺忘。愛根常勤。便誦曰。北邙泉曲府中有萬鬼羣。但欲遏人算斷絕人命門誦此謠章。愛根斷然。

昔人謂身有三寶精氣神。若能存神固氣保眞者。則百病不生。須愛惜守精氣。不可等閒泄漏。萬一泄漏。隨當滋補。交會畢。須平身仰卧。直守舒脚。頭安枕上。脚跟着床。身體縱空。極力閉氣。動搖其身。三五次。此令腎水還增法也。若面皮覺熱。乃是精氣已升泥丸。即用兩手搓摩面皮。若乾沐浴模樣。使熱以放過關。隨又合唇止息。舌攪華池。神水咽下丹田。方能精氣周流。真補精還髓之術。

素女曰。養生之道有三。曰神、曰氣、曰精。此三者而已。然此三者以氣化血。以血化精。以精養神。神氣在則生。神氣散則死。人之精氣。若不保守而妄輕泄。乃喪身不壽之效也。

導引作業

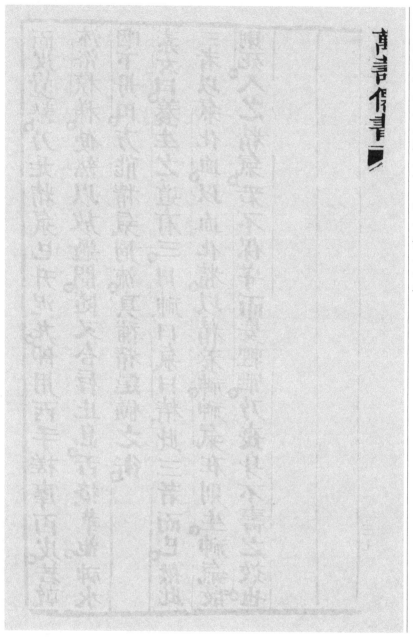

飲食寶訓

東坡居士在黃州嘗書云。自今已往。早晚飲食。不過一爵一肉。有尊客則三之。可損不可增。召我者預以此告。一曰安分以養福。二曰寬胃以養氣。三曰省費以養財。

范文正公曰。吾夜就寢。自計一日食飲奉養之費。及所爲之事。果相稱則鼾鼻熟寐。或不然則終夕不能安眠。明日必求所以補之者。

李若谷爲長社令。日懸百錢于壁。用盡卽止。東坡謫齊安。

日用不過百五十以竹筒貯不盡者待客與李公擇書云口腹之欲何窮每加節儉亦是惜福延壽之道

范忠宣公平生自奉養無重肉不擇滋味麄糲每退食自公易衣短褐率以爲常親族子弟有請教者公曰惟儉可以助廉惟恕可以成德

張莊簡公性素清約見風俗奢縻益崇節儉以率子孫書屏間曰客至留饌儉約適情殽隨有而設酒隨量而傾雖新親不撞飯雖大賓不宰牲匪直戒奢侈而可久亦將免

頗勞以安生。

司馬温公言。其先公為郡令判官。客至未嘗不置酒。或三行或五行。不過七行。須沽街市。果止梨栗棗柿。殽止脯醢菜羹。器用甆漆。當時士夫家皆然。會數而禮勤。物薄而情厚。近日士夫家酒非内法。果非遠方珍異。食非多品。器皿非滿案不放作。會當數日營聚。然後發書。風俗頹敝如是。公在洛文潞公。范忠宣公。約為真率會。脱粟一飯。酒數行。詩云。遁家所有自可樂。為具更微誰笑貧。惜福養財有補生化不小。

仇泰然守。四明與一幕官相得。一日問及公家日用幾何。對曰。十口之家。日用一千。泰然曰。何用許多。曰。早具少肉。晚菜羹。泰然曰。某爲太守。居常不敢食肉。公爲小官。乃爾。是非廉士。自此見疎。乎常謂節儉之益。非止一端。大凡貪淫之過。未有不生於奢侈者。儉則不貪不淫。是可以養德也。人之受用。自有劑量。省嗇澹泊。有長久之理。是可以養壽也。醉醲飽鮮。昏人神志。若蔬食菜羹。則腸胃清虚無滓無穢。是可以養神也。奢則妄取苟求。志氣早衰。一從儉約。則於人無求。於己無愧。是可以養氣也。故老氏以爲寶。

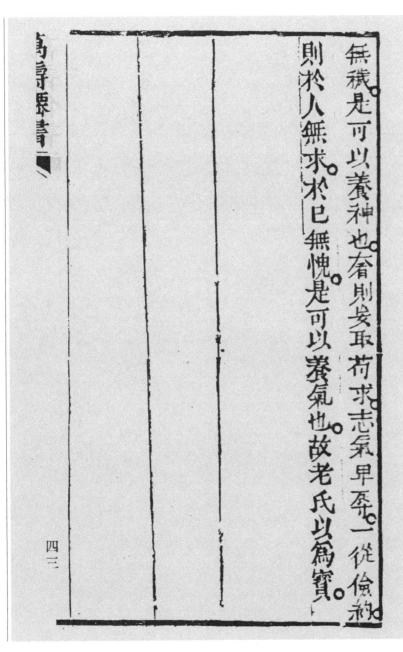

逐月起居宜忌

春月陽氣閉藏於冬者漸發於外。故爾發散以暢陽氣。內經云。春三月。此謂發陳。天地俱生。萬物以榮。夜卧早起。廣步於庭。被髮緩形。以使志生。生而勿積。予而勿奪。賞而勿罰。此春氣之應養生之道也。逆之則傷肝。夏爲寒變。故人當二月以來。摘取東引桃枝併葉各一握。水三升。煎取二升。以來早朝空心服之。即吐卻心膈痰。飲宿熱即除。春深稍宜和平將息。綿衣晚脫。不可令背寒。寒即傷肺。鼻塞咳嗽。但覺熱即去之。冷即加之。加減俱于早晨。若於食後日中。恐感冒風寒。春勿衣薄。令人傷寒霍乱。消渴頭痛脊凍未泮衣欲下厚而上薄。當此融和之景。宜眺園林亭閣虛敞之處。用攄滯懷以暢生氣。

孟春之月天地資始萬物化生君子固密毋泄真氣

正月初八宜沐浴不宜遠行

初十宜沐浴令人齒堅

十三日不宜問疾

是月每早梳髮一二百遍甚益。

是月天道南行。作事出行俱向南吉。

此月生氣在子。坐午當向北方。

此月勿冒水涷。勿太溫煖。

仲春之月號厭救。日當和融志平。其心安靜。精炁以法生成。

二月初二取枸杞煎湯晚浴。令人光澤。不病不老。

初三不可晝眠。

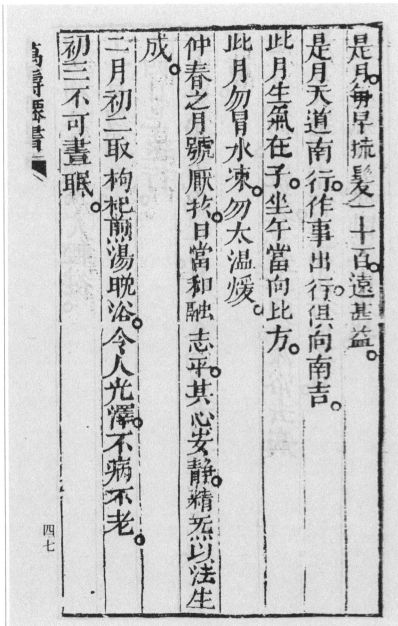

初六初八沐浴。令人輕健。

十一日勿問疾。

十四日忌遠行。

立春後第五戊爲社日。是日令幼兒女早起避社神。免致面黃。

是月上丙日。洗髮愈疾。上卯日沐浴去病。

是月天道西南行。作事出行向之吉。

是月生氣在丑。坐卧宜向東北。

是月行途。勿飲陰地流泉。令人發瘧瘴。又令脚軟。

季春之月。陽熾陰伏。宜卧早起。早以養臟氣。時肝臟伏。

心當向旺。宜益肝補腎。以順其時。

三月初六、初七、廿七沐浴。令人神爽無厄。

初九日。不宜問疾。

十六、廿七忌遠行。

是日勿以處濕地招邪毒。勿大汗。勿裸露三光下。以招不

擇。

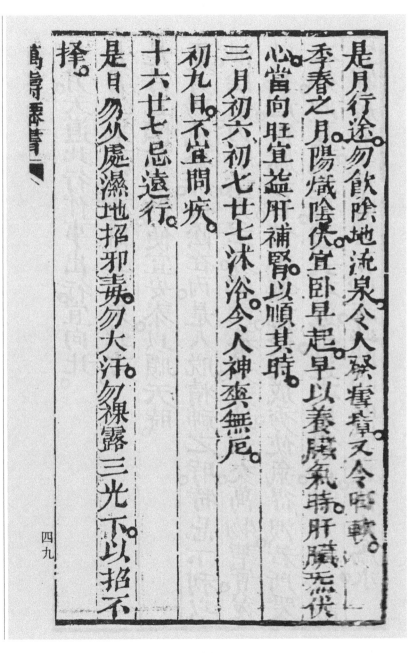

是月。天道北行。作事出行。宜向北。

是月生氣在寅。坐卧宜向東北方。

是月宜懶散形骸。便宜安泰。以順天時。

夏月陽氣發外。伏陰在內。是人脫精神之時。特忌下利以泄陰氣。內經云。夏三月。此謂蕃秀。天地氣交。萬物華實。夜卧早起。無厭於日。使志無怒。使英成秀。使氣得洩。若所愛在外。此夏氣之應。養長之道也。道之則傷心。秋爲痎瘧。故宜宴居靜坐。滅嗜慾和心志。此時心旺。腎衰精化爲水。

秋乃凝 須 當以固陰氣。汗多頻換衣着。常食熱物。使腹温煖。生瓜果茄水。水冷淘粉粥蜂蜜丸不可食。恐秋患痢瘧。勿以冷水沐浴。洗手面淋。背使人得虛熱眼暗筋脈厥霍乱轉筋陰黄之疾。勿當風卧。勿眠中使扇毛孔開展風邪。易入犯之。使人患風痺不仁。手足不遂。言語蹇澁之疾。年壯不即爲害。亦種病根。血氣中衰之人。如桴鼓應響矣。醉中尤宜忌之。

夏季不可枕冷石鐵物。取凉。損人目。

夏季勿露卧。令人皮膚成癬。或作面風。

孟夏之月。宜夜卧早起。受清明之氣。

四月初三。忌見一切生血。

四月初八。宜清心齋沐。必得福慶。不宜遠行。

此月四日七日八日九日。取枸杞煎湯淋浴。令人不老且肌潤。

初七日不宜問疾。

此月勿受西北二方暴風。

是月忌暴怒傷心。秋必爲瘧。忌宿水洗面。漱口。

是月天道西行。作事出入。宜向西吉。

此月生氣在卯。坐臥行功。宜向正東。

仲夏之月。宜止聲色。薄滋味。節嗜慾。静養以定心氣。早臥早起。可居高遠眺。可入山林以避炎暑。可坐臺榭空敞之處。

五月一日。取拘杞煎湯沐浴。不老不病。五日。宜蘭湯沐浴。

是日不宜見血物。不宜晶（罔）疾。初四初七初八沐浴吉。初九沐浴。令人長命。

五月初五初六、初七十五十六十七廿五廿六廿七謂之九毒。勿居濕地。以招邪氣。勿露卧星月之下。

是月蜆精神。勿上屋。令人魂魄不安。

是月勿晒床薦蓆。

是月勿下枯井及深穿。中多毒氣。先以鷄毛探之若毛下旋舞者。即是有毒。

茉莉花勿置之床頭。引蜈蚣。

是月天道西北行。作事出行宜向吉。

是月生氣在辰。坐卧宜向東南方。

季夏之月。陰氣内伏暑毒外蒸。縱意當風。任意食冷。故人多暴泄之患。切宜謹慎。

六月初一、初七、初八、廿一、沐浴去病禳災。

初三日不宜問疾。

廿四日忌遠行。

廿七日。取枸杞煎湯沐浴不病。

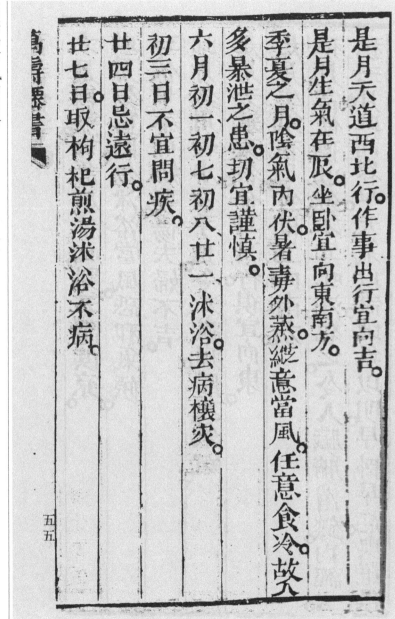

六月極熱。可急扇手心。則五體俱涼。

此月勿露卧。勿沐浴當風。恐邪氣侵。

三伏日不可嫁娶。傷夫婦不吉。

此月勿用冷水侵手足。令人瘋病體重氣短。

是月天道東行。作事出行。俱宜向東。

是月生氣在巳。坐卧宜向南方。

秋月。當使陽收斂。不宜吐汗。犯之。令人臟腑消鑠。內經云。

秋三月。此謂容平。天氣以急。地氣以明。早卧早起。與雞俱與使志安寧以緩秋形收斂神氣使秋氣平無外其志使肺氣清此秋氣之應養收之道也逆之則傷肺冬爲飧泄若知夏時多食生冷瓜果即宜以童子小便二升併大腹檳榔五顆細切煎服八合下生姜汁一合和蔵雪三分早爲空心分爲两服瀉三两行夏月所食冷物及膀胱宿水忍逐而出即不爲患此藥是乘氣湯雖老年亦宜服之瀉後两三日以薤白粥加羊腎空心補之勝服補藥

七月初七取烏鷄血和三月三日取桃花片爲末塗面

令人髮白如玉。

七月。取蜘蛛一枚着領巾。令人不忘。

十一日。取枸杞煎湯沐浴。不老不病。二十三日沐。髮不白。廿

五日沐。主壽。

立秋日。不可燥浴。令人皮膚麄燥因生白屑。

初一廿九不宜問疾。是月天道東北行。作事出行。宜向東

北吉。

此月生氣在午。坐卧宜向正南。

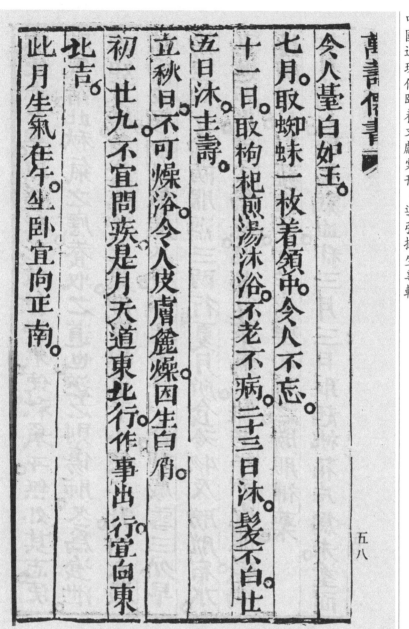

仲秋之月。宜收斂神氣。增酸養肝。又宜祈謝求福。
八月初三初七沐浴。令人聰明。初八枸杞煎湯浴。却病。
廿二廿五浴。去病消禍。廿七日不宜問疾。
廿九忌遠行。
八月初四。以絲綵乾比辰星下。祝求長生。
立秋後第五戊為社。是日。幼兒女令早起。恐社神為祟。
是月初十。以硃砂點小兒額上。謂之天灸。以厭疾也。
是月望後少寒。即用微火煖足。勿令下冷。

初八日。勿買鞋履附足。大忌。勿買布。
八月十八。乃天人神與福之會。宜齋戒存想吉事。
秋分日勿殺生用刑。勿處房幃。勿吊喪問疾。勿大醉。宜齋戒自檢。
是月。起居勿犯賊風。
是月。天道東北行。作事出行。向東北吉。
是月生氣在未。坐卧宜向西南方吉。
季秋之月。草木零落。衆物伏蟄。氣清風暴。爲朗無犯朗節納生冷以防疾病。
九日採菊黄插鬢，群惡氣而禦初寒。
九日登高辟厄。
九日勿起動床席。
十八日忌遠行。
二十日宜齋戒，雞鳴時沐浴。辟兵二十一日取枸杞煎湯沐浴，令人光澤不老。二十八日宜沐浴。
二十七日不宜問疾。

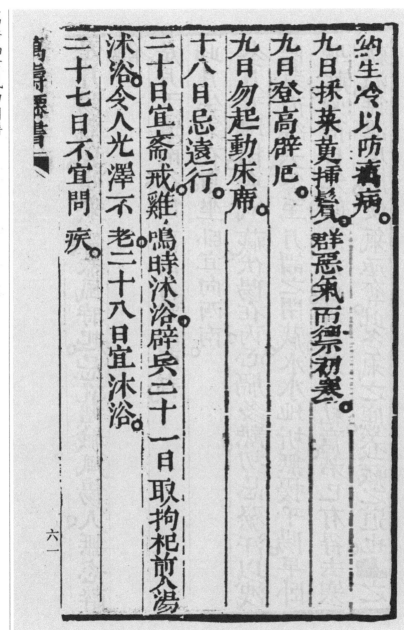

是月陽氣衰。陰氣盛。暴風時起。忌孔隙賊風傷人。無恣醉飽。

是月天道南行。作事出行宜向南吉。

此月生氣在申。坐卧宜向西南。

冬月天地閉。血氣藏。伏陽在內。心膈多熱。切忌發汗以洩陽氣。內經云。冬至月謂之閉藏。水冰地坼。無擾乎陽。早卧晚起。必待日光。使志若伏若匿。若有私意。若已有得。去寒就溫。無泄皮膚。使氣亟奪。此冬氣之應。養藏之道也。[illegible]之則傷骨。春爲痿厥。故人當服浸酒之藥。以迎陽氣。然亦不可過煖。綿衣當晚着。漸々加厚。雖大寒不得向火烘炙。大損人目。且手足能引火氣入心。使心臟燥熱。衣服亦不宜火炙。冬月陽氣在內。已自鬱熱。若更炙衣重裘。近火醉酒。則陽氣太甚。若遇春寒閉塞之。久不即發散。至春夏之交。陰氣既入。不能拒運陽氣。必致有時行熱疾。甚者狂走妄語。切忌之。

孟冬之月。天地閉藏。水凍地坼。早卧晚起。必候天曉。使至神暢。
十月初一十八宜沐浴
初四日勿責罰人。
十五日。宜靜養獲吉。十四日取拘杞煎湯沐浴光澤無病。
冬卧頭向北。主利。益宜温足凍腦。
是月勿戴暖帽使腦受凍則無眩暈之疾。
二十日忌遠行。
二十五日不宜問疾。

是月。天道南行。作事出行宜向正南。

是月。生氣在西。坐臥宜向西方。

仲冬之月。微陽方生。陰未退。陰陽相爭。而未定。故君子當齋戒靜養以待之。

仲冬宜去聲色。禁嗜慾。

至日宜默靜閉門而坐。

冬至月。冷比壁厚鋪草而臥。以受元氣。

是日寒氣方盛。勿傷冰凍。勿以炎火炙腹背。毋發蟄藏順天之道。

初十日取枸杞葉。煎湯洗浴。至老光澤。

十一日勿沐浴。

十五十六俱宜沐浴。

二十日不遠行。二十三日忌問疾

此月天道東南行。作事出行。宜向東南吉。

此月生氣在戌。坐臥宜向西北。

季冬之月。天地閉塞。陽潛陰施。萬物伏藏。去凍就溫。勿泄

皮膚大汗以助胃氣。無甚温煖。勿犯大雪。宜小宜勿大全

補養陽俱息。勿犯風和。勿傷筋骨。勿妄針刺。

十二月初一、初二、初八、十三、十五、二十日、沐浴去灾悔。

初七日忌遠行。

二十一日忌問疾。二十四日床下點燈謂之照虛耗。

是月忌歌舞。

冬卧被蓋大煖。即張目吐氣以出積毒。

冬夜伸足卧。則一身俱煖。

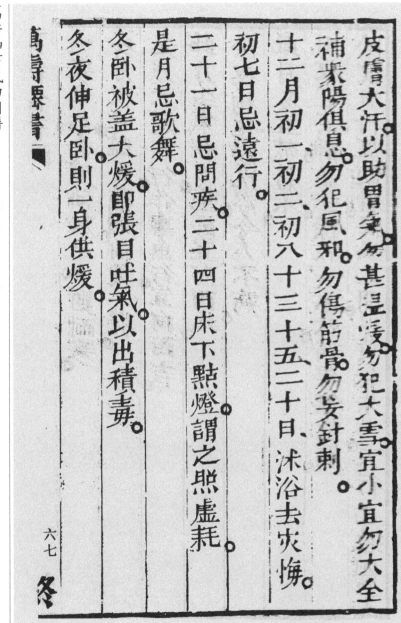

大寒早出含麻油於口中則耐寒

冬月夜坐臨卧點燈前後一照

是月天道西行作事出行宜向西吉

此月生氣在亥坐卧宜向西北

除夜枸杞湯洗浴令人不病

此月多宜焚蒼朮

此夜宜安靜諺云除夜大不吹新年無疫癘

除夜有行瘟使者降於人間以黃紙朱書天行已過四字

萬壽僊書卷二目次

導引篇

尊真人法

卷二目次終

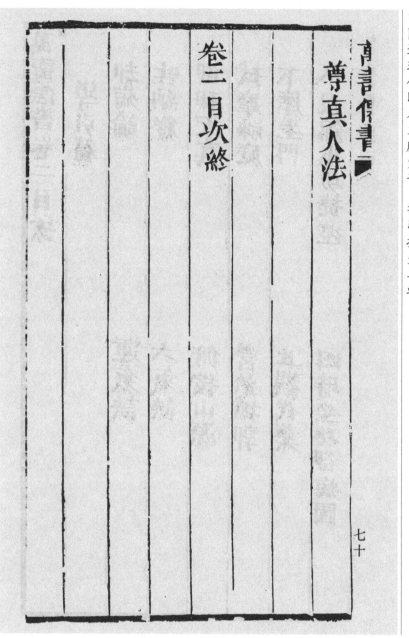

金沙會無極若水甫手輯

書林虛嘉義穗三氏
古潭劉肇慶尉堂氏　參訂

八段錦坐功圖訣

閉目冥心坐。冥心盤趺而坐握固靜思神。叩齒三十六。兩手抱崑崙。叉兩手向項後鼓九息勿令耳聞自此以後出入息皆不可使耳聞左右鳴天鼓。二十四度聞。移兩手心掩兩耳先以第二指壓中指彈擊腦後左右各二十四次微擺撼天柱。搖頭左右顧肩膊轉隨動二十四先須握固赤龍攪水津。赤龍者舌也以舌攪口齒并左右頰待津液生而燕漱津三十六。一云鼓津神水滿口勻。一口分三嚥。漱津液分三口汩汩穀嚥龍行虎自奔。液爲龍氣爲虎閉氣搓手熱。以鼻引清氣閉之少頃搓手極熱鼻中徐徐乃放氣出背摩後精門。精門者腰後外腎也合手心摩畢收手握固盡此一口氣。再閉氣也想火燒臍輪。閉口鼻之氣想心火下燒丹田熱極即用後法左右轆轤轉。俯首擺撼兩肩三十六想火自丹田透雙關入腦戶鼻引清氣閉少頃間兩脚放舒伸。放直兩脚叉手雙虛花。叉手相交向上托空三次或九次低頭攀足頻。兩手向前攀脚心十二次乃收足端坐以候液水上。候口中津液如未生再用急攪取水再漱再吞津。如此三度畢。神水九嚥吞。再漱三十六如前口分三嚥爲九也嚥下汩汩響。百脈自調勻。

河車搬運訖。擺肩平身二十四次再轉轆轤二十四次燄火遍燒身。想丹田火自下而上遍燒身歇想時鼻皆閉氣少頃邪魔不敢近。夢寐不能昏。寒暑不能入。災病不能侵。子後午前作。造化合乾坤。循環次第轉。八卦是良因。

一玄牝論　鼻氣一出一入之謂

呼吸解　氣出謂之呼。呼則動天。氣入謂之吸。吸則動也支。

吐納解　吐從口出。納從鼻入。吐惟細細。納惟綿綿。

六氣訣　噓呼呬吹呼嘻是也。

一曰噓噓主肝肝若噓時目睜睛主明目。

二曰呵呵主心心呵頂上連叉手。主治心火

三曰呼。呼主脾。脾若呼時須撮口。主腹脹瀉痢

四曰呬。呬主肺。肺知呬氣手雙擎。主治寒熱病

五曰吹。吹主腎。腎吹抱取膝頭平。治腰腹膝痛

六曰嘻。嘻主三焦。三焦不執嘻以理之。

按摩導引訣　導

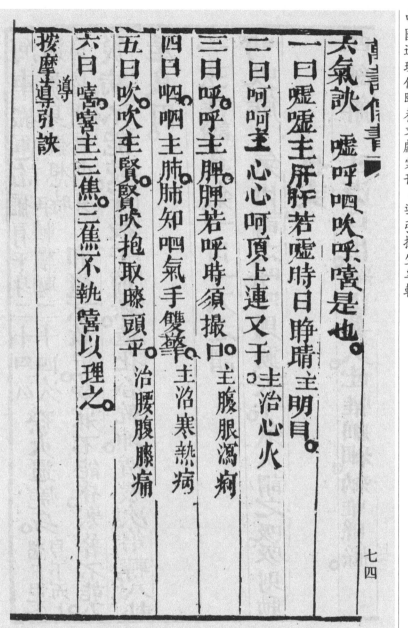

修和天真　天真是眉後小穴常以兩手按穴中二九能
明目

俯按山源　山源是鼻中隔孔之際先反舌內向漱津一
二遍以左手第二第三指捏鼻兩孔人中之
本叩齒七遍又以手掩鼻能道萬邪

拭摩神庭　面者神之庭常以兩手摩拭之使熱令面光
澤去紋久行之若童顏

營治成郭　耳欲得数按抑左右令無数使人徹聽

下摩生門　生門者臍也。閉內氣鼓小腹。令滿。以手摩一

周天三百六十五度也

止觀代藥　注心下肼是也

八段錦坐功

第一叩齒集神　第二摇天柱

第三舌攪漱咽　第四摩腎堂

第五單關轆轤　第六左右轆轤

第七左右按頂　第八鉤攀

叩齒集神圖勢

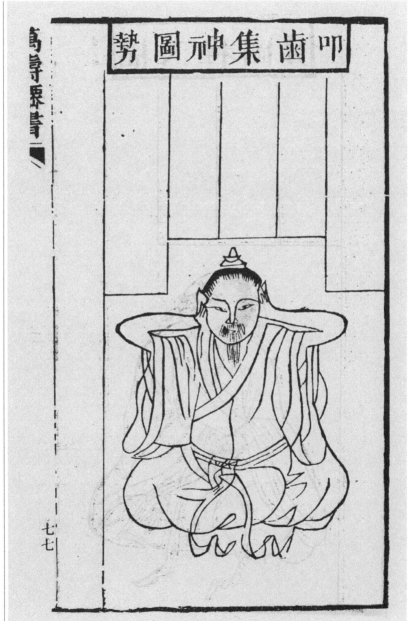

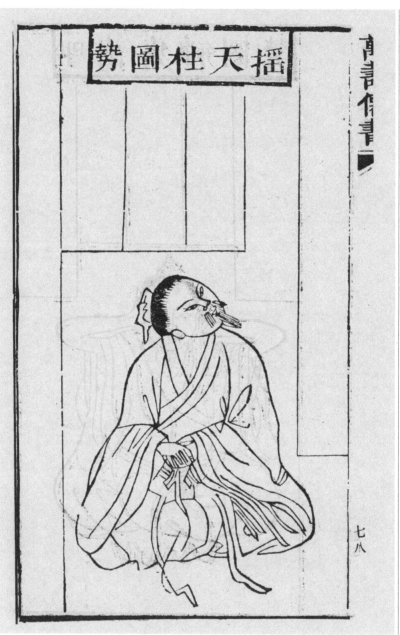

搖天柱圖勢

萬壽仙書 二

七八

攪漱津圖勢

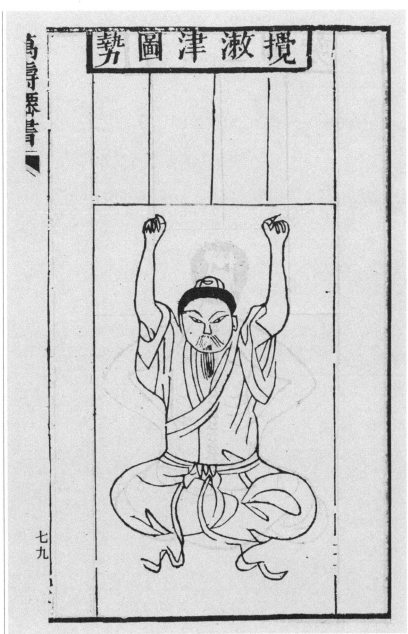

摩腎堂圖勢

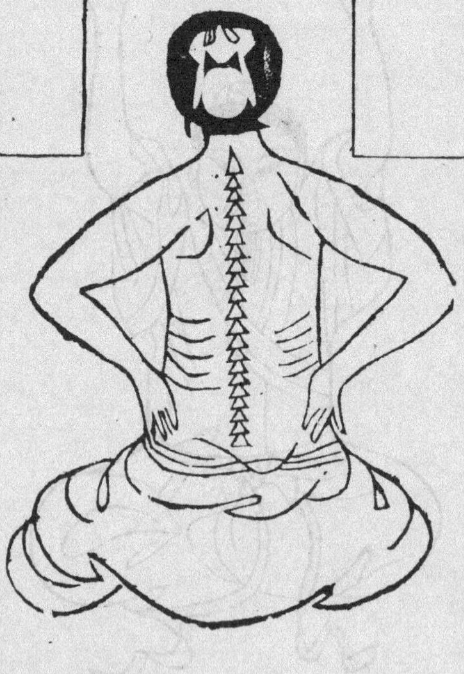

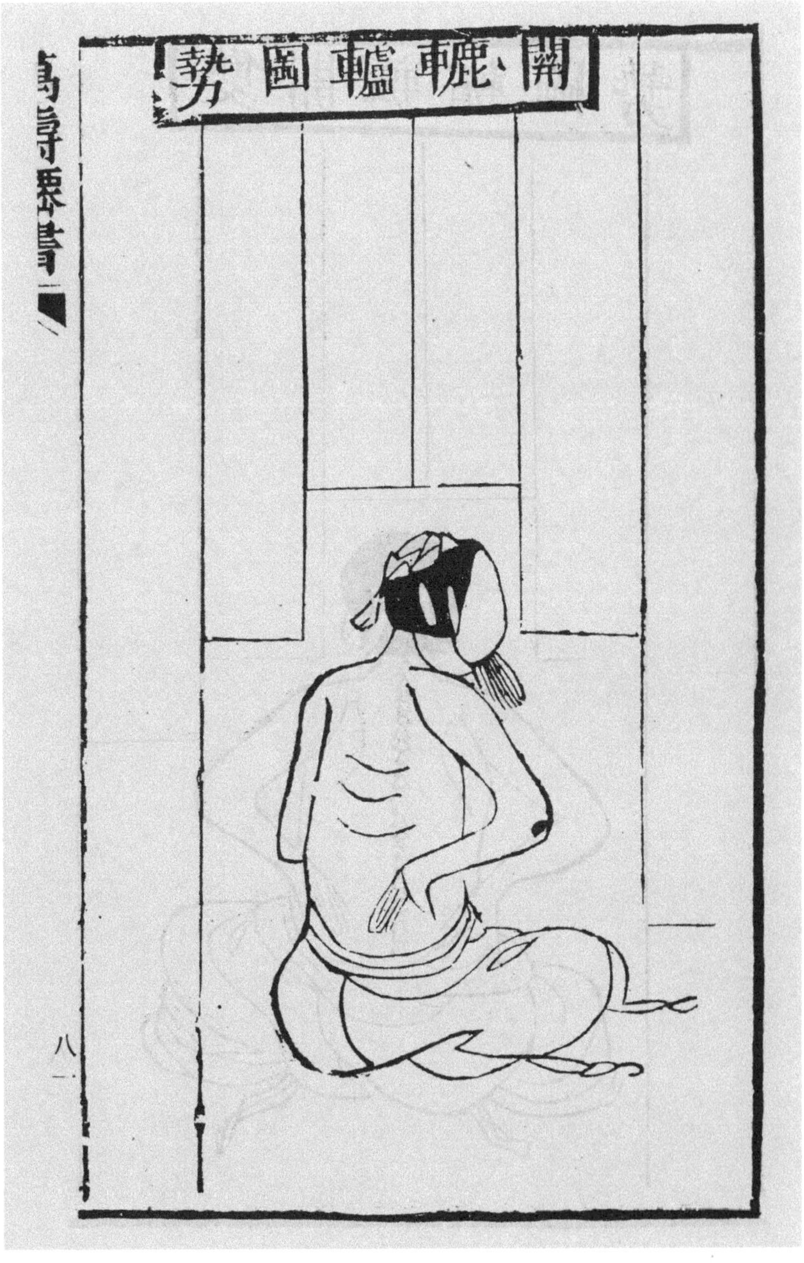
開轆轤圖勢
八一

雙關轆轤圖勢

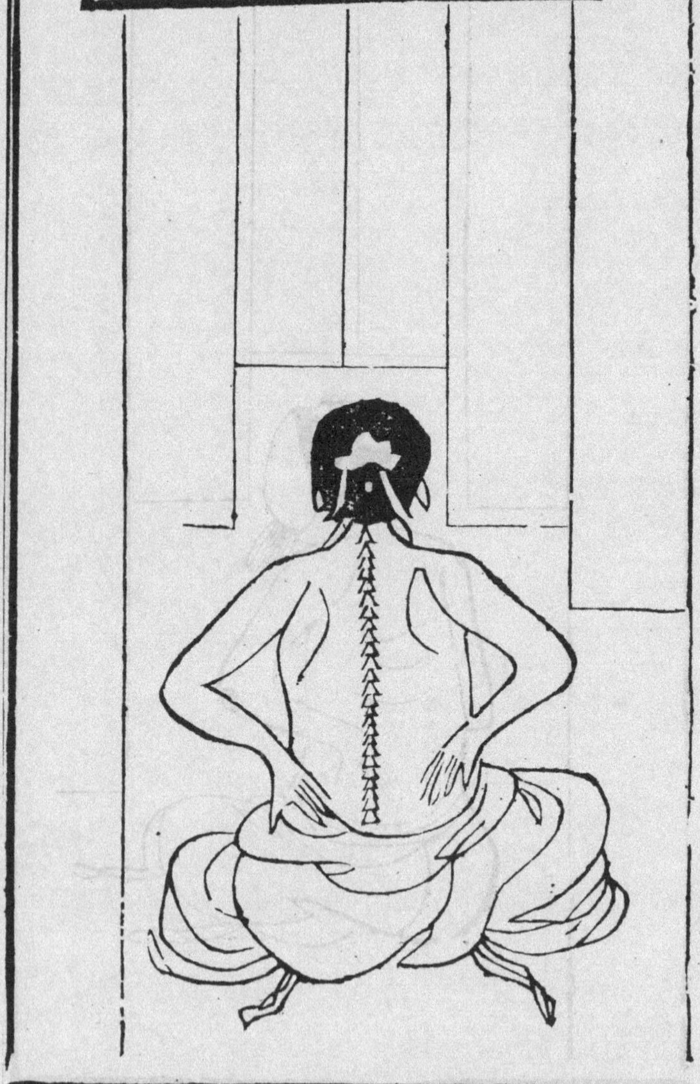

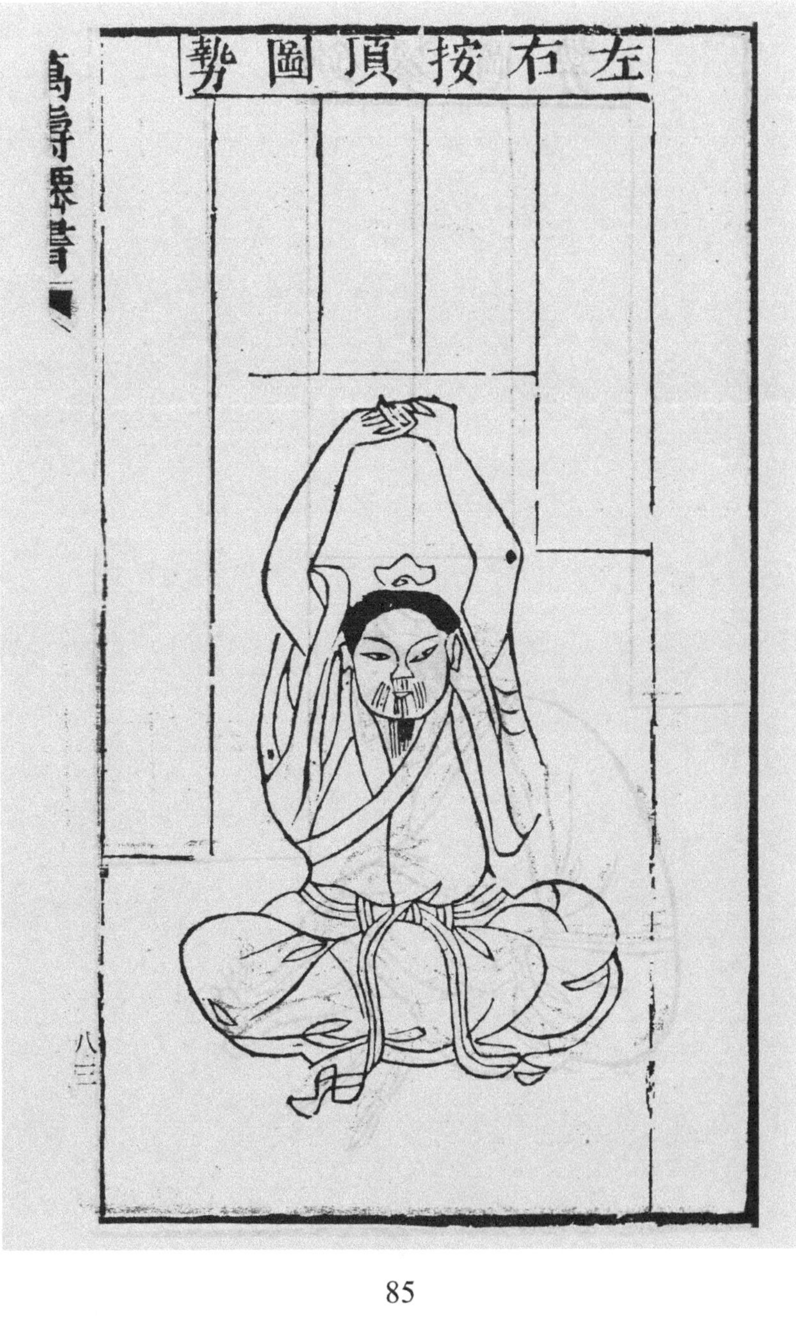
左右按頂圖勢
萬壽仙書
八三

勢圖攀鉤

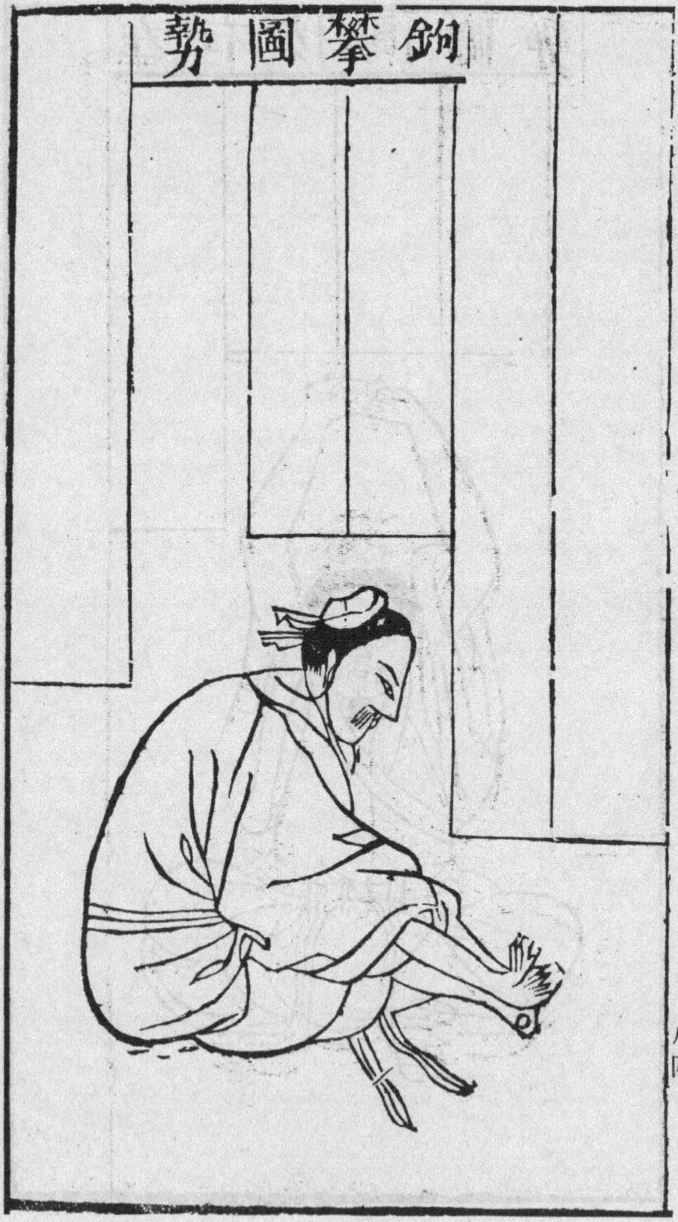

八四

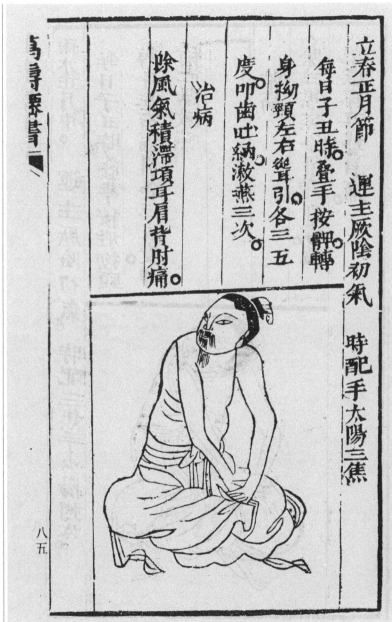

立春正月節　運主厥陰初氣　時配手太陽三焦

每日子丑時。疊手按髀轉身拗頸左右聳引。各三五度。叩齒吐納。漱嚥三次。

治病

除風氣積滯項耳肩背肘痛。

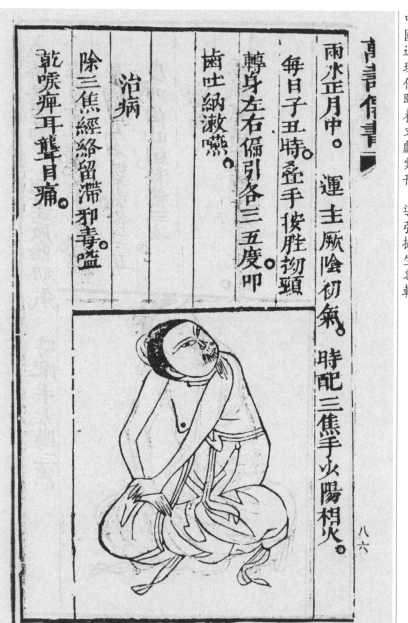

雨水正月中。運主厥陰初氣。時配三焦手少陽相火。

每日子丑時。叠手按胜拗頸轉身左右偏引各三五度。叩齒吐納漱嚥。

治病

除三焦經絡留滯邪毒。嗌乾喉痺耳聾目痛。

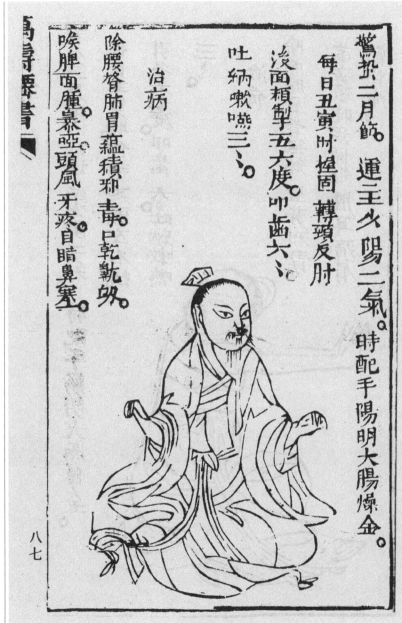

驚蟄二月節。運主少陽二氣。時配手陽明大腸燥金。

每日丑寅時握固轉頭反肘

後面顛掣五六度。叩齒六六。

吐納嗽嚥三三。

治病

除腰脊肺胃蘊積邪毒。口乾鼽衄。

喉痺面腫。暴啞。頭風牙疼。目暗鼻塞。

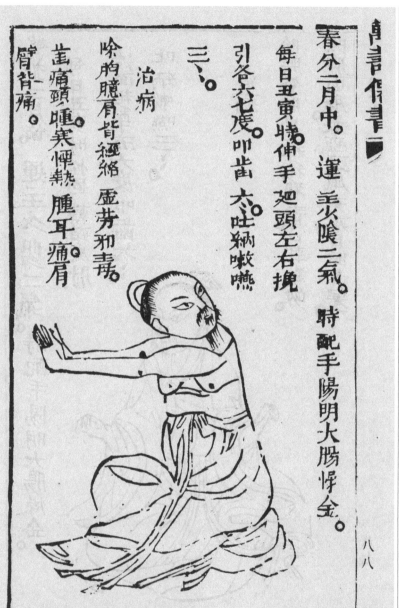

萬壽仙書

春分二月中。運主少陰二氣。時配手陽明大腸燥金。

每日丑寅時。伸手廻頭左右挽引各六七度。叩齒六六。吐納漱嚥三三。

治病

除胸臆肩背經絡虛勞邪毒。齒痛頭腫。寒慄熱腫耳痛。肩臂背痛。

清明三月節。運主少陰二氣。時配手太陽小腸巽水。

每日丑寅時。正坐定。換手左右如引硬弓各七八度。叩齒納清吐濁嚥液各三。

治病

除腰脊腸胃虛邪積滯。嗌痛頸疼。不可回顧。及肩臂腰軟諸痛。

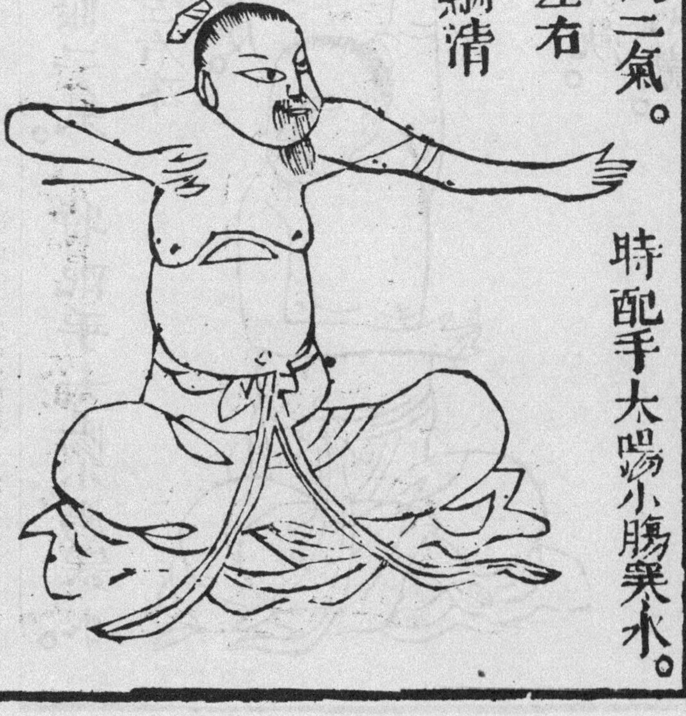

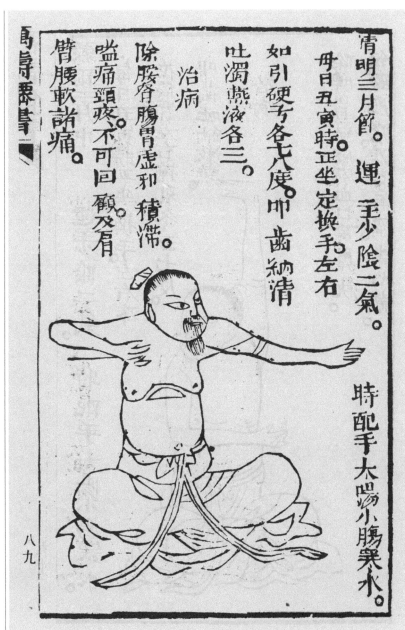

穀雨三月中。運主少陰二氣。時配手太陽小腸寒水。

每日丑寅時平坐。換手。左右舉托移臂。左右掩乳各五七度。叩齒吐納漱嚥。

治病

除脾胃結瘕瘀血口黃鼻鼽。頷頸腫痛。及臂臑痛。掌心熱。

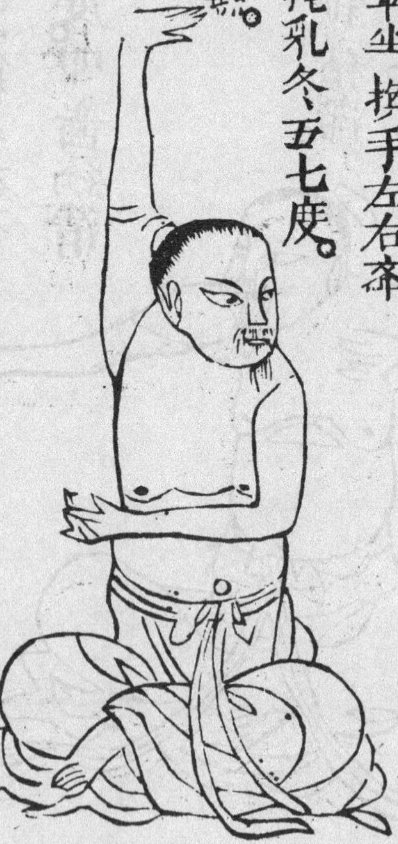

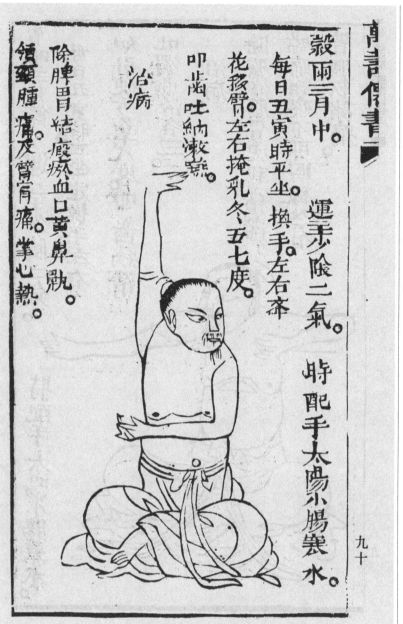

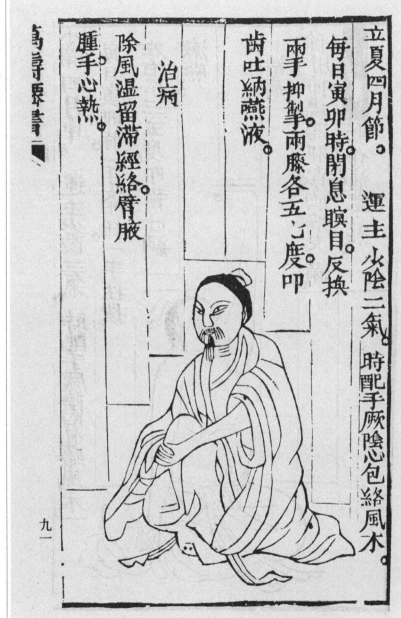

立夏四月節。 運主少陰二氣。 時配手厥陰心包絡風木。

每日寅卯時閉息瞑目。反換兩手抑掣兩膝各五七度。叩齒吐納嚥液。

治病

除風濕留滯經絡。臂腋腫手心熱。

小滿四月中。運主少陽三氣。時配手厥陰心包絡風木。

每日寅卯時。一手舉托。一手拄按。左右各三五度。叩齒吐納漱嚥。

治病

除川肺縕滯邪毒。胸脇支滿。動作痛。掌熱。

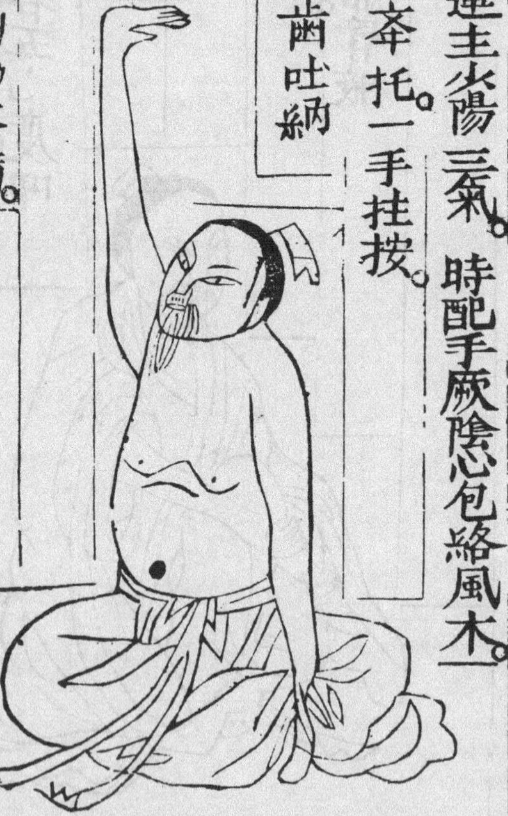

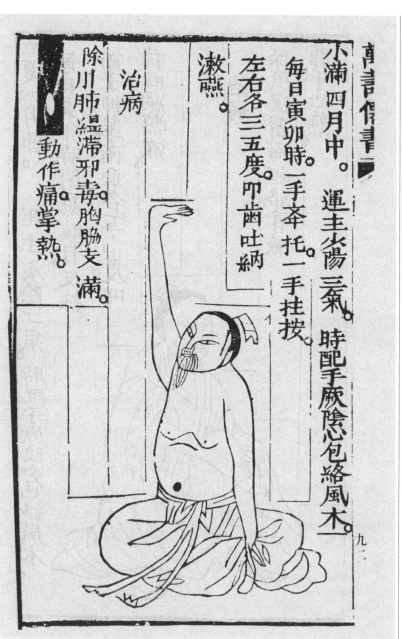

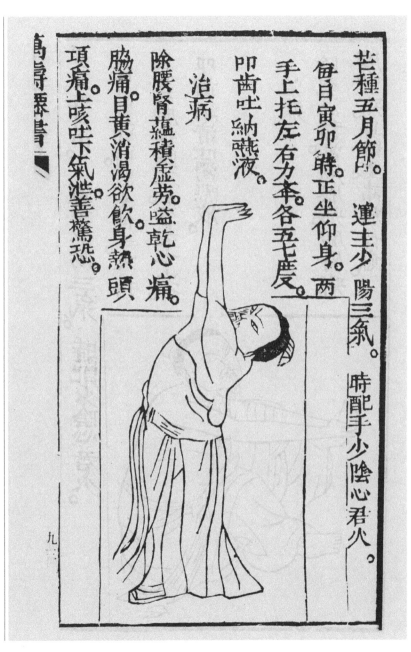

芒種五月節。運主少陽三氣。時配手少陰心君火。

每日寅卯時。正坐仰身。兩手上托左右力舉。各五七度。叩齒吐納嚥液。

治病

除腰腎蘊積虛勞。嗌乾心痛。脇痛目黃消渴欲飲身熱頭項痛上咳吐下氣泄善驚恐。

夏至五月中。運主少陽三氣。時配少陰心君火。

每日寅卯時。跽坐伸手叉指屈指脚換踏左右。各五七次。叩齒納清吐濁嚥液。

治病

除氣溫積滯。腕膝痛。臑臂痛。腰背痛。身躰重。諸痛皆愈。

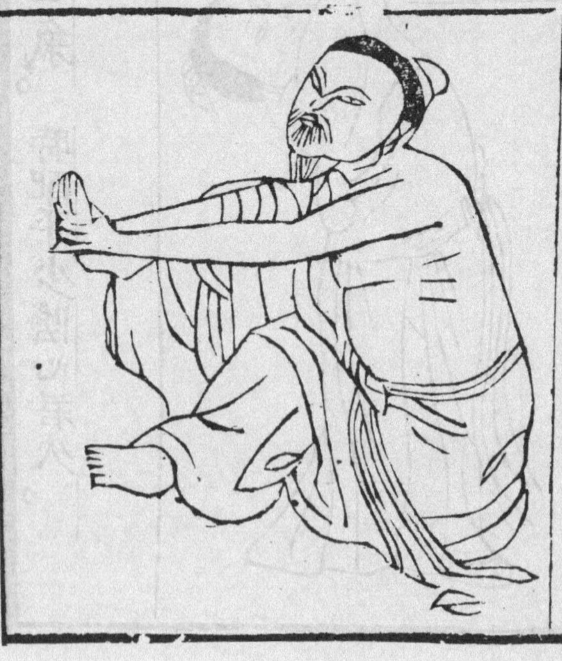

小暑六月節。運主少陽三氣。時配手太陰脾濕土。

每日丑寅時。兩手踞地。屈壓一足直伸。一足用力掣三五度。叩齒吐納嚥液。

治病

除腿膝腰髀風濕。肺脹喘咳。小腹臍右脹痛半身不遂。喘脫肛。手攣體重。

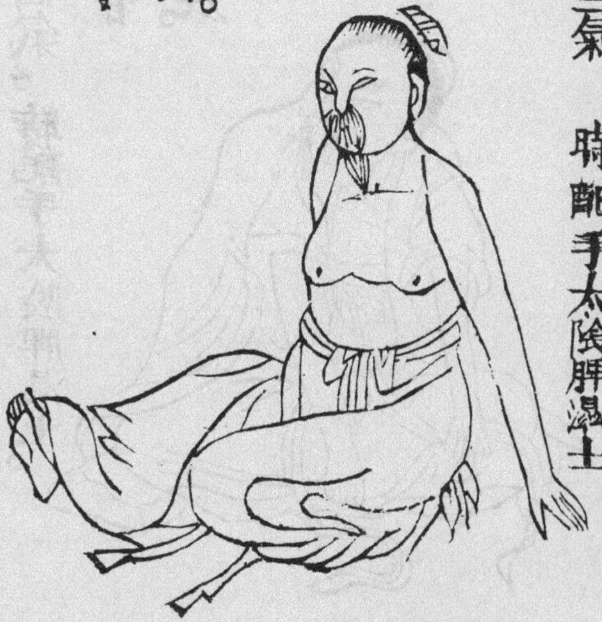

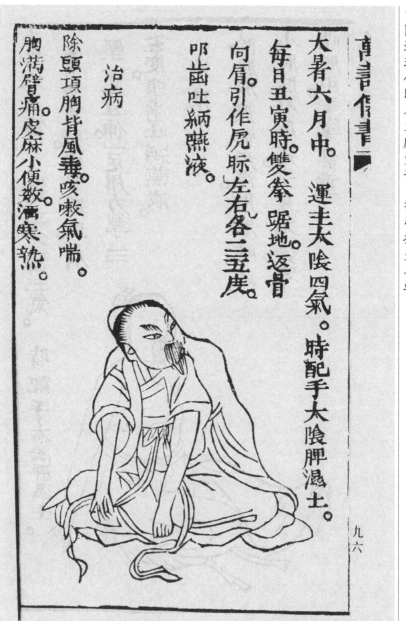

大暑六月中。運主太陰四氣。時配手太陰脾濕土。

每日丑寅時。雙拳踞地。返首向肩。引作虎眎左右各三五度。叩齒吐納嚥液。

治病

除頭項胸背風毒。咳嗽氣喘。胸滿臂痛。皮麻小便數。洒寒熱。

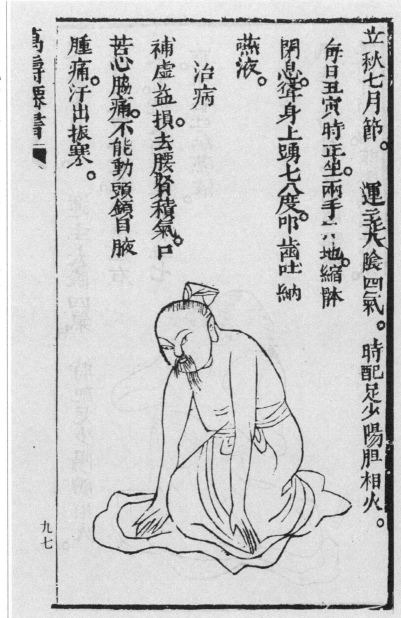

立秋七月節。運主太陰四氣。時配足少陽胆相火。

每日丑寅時正坐。兩手托地。縮體閉息。聳身上踴七八度。叩齒。吐納嚥液。

治病

補虛益損。去腰腎積氣。口苦心脇痛。不能動頭頷目腋腫痛。汗出振寒。

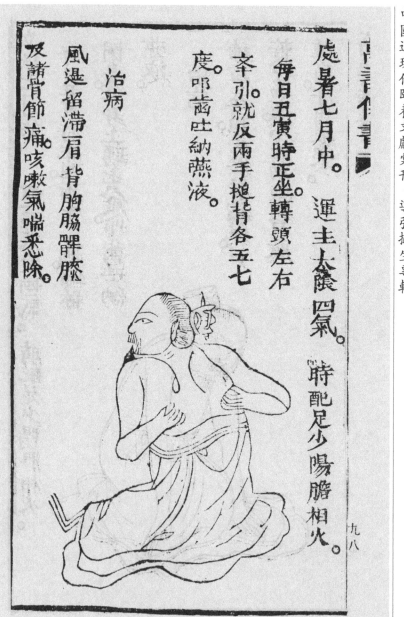

處暑七月中。運主太陰四氣。時配足少陽膽相火。

每日丑寅時正坐。轉頭左右舉引。就反兩手搥背各五七度。叩齒吐納嚥液。

治病

風濕留滯肩背胸脇脾膝及諸骨節痛。咳嗽氣喘悉除。

九八

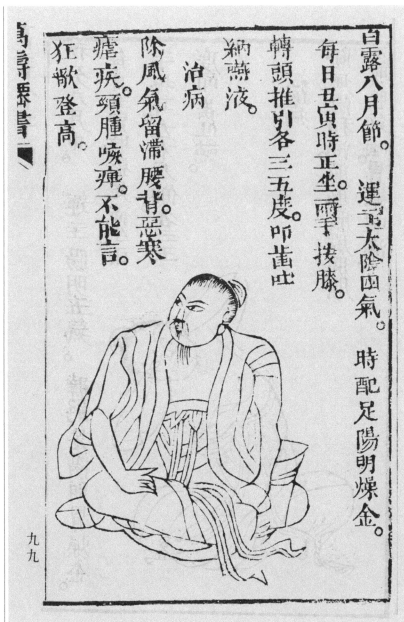

白露八月節。運主太陰四氣。時配足陽明燥金。

每日丑寅時正坐。兩手按膝。轉頭推引各三五度。叩齒吐納嚥液。

治病

除風氣留滯腰背。惡寒。瘧疾。頸腫。喉痺。不能言。狂歌登高。

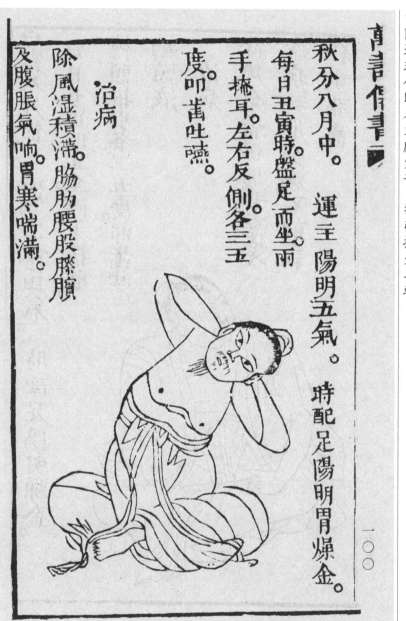

秋分八月中。運主陽明五氣。時配足陽明胃燥金。

每日丑寅時。盤足而坐。兩手掩耳。左右反側。各三五度。叩齒吐納。

治病

除風濕積滯。脇肋腰股膝臏及腹脹氣响。胃寒喘滿。

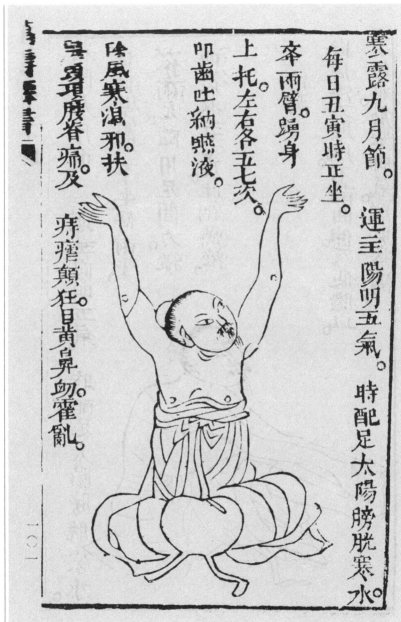

寒露九月節。運主陽明五氣。時配足太陽膀胱寒水。

每日丑寅時正坐。舉兩臂。踴身上托。左右各五七次。叩齒吐納嚥液。

除風寒濕邪。挾脅頭項腰脊痛。及痔瘧顛狂。目黃鼻衄。霍亂。

霜降九月中。運主陽明五氣。時配足太陽膀胱寒水。

每日丑寅時平坐。舒兩手。攀兩足。隨用足間力。縱而復收五七度。吐納嚥液。

治病

除風濕入腰脚。不能曲伸。及便膿血。小便難。筋寒脚氣。脫肛痔漏。

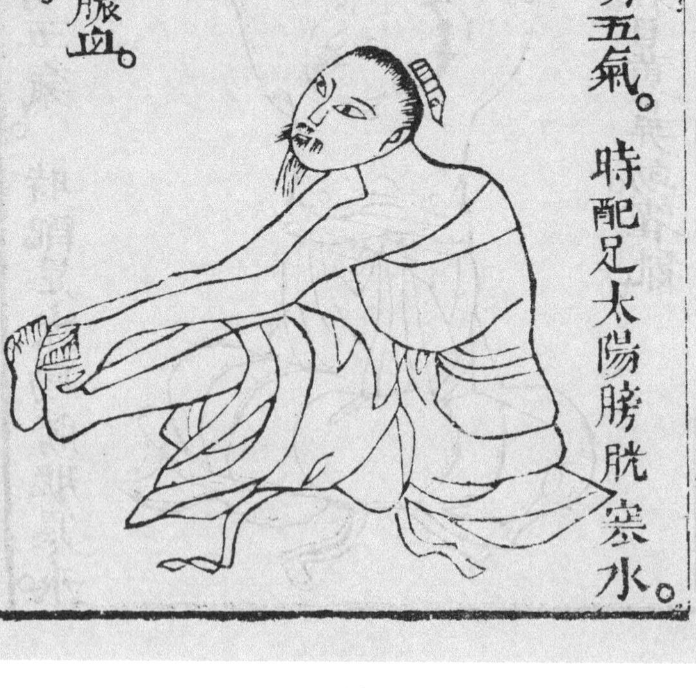

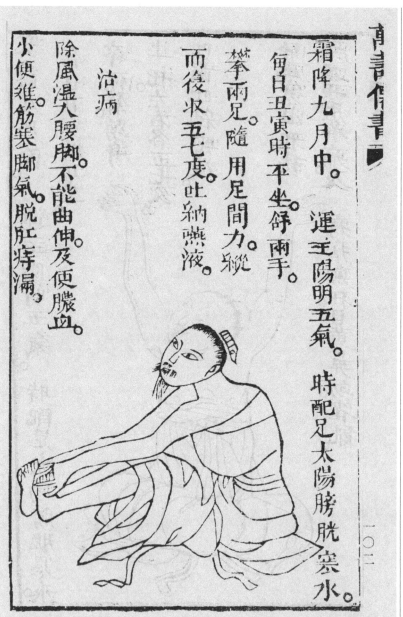

立冬十月節。運主陽明五氣。時配足厥陰肝風木。

每日丑寅時正坐。一手按膝。一手挽肘。左右換兩手。左右托三五度。吐納叩齒嚥液。

治病

除胸脇積滯。虛勞邪毒。胸滿嘔逆泄飧。耳聾目腫。腹脇四肢滿悶。

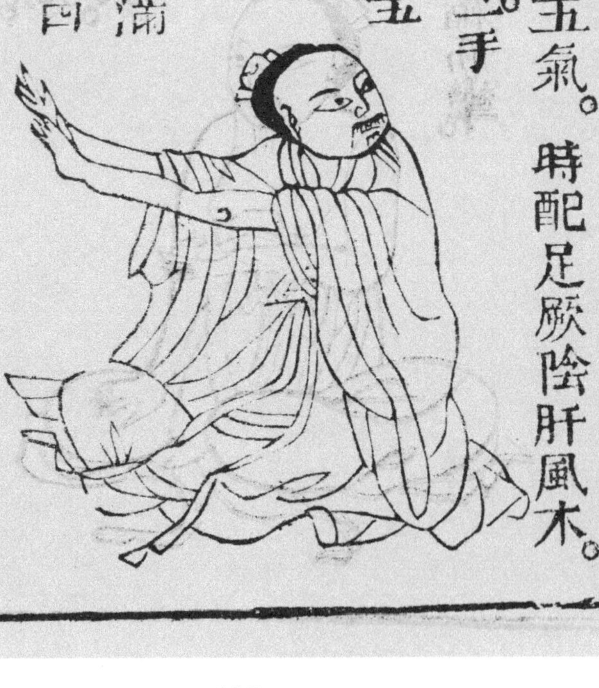

小雪十月中。運主太陽終氣。時配足厥風木。

每月丑寅時正坐。一手按膝。一手挽肘。左右爭力三五度。吐納叩齒嚥液。

治病

除風濕熱毒。癃閉。諸疝。陰縮筋攣。五淋洞泄。及婦腹腫。

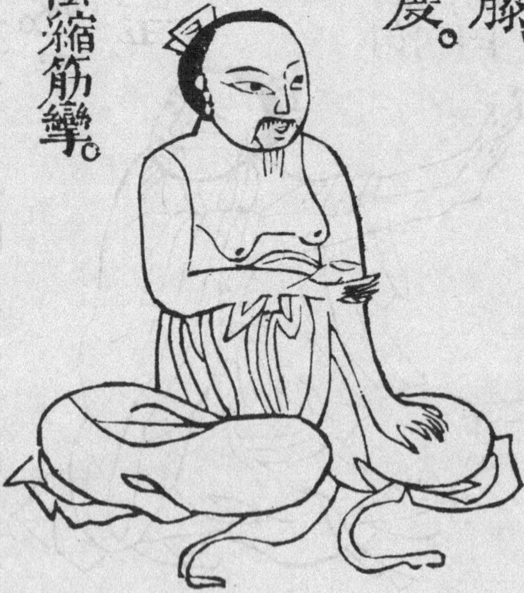

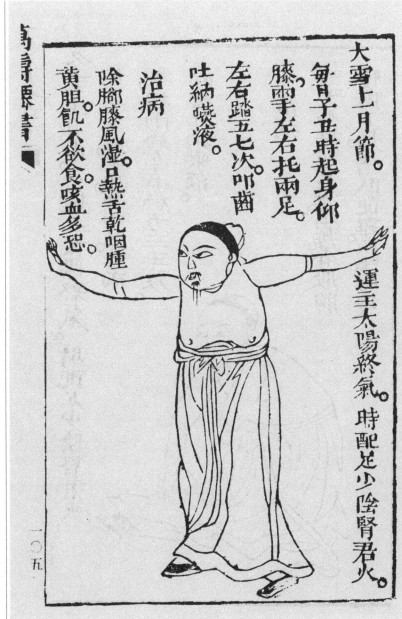

大雪十一月節。

每日子丑時起身仰膝。兩手左右托兩足。左右踏五七次。叩齒吐納嚥液。

治病

除腳膝風濕。口熱舌乾咽腫黃胆。飢不欲食。咳血多恐。

運主太陽終氣。時配足少陰腎君火。

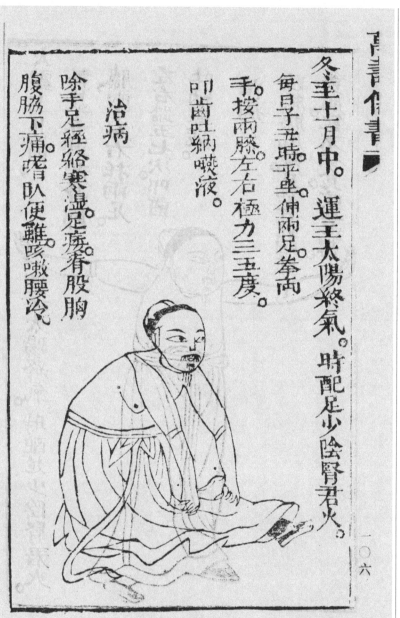

冬至十一月中。運主太陽終氣。時配足少陰腎君火。

每日子丑時。平坐。伸兩足。拳兩手。按兩膝。左右極力三五度。叩齒吐納嚥液。

治病

除手足經絡寒濕。足痿。脊股胸腹脇下痛。嗜臥。便難。咳嗽腰冷。

小寒十二月節。運主太陽終氣。時配足太陰脾濕土。

每日子丑時一坐。一手按足。一手上扳挽首。互相極力三五度。吐納叩齒漱。

治病

除榮衛氣蘊。食即嘔。胃脘痛。腹脹瘧飲發。一滿食減。善噫。嘈河注下。

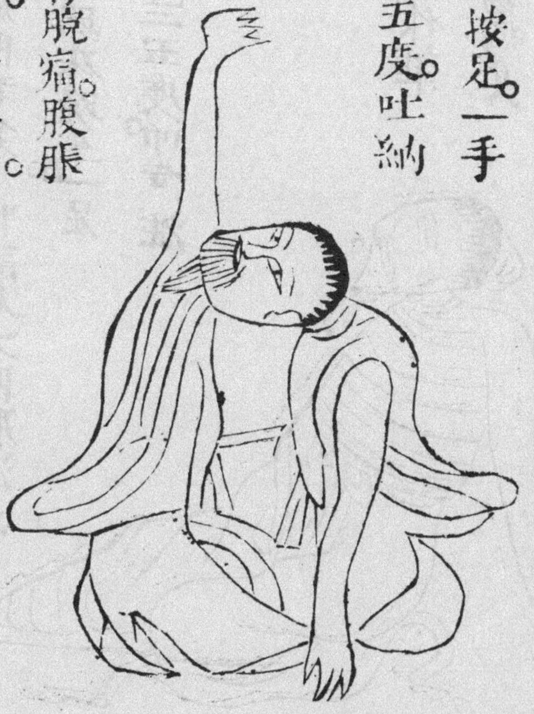

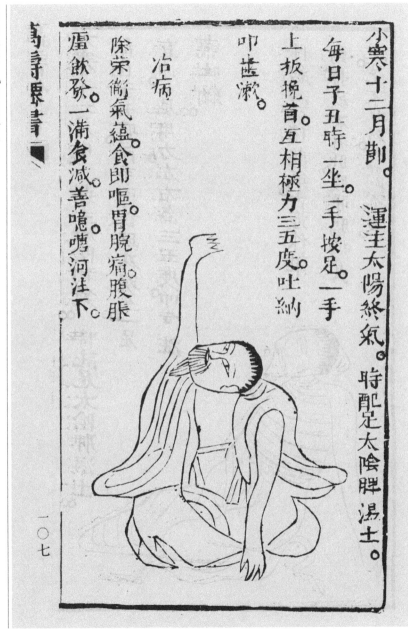

大寒十二月中。運主厥陰初氣。時配足太陰脾濕土。

每日子丑時。兩手向後。踞床跪坐。一足直伸。一足用力。左右各三五度。叩齒漱嚥吐納。

除經絡蘊積諸氣。舌強作痛動搖或不能臥。腹脹腸鳴食泄。足不收行。九竅不通。

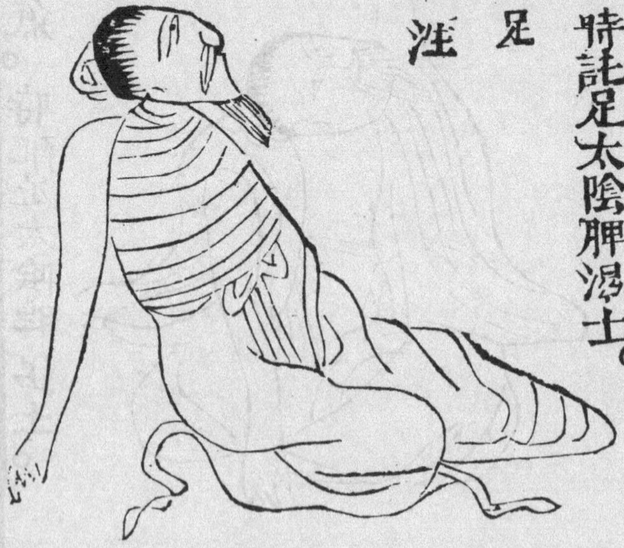

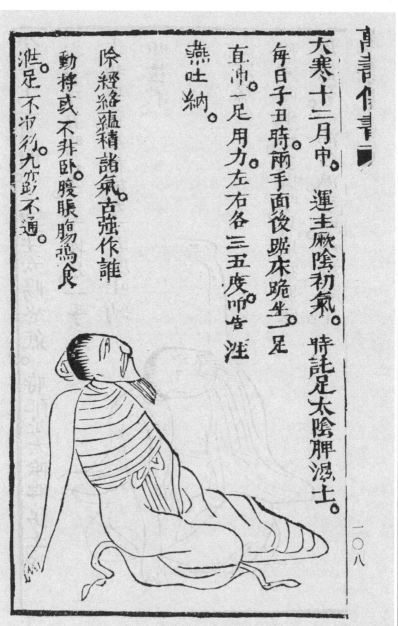

萬壽仙書卷三目次

三卷目次終

萬壽僊書卷三

諸僊導引圖

八卦週天圖

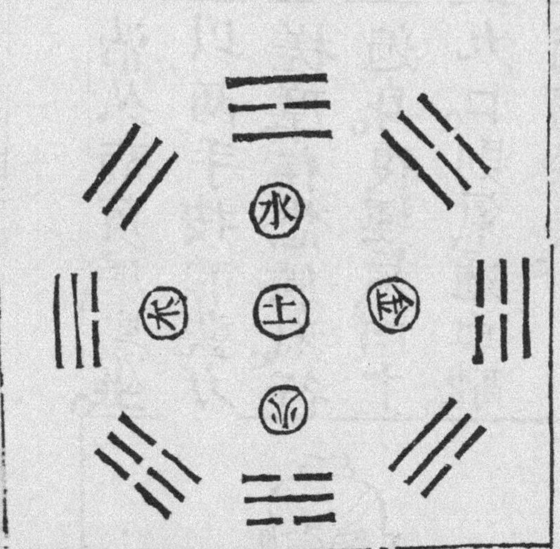

萬卷仙經語總同。金川只此是根宗。依他坤位生成體。重自乾家交感功。莫怪天機俱漏泄。都緣學者自愚蒙。若能了得詩中意。立見三清太上翁。

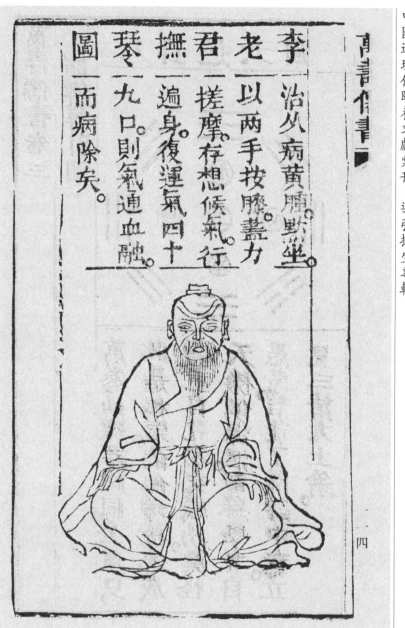

李老君撫琴圖

治久病黃腫。坐。以兩手按膝。盡力搓摩。存想候氣。行遍身。復運氣四十九口。則氣通血融。而病除矣。

東礬丸

立礬煅過 陳皮三錢 蒼朮各二兩 砂仁三錢 乾姜二錢 枳殼三錢

檳榔三錢 人参三錢

右爲末。煮棗肉和搗爲丸。早晚各一服。每服四十九丸。米湯下。忌雞[redacted]生冷油膩。

詩曰

太極未分渾是陰。一陽動處見天真。陰舒陽慘相符合。大道参造化深。

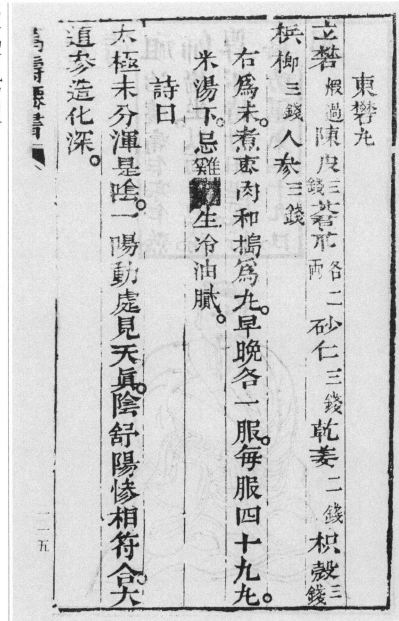

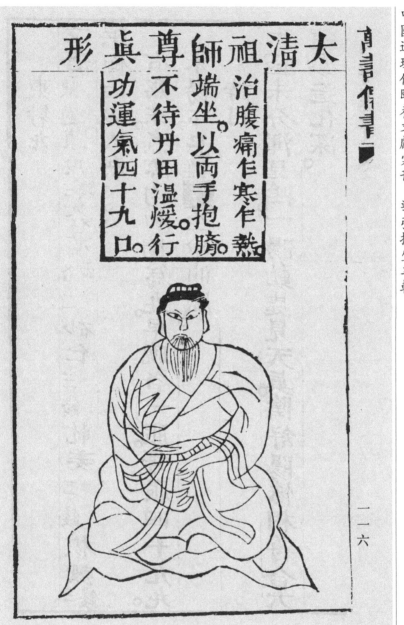

太清祖師尊真形

治腹痛乍寒乍熱。端坐。以兩手抱臍。不待丹田温煖。行功運氣四十九口。

導氣湯

蒼木 香附 川芎 白芷 茯苓 神麯 陳皮

紫蘇 乾姜 甘艸

各等分水煎服

詩曰

身中若遇發生時。取坎中陽去補離。北斗南辰顛倒轉。一時一刻立根基。

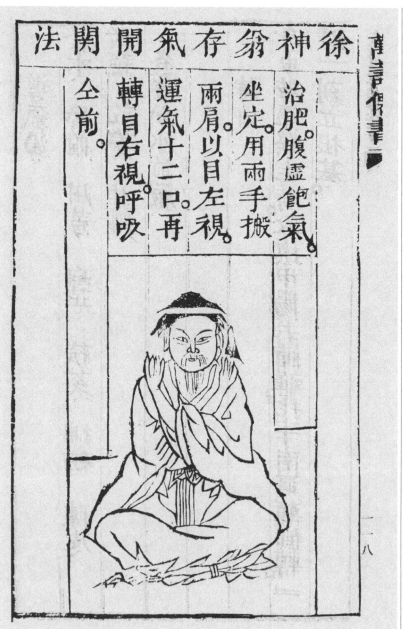

徐神翁存氣開閉法

治肥腹虛飽氣。坐定。用兩手搬兩肩。以目左視。運氣十二口。再轉目右視。呼吸仝前。

保和丸

山查肉二兩 神麯炒 半夏姜汁製 茯苓各一兩 蘿蔔子炒

陳皮 連翹各五錢

右爲末以神麯打糊爲丸每服三五十丸白湯送下

詩曰

玉爐夜夜烹鉛伏。金門時時治汞乾。息火不差七伯二。泥丸霹靂覺生寒。

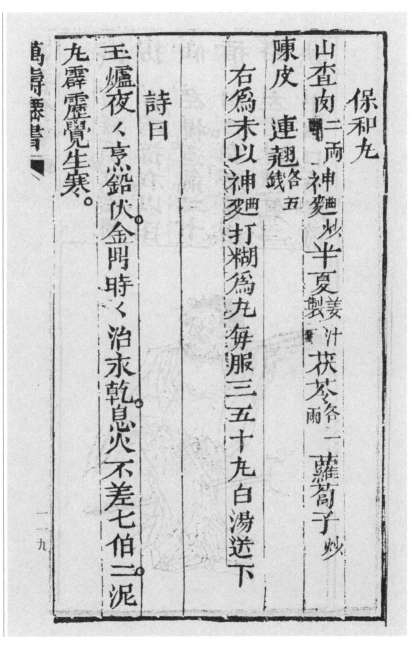

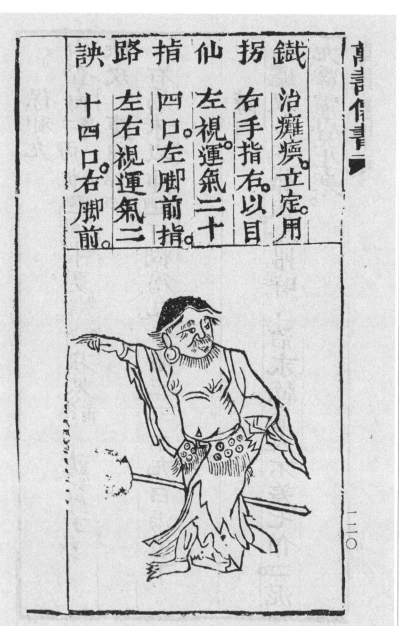

鐵拐仙指路訣

治癱瘓。立定。用右手指右。以目左視。運氣二十四口。左脚前指。左右視運氣二十四口。右脚前。

順氣散

麻黃　陳皮　烏藥　白殭蚕　川芎　白芷各一錢

甘草　桔梗　乾姜各五分　枳殼一錢

右加姜三片水煎服

詩曰

一日清閒一日僊。六神和合自安然。丹田有寶休尋道。對境無心莫問禅。

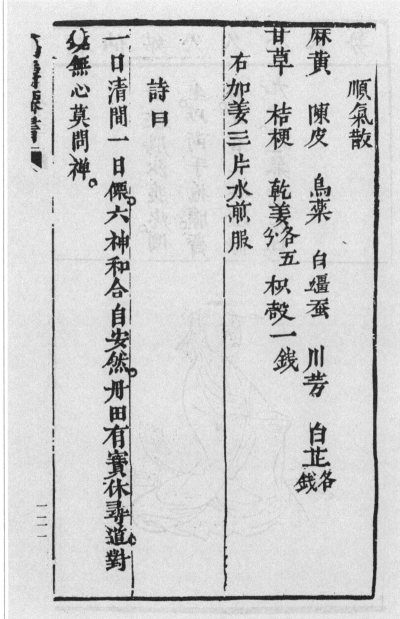

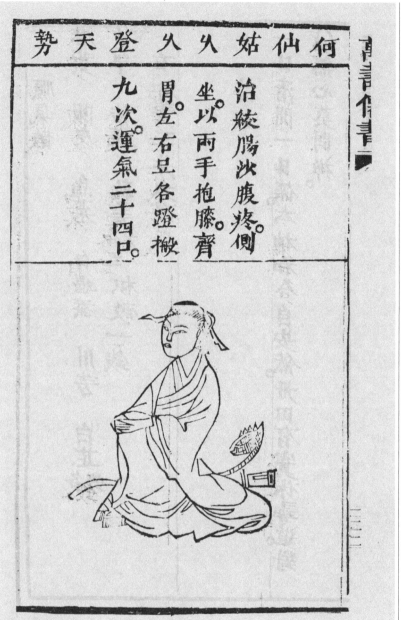

何仙姑久久登天勢

治繞腸沙腹疼。側坐。以兩手抱膝。齊胃。左右足各蹬撒九次。運氣二十四口。

鹽湯探吐法

用鹽湯多灌。探吐之自巳。

詩曰

人生何物是金丹。光惚真陽向内觀。天上風吹清浪沸。地中雷起紫龍蟠。

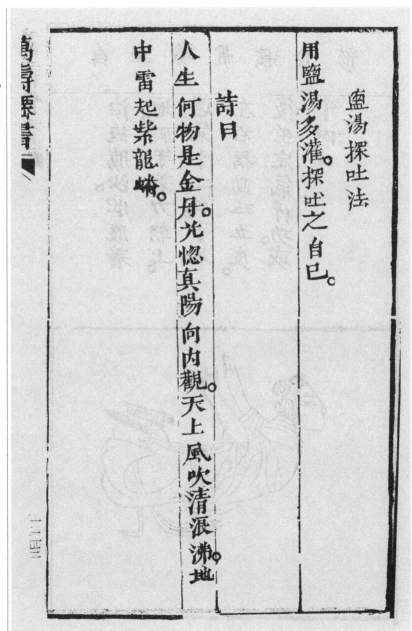

白玉蟾虎撲食形

治絞腸沙。肚腹着地。脚手着力朝上。運氣十二口。手足左右擺動三五度。後坐定氣行功。或十四口。

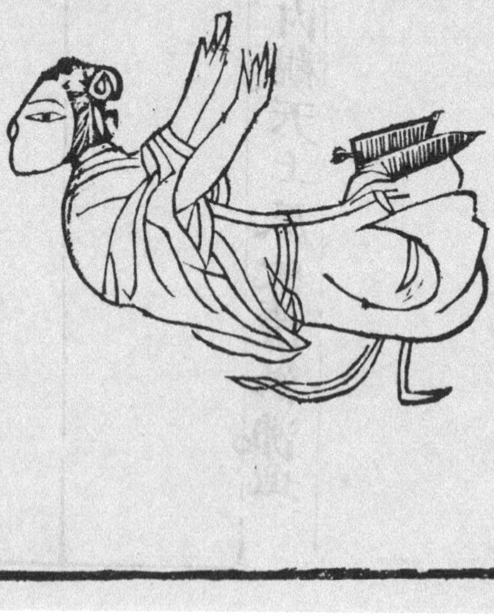

消毒散

黃芩　黃連　大黃　白芷　羌活　防風　金銀花

連翹　當歸　荊芥　甘草　天花粉

各等分水煎服

詩曰

撞透三關奪聖機。衝開九竅入精微。黃河倒轉無凝滯。

到蟾宮上下飛。

陳泥丸拿風窩法

治混腦頭風。背坐。以雙手抱耳。連後腦。運氣一十二口。合掌一十二次。

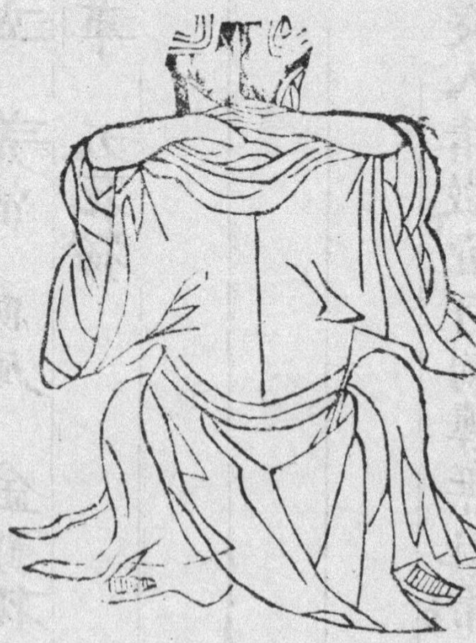

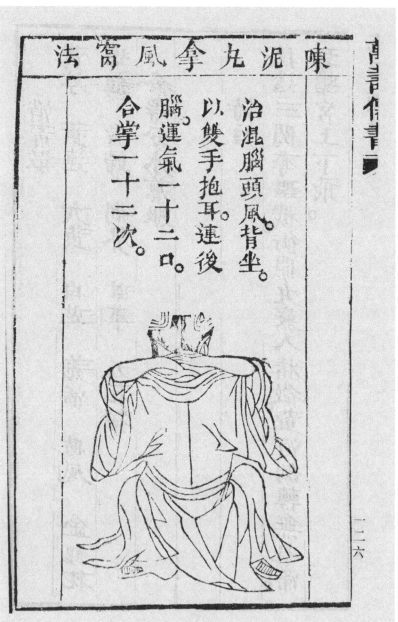

建中大補湯

人参多白朮多茯苓多甘艸少當歸中白芍多川芎

熟地多黃芪多肉桂少杜仲中肉蓯蓉中破故紙中

右加姜棗。水煎。不拘時服。

詩曰

蝿人棍襠莫亂傳。如來加是大金仙。波斯半夜思鄉曲。

上瀟湘歸渡船。

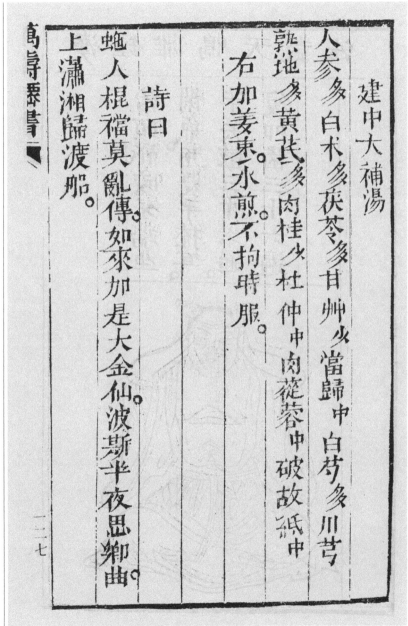

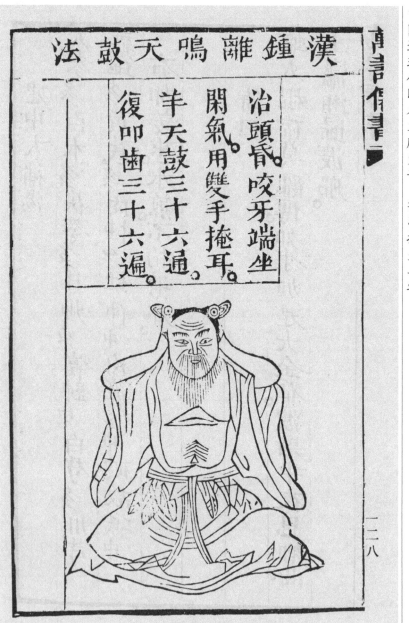

漢鍾離鳴天鼓法

治頭昏。咬牙端坐閉氣。用雙手掩耳。手天鼓三十六遍。復叩齒三十六遍。

加味白虎湯

石膏煅三分知母一錢甘艸一錢半夏二分麥冬八分

竹葉五箇粳米一撮

加生薑三片。水煎服。

詩曰

心如明鏡連天淨。性似寒潭止水同。十二時中當覺照。休

教昧了主人翁。

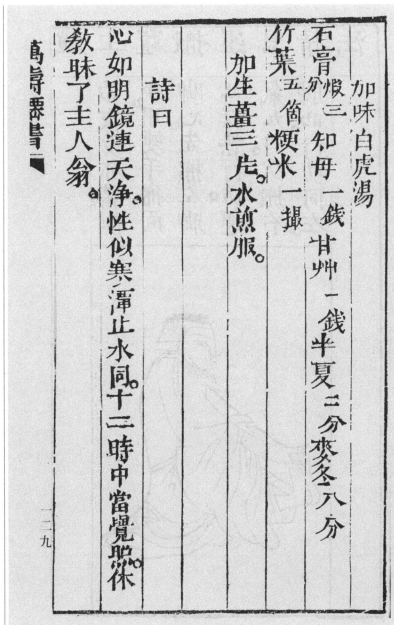

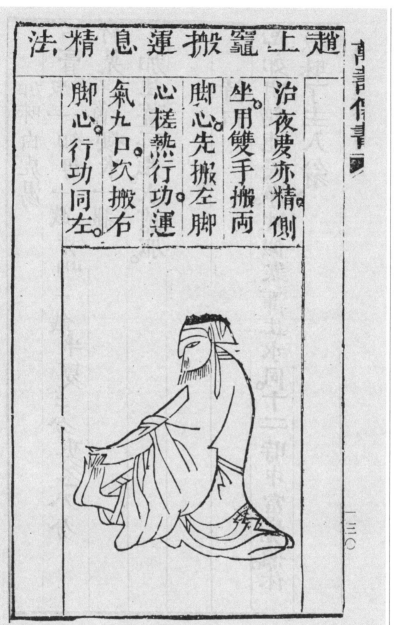

趙上竈搬運息精法

治夜夢亦精。側坐。用雙手搬兩脚心。先搬左脚心搓熱行功。運氣九口。次搬右脚心。行功同左。

五關丸

人参六錢 枣仁 牡蠣炒五倍子 枯礬 龍骨各五錢

茯神 兩 遠志去心一兩五錢

右為末枣肉為丸每服五六十丸空心蓮子湯下

詩曰

得道時來未有年。玄關上面打鞦韆。金烏好向山頭宿。玉兎常居海底眠。

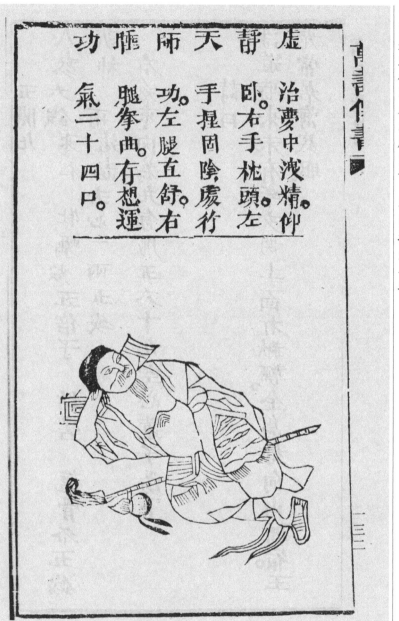

虛靜天師睡功

治夢中洩精。仰臥。右手枕頭。左手捏固陰處。行功。左腿直舒。右腿拳曲。存想運氣二十四口。

养心湯

人参　山薬　麥冬　茯神　酸亰　位歸身　白芍

遠志　蓮鬚

各等分。加姜枣蓮肉水煎服。

詩曰

莫道修身都不知。家家有路透玄機。参禪離国遊說話。

人醉客好孤悽。

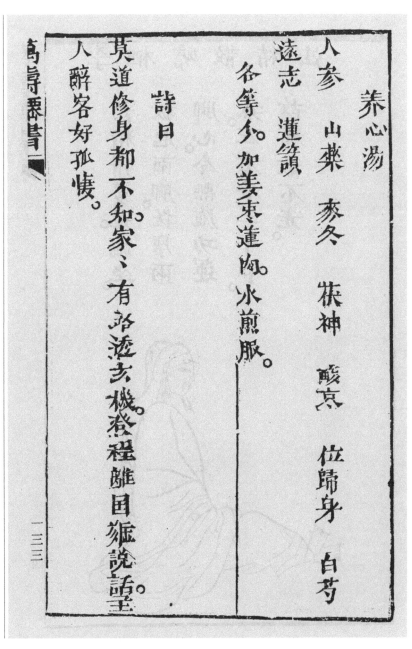

李栖蟾散精法

治精滑夢遺。端坐。扳起兩脚。搓摩兩脚心。令熱施功運氣。左右各三十口。故精散不走。

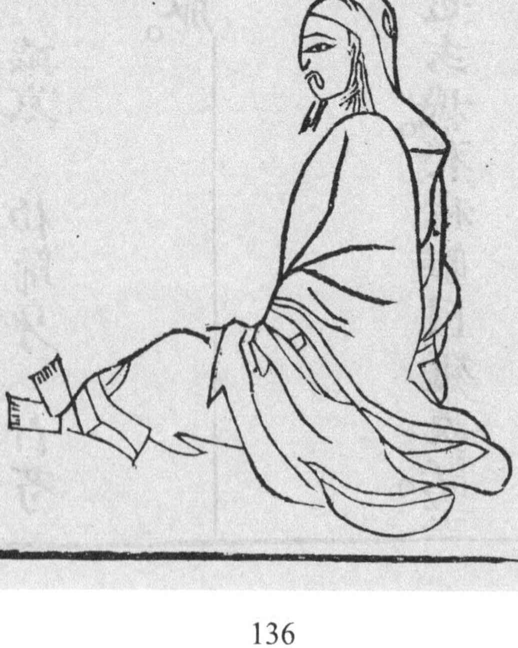

固精丸

知母炒 黃柏各一兩 牡蠣煅 龍骨煅 芡實 蓮蕊 茯苓

遠志 山茱萸各二兩

右爲細末。煉蜜爲丸。硃砂爲衣。每服五十丸。空心鹽湯下。

詩曰

復姤抽添宜謹慎。屯蒙沐浴要攻尊。若能識得生身處。十月胎完出世仙。

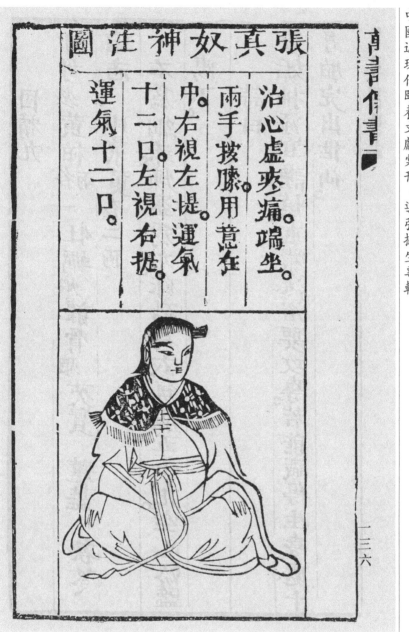

張真奴神注圖

治心虛疼痛。端坐。兩手按膝。用意在中。右視左提。運氣十二口。左視右提。運氣十二口。

却痛散

五靈脂一兩 蒲黃炒一兩 當歸二兩 肉桂八錢 木香七錢 石菖蒲八錢

右爲細末每服四錢水煎入鹽醋少許

詩曰

一氣薰蒸法扎起。三車搬運向東邊。自非漏泄天機半。切莫見人愛亂傳。

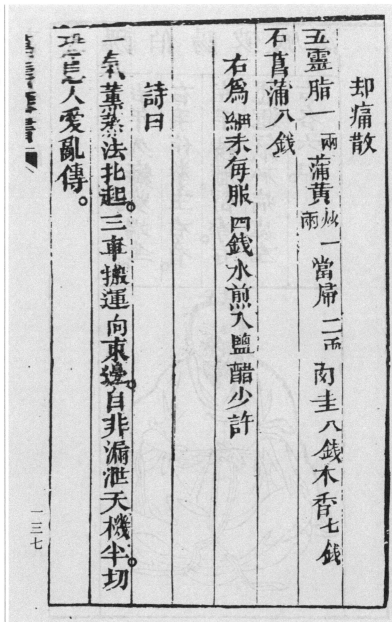

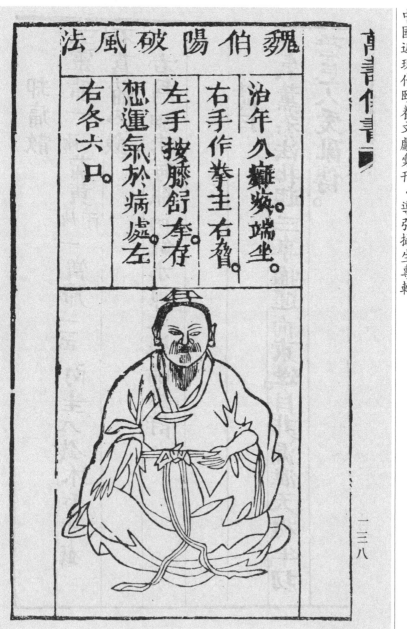

魏伯陽破風法

治年久癱瘓。端坐。右手作拳主右脅。左手按膝舒拳。存想運氣於病處。左右各六口。

全生虎骨散

當歸　赤芍　川續斷　白朮　藁本

虎骨各一兩　烏稍蛇肉半兩

右為末。每服二錢。溫酒送下。

詩曰

七寶林下竹根邊。水在長溪月在天。意馬心猿拴住了。兩手依舊拱尊前。

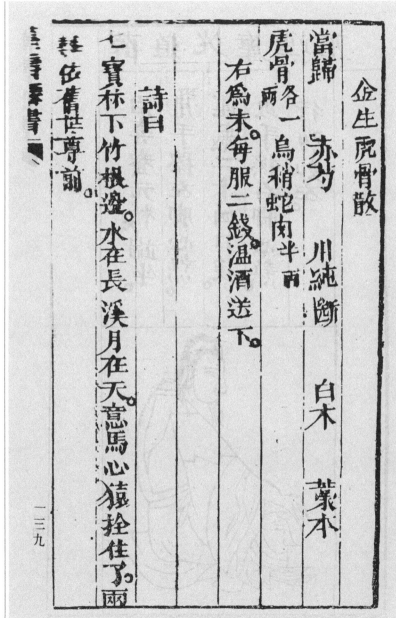

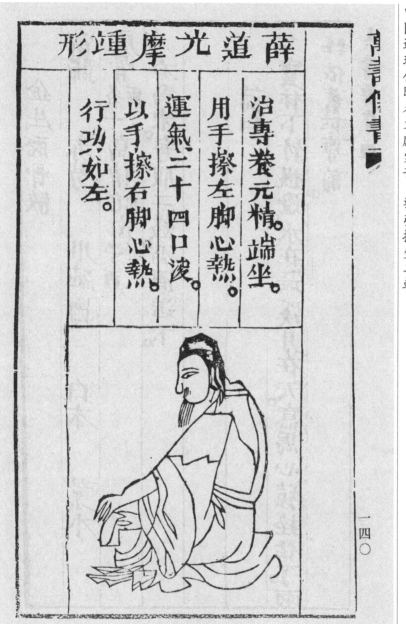

薛道光摩踵形

治專養元精。端坐。
用手擦左脚心熱。
運氣二十四口淺。
以手擦右脚心熱。
行功如左。

龜鶴二仙膏

鹿角十斤　龜板五斤　枸杞子三十兩　人參十五兩

用鐔如法熬膏。以酒化服二錢至三四錢。空心下。

詩曰

莫言男見却有胎。分明臍下産嬰孩。四肢五臟筋骸就。自日裂昇到碧合。

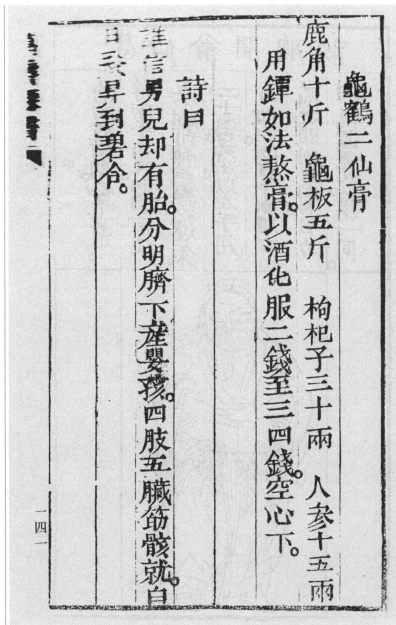

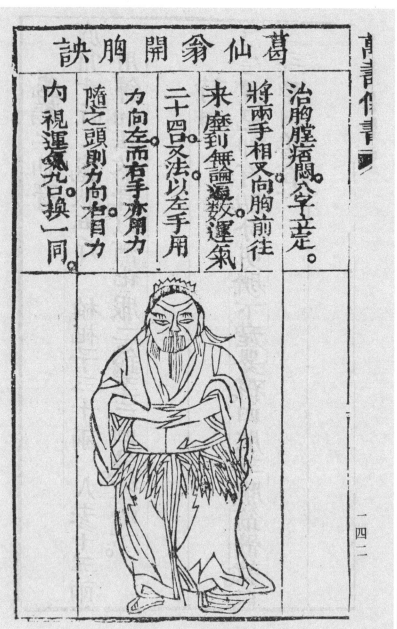

葛仙翁開胸訣

治胸膛痞悶。八字立定。將兩手相叉。向胸前往來摩剉無論遍數。運氣二十四口。又法。以左手用力向左。而右手亦用力隨之頭則力向右。目力內視運氣九口。換一同。

寬中散

枳殼炒　桔梗　茯苓　半夏　陳皮　厚朴　香附

砂仁

各等分。加姜片。水煎服。

詩曰

吾身不與世人同。曾向華池施大功。一粒丹成消萬刼。雙白鶴降天宮。

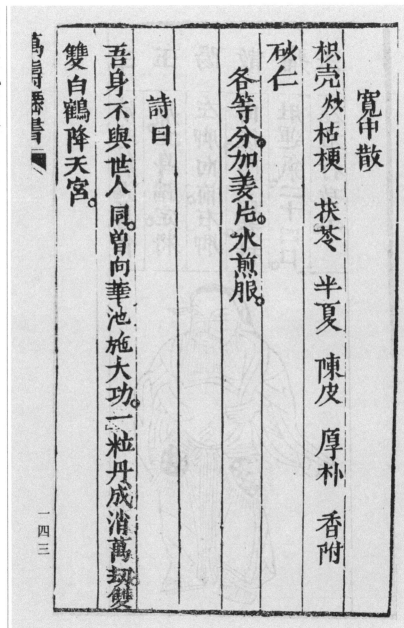

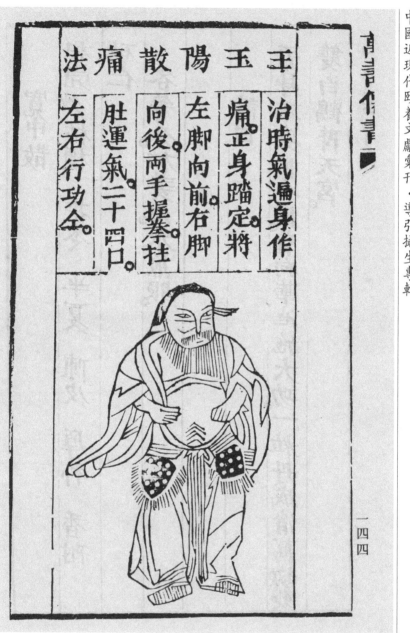

王玉陽散痛法

治時氣遍身作痛。正身踏定。將左脚向前右脚向後。兩手握拳拄肚運氣。二十四口。左右行功仝。

人參順氣散

川芎中 桔梗中 白芷中 陳皮多 枳殼多 甘草多 麻黃中

烏藥多 人參中 羌活

水煎服

詩曰

海外三山一洞天。金楼玉室有神仙。大丹煉就爐無火。桃李開花知幾年。

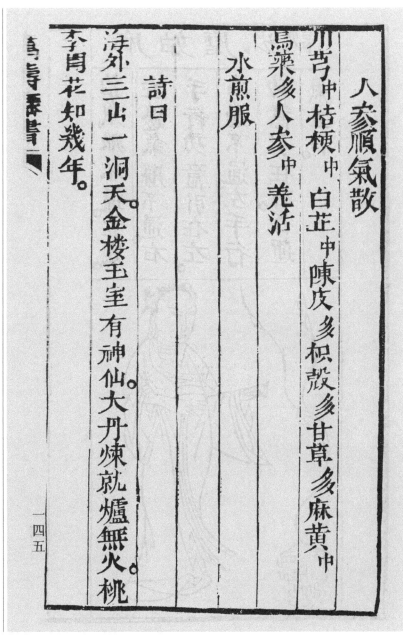

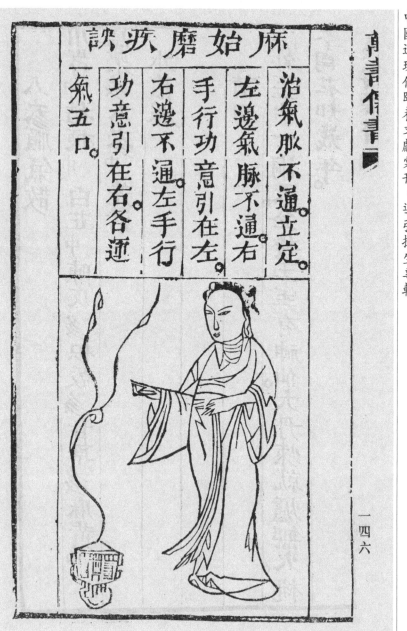

麻姑磨疾訣

治氣脉不通。立定。左邊氣脉不通。右手行功意引在左。右邊不通。左手行功意引在右。各運氣五口。

木香流氣飲

半夏 青皮 甘艸 蒼术 檳榔 香附 草果

白芷 木瓜 人参 赤茯苓 木通 藿香

丁香 陳皮 紫蘇 肉桂 厚朴 木香 麥冬

白术 菖蒲 大腹

右加姜三片棗一 枚煎服 詩曰

曹溪教外別留傳。悟者何人有後先。性地圓融成片。心珠明朗照三田。

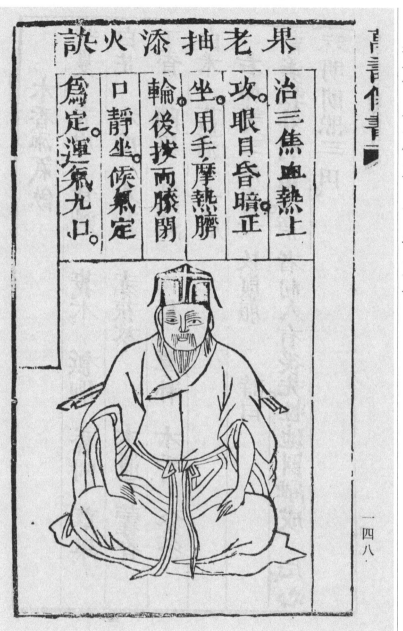

果老抽添火訣

治三焦血熱上攻。眼目昏暗。正坐。用手摩熱臍輪。後撥兩膝閉口靜坐。候氣定爲定。運氣九口。

菊花散

羌活　木賊　黃連　川芎　荆芥　防風　當歸

白芍　甘艸　甘菊花　蔓荆子　黄芩各等分

水煎。食後服。

詩曰

一步爲足未悠游。吾今皆痛甚堪憂。磨三頂弓真消息。

去亦雪不能流。

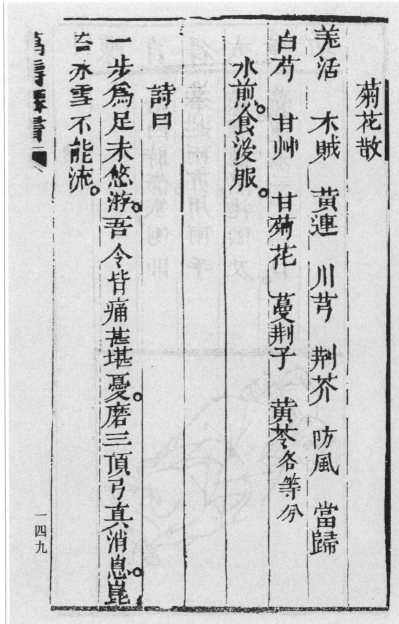

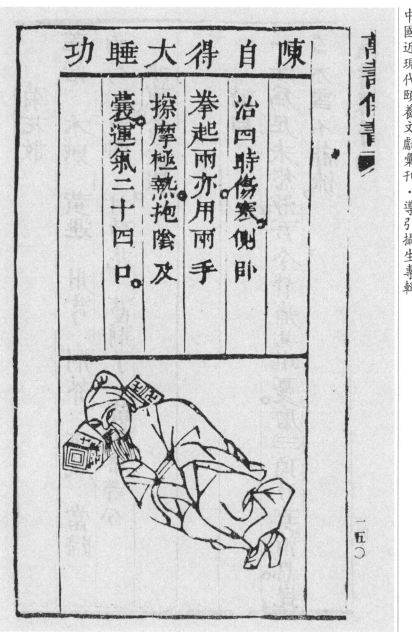

陳自得大睡功

治四時傷寒。側卧拳起兩亦。用兩手擦摩極熱。抱陰及囊。運氣二十四口。

羌活如效散

羌活多獨活多白芷中陳皮中紫蘇中山查中艸是中防風多乾葛中半夏中甘艸　蒼术中柴胡中黄芩中川芎中

姜三片。葱三根。水煎熱服取汗。

詩曰

誰識栽花劉道子。騎龍跨虎打金毬。被吾撇在天宫裡。要得三千八百籌。

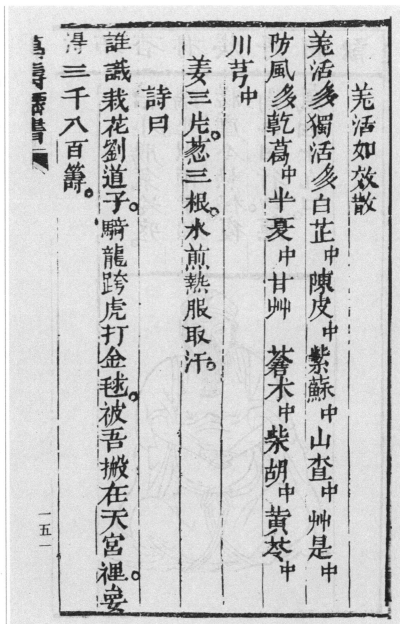

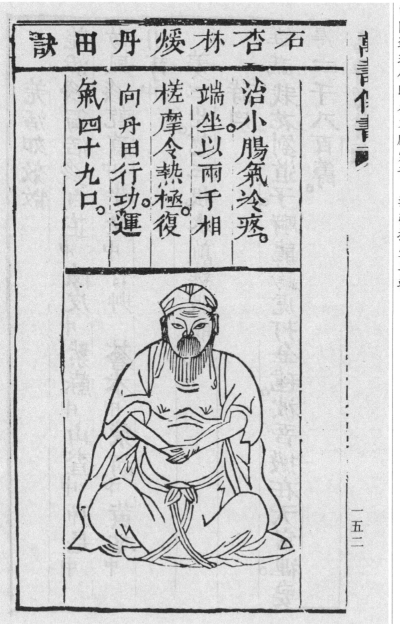

石杏林燮丹田訣

治小腸氣冷疼。端坐以兩手相搓摩令熱極。復向丹田行功運氣四十九口。

加味五苓散

猪苓 澤瀉 白朮 茯苓 官桂 茴香 檳榔

木通 金鈴子 橘核仁

加水煎服。

詩曰

河車搬運過三關。滚滚滔滔不敢閑。補瀉泥丸宮内去。逍

遥歸上玉京山。

萬壽丹書二

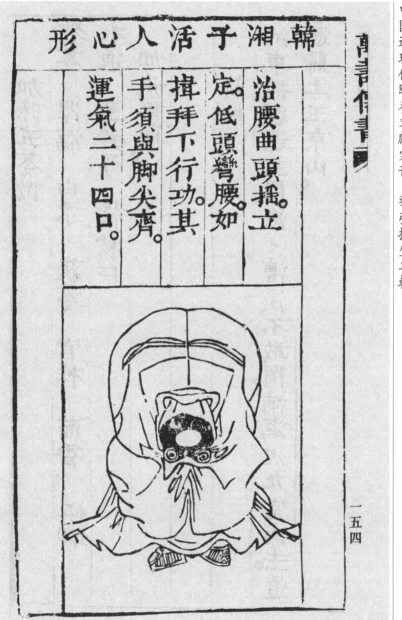

韓湘子活人心形

治腰曲頭搖。立定。低頭彎腰。如揖拜下行功。其手須與脚尖齊。運氣二十四口。

舒經湯

羌活　防巳　白朮　當歸　白芍　片子姜黃各一兩

甘艸　海桐皮二兩

一每服三錢。姜十片煎服。

詩日

日月分明說與賢。心猿意馬想冊田。真空覺性常不昧。九轉功成作大仙。

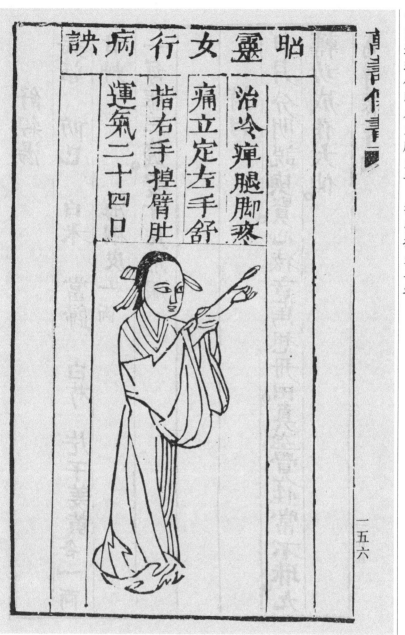

昭靈女行病訣

治冷痺腿脚疼痛立定左手舒指右手揑臂肚運氣二十四口

防風天麻散

天麻　防風　甘艸　川芎　羗活　當歸　白芷

滑石二兩　艸烏頭　白附子　荆芥穗各五錢

右共爲末，熱酒化客少許，調藥半錢，加至一錢，服覺藥

力運行微麻爲度。

詩曰

性命二字各自別。兩般不是一枝藥。性中別了陰山鬼，修

命陽神起生滅。

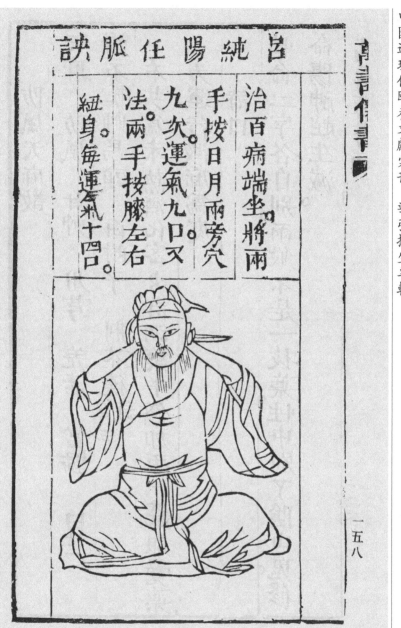

呂純陽任脈訣

治百病端坐。將兩手按日月兩旁穴九次。運氣九口。又法。兩手按膝左右扭身。每運氣十四口。

治百病易簡方

用威靈仙一味。於冬月丙丁戊巳日。採陰乾。擣篩爲末。溫酒調下二錢。忌茶茗。宜於不聞水聲處採之者良。餌者空心服。夏無瘟疫。秋無瘧痢。百病俱宜。

詩曰

返本還原已到乾。能升能降號飛仙。此中便是丹還理。不是奇人誓不傳。

萬壽原書二

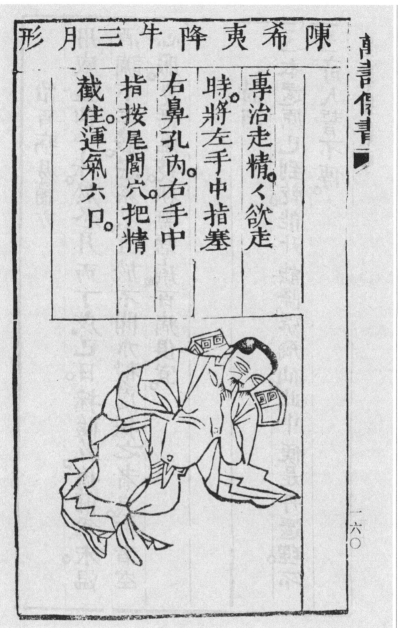

陳希夷降牛三月形

專治走精。く欲走時。將左手中指塞右鼻孔內。右手中指按尾閭穴。把精截住。運氣六口。

神仙湯

人參　拘杞　升麻　川芎　遠志　黄芪　甘艸
歸身　杜仲炒白术　地骨皮　破故紙炒
各等分加生姜二片蓮子去心七箇水煎服

詩曰

嬰兒在坎水中坐。姹女在離火内居。四配兩家作夫婦。十月產箇定顆珠。

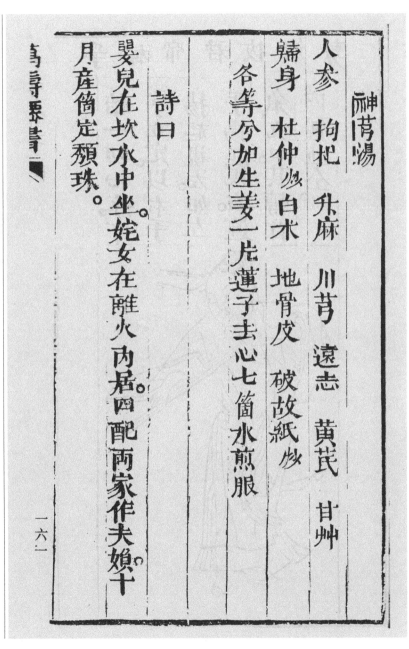

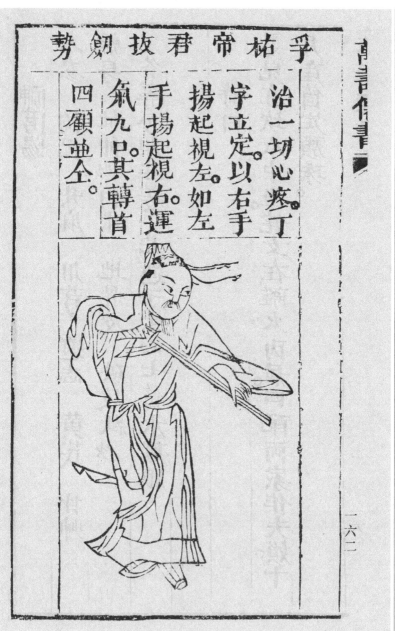

孚佑帝君拔劍勢

治一切心疼。丁字立定。以右手揚起視左。如左手揚起視右。運氣九口。其轉首四顧並仝。

落盞湯

玄胡索　五靈脂燒炬尽　建蔻仁各六分　良薑　石菖蒲

厚朴　陳皮　藿香各一錢　枳殼　蘓梗各六分

用水煎服

詩曰

一月三旬一遇逢。以時易自法神功。守城野戰知凶吉。增得霸砂滿頂紅。

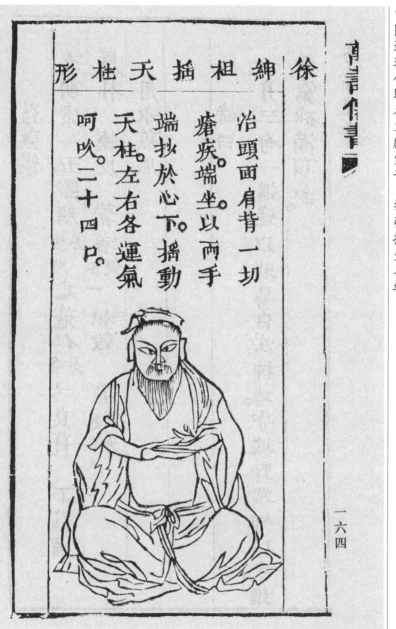

徐紳祖搖天柱形

治頭面肩背一切瘡疾。端坐。以兩手端拱於心下。搖動天柱。左右各運氣呵吹。二十四口。

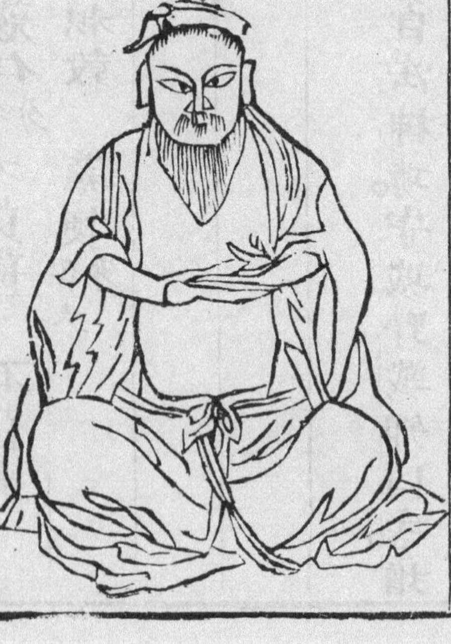

清熱勝濕湯

黄栢鹽水拌炒　羌活　澤瀉　蒼朮製　甘草減半　杜仲炒

白芍酒炒　木瓜　威靈仙　陳皮各一錢　牛膝八分

加薑三片。水煎服。

詩曰

朝朝金鷄飛烟烟。氣色河車運上天。日露遍空滋味㬪靈

泉一泒湧長川。

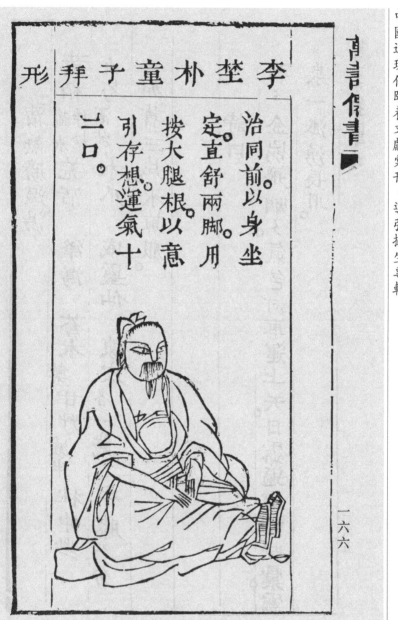

李埜朴童子拜形

治同前。以身坐定。直舒兩脚。用挼大腿根。以意引存想。運氣十二口。

羌活白芷湯

柴胡　茯苓　防風　荊芥　黃連　澤瀉　當歸

白术　蔓荊　石羔　蒼术　辛夷　生地　川芎

藁本　甘艸　白芷　羌活　黃芩　細辛　芍藥

各等分。加生姜。水煎服。

詩曰

獨步坤方合聖功。迴還乾地老陽中。入卦迴流搬運轉。丹成恐只郎天宮。

曹國舅脫靴勢

治脚腿肚腹疼痛。立定，右手作扳墻勢，左手垂下。右脚向前虛蹬。運氣二十六口，左右同。

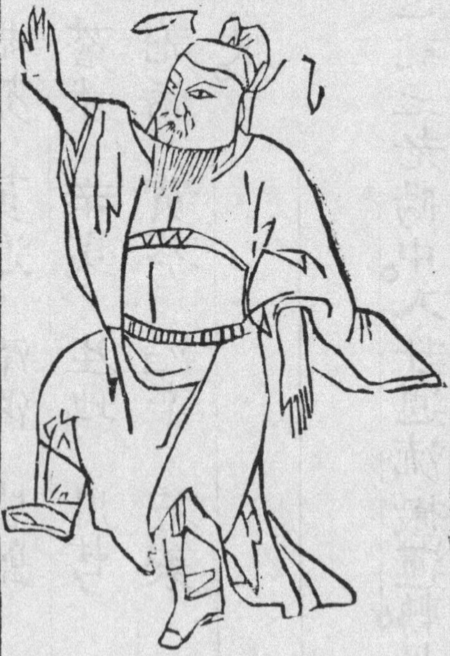

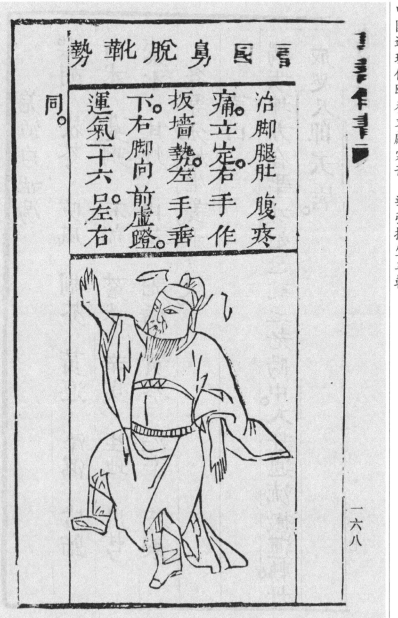

羌活勝濕湯

羌活　川芎　蒼朮炒　白芷　南星製　當歸　神麯各一錢

砂仁　桂枝　防巳　木通各八分

右姜三片，水煎服。

詩曰

猛火燒身無奈何，時光影裡苦無多。車輪又向心中轉，時請出古彌陀。

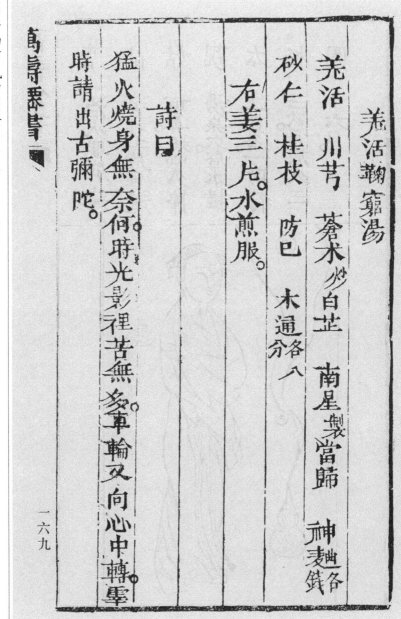

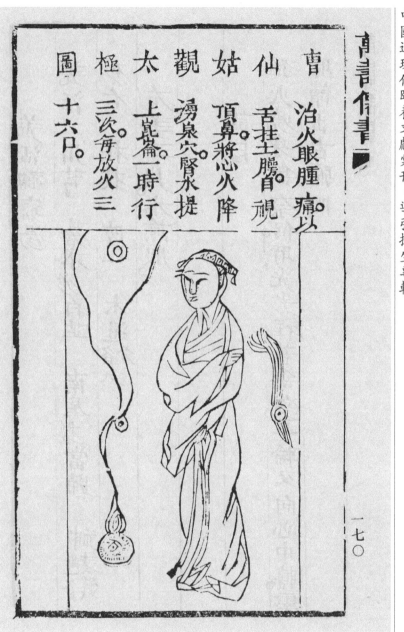

曹仙姑觀太極圖

治火眼腫痛。以舌拄上腭，目視頂鼻。將心火降湧泉穴。腎水提上崑崙。一時行三次。每放火三十六口。

明目流氣飲

當歸　白芍　生地　龍膽艸　柴胡　黄連　梔子

丹皮各一錢　大黄酒煮晒乾又煮晒三七次為皮又加二錢

右用水煎服。

詩曰

降龍伏虎説多年。龍不降兮虎不眠。若把兩般相制伏，行看滄海變桑田。

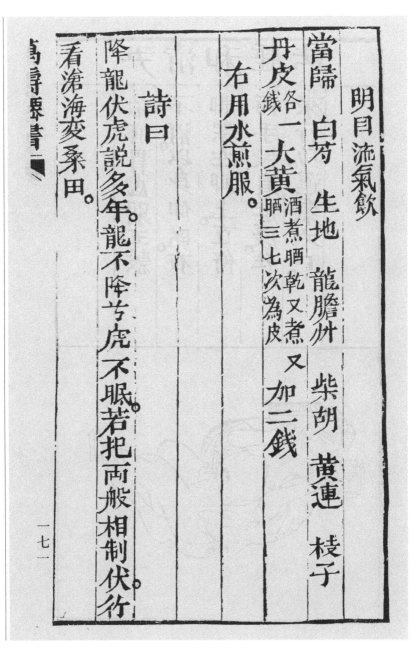

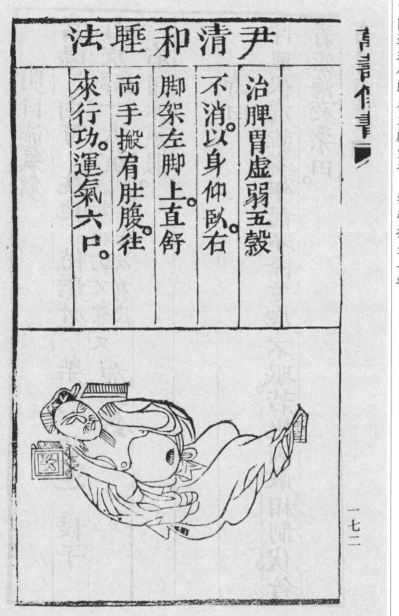

尹清和睡法

治脾胃虛弱五穀不消。以身仰臥右脚架左脚上。直舒兩手搬有肚腹。往來行功。運氣六口。

健脾丸

白朮上炒 枳實炒 陳皮去白 麥芽炒 神麯炒 山藥 茯苓

蒼朮炒各一兩 厚朴製八錢 木香五錢

以陳米粉糊為丸。每服六七十丸。米飲下。

詩曰

大喊一般如霹靂。共君相守不多時。今日方知金烏意。撒手常行獨自歸。

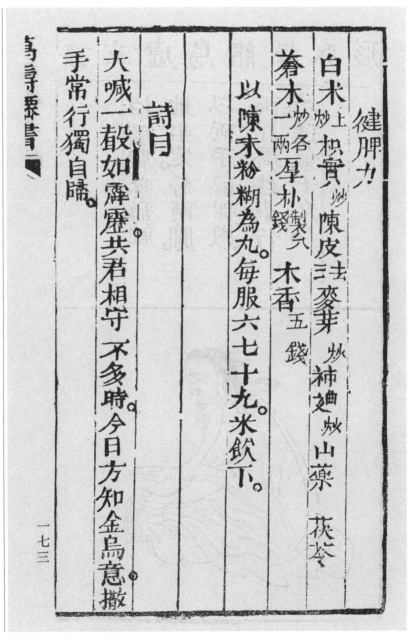

孫玄虛烏龍探爪形

治腰腿疼痛。就地坐定。舒兩脚。以兩手前扳搬兩足齊。往來行功。運氣十九口。

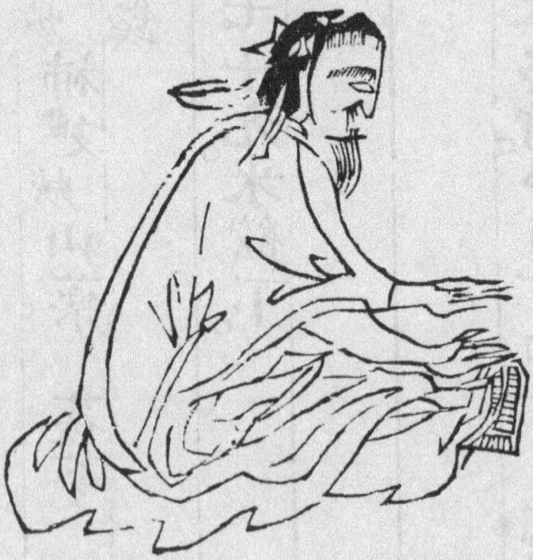

牛膝酒

地骨皮　五加皮　薏苡炒　川芎　牛膝各二兩　甘草

生地三兩　海相皮一兩半　羌活一兩　杜仲炒二兩

用無好酒如法煮熟每服一二盃日常三四次常令

酒氣不脱

詩曰

火取南方赤龍血。水湧北山黒虎精。和合二物居一處。嬰

兒養就是長生。

高象先鳳張勢

治同前。以身蹲下。曲拳脊腰。起手遍項。口鼻微出清氣三四口。左脚向前。右脚尖頂左脚跟。運氣十口。

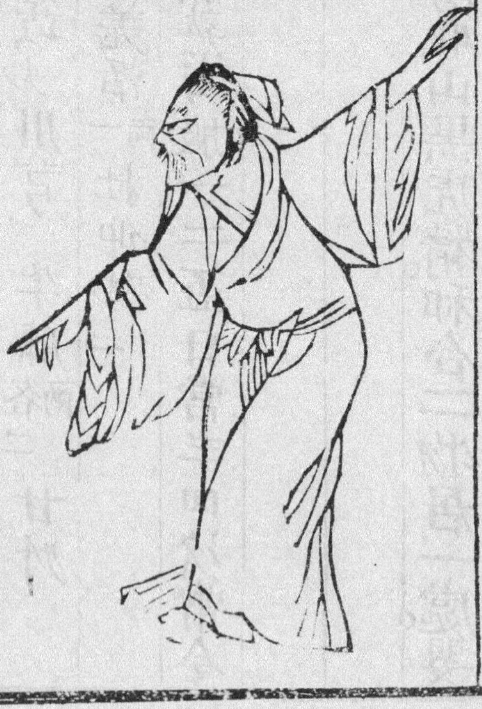

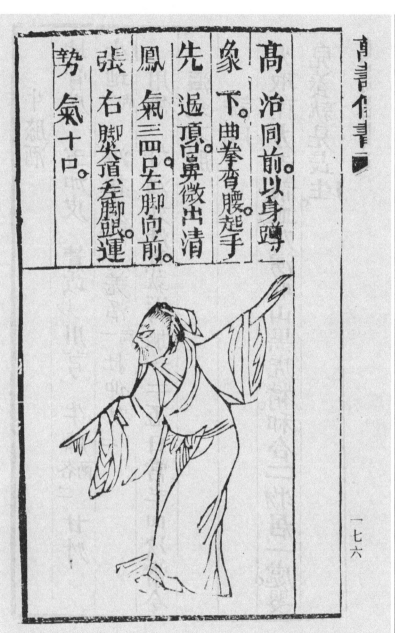

流氣飲子

羌活　蒼朮　川芎　當歸　香附　白芍　陳皮

半夏　木香　枳殼　木通　甘草　檳榔　紫蘇

各等分。水煎服。

詩曰

[illegible]胃少人知。華池枯竭好孤悽。麒麟擊斷黃金鎖。獅子[illegible]上白玉梯。

七七

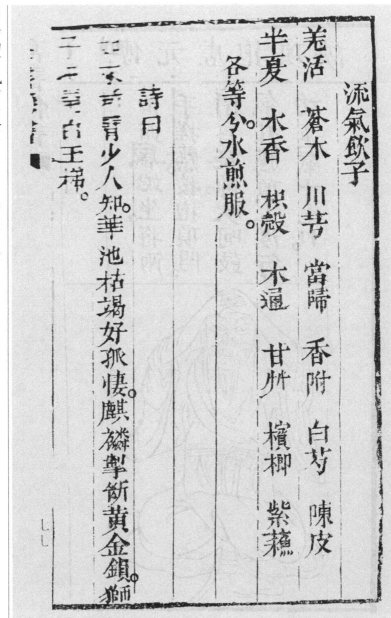

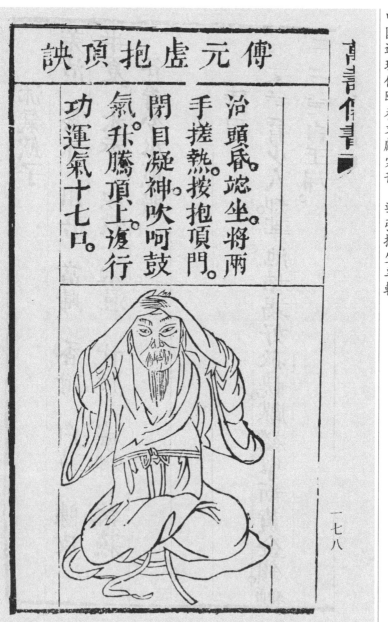

傅元虛抱頂訣

治頭昏。端坐。將兩手搓熱。按抱頂門。閉目凝神。吹呵鼓氣。升騰頂上。復行功運氣十七口。

大黃湯

用紋錦大黃。酒熬七次爲末。茶調三錢服之立效。

詩曰

水星游歷到西方。認得真身堅固剛。煉就金丹吞入腹。五臟宮內札虛皇。

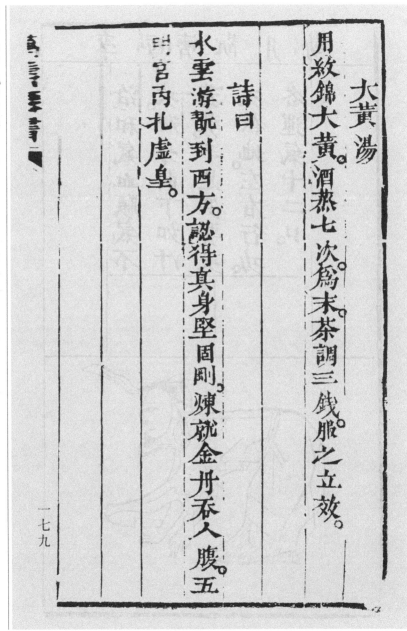

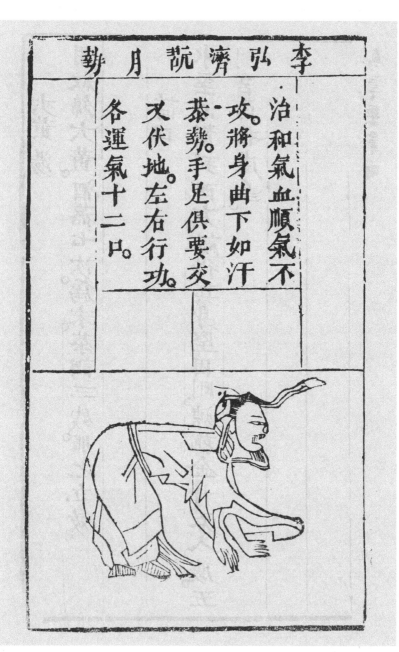

李弘濟玩月勢

治和氣血順氣不攻。將身曲下如汗恭勢。手足俱要交叉伏地。左右行功。各運氣十二口。

和氣養血湯

紫蘇莖葉一錢 羌活一錢 半夏八分 桑白皮八分 青皮八分

陳皮八分 大腹皮七分 赤茯苓八分 木通八分 赤芍一錢

甘草五分 當歸一錢 肉桂三分

水煎服

詩曰

一日進火一回陽。龍虎盤旋時降光。陰魄和鉛隨日轉。陽生真氣逐時昌。

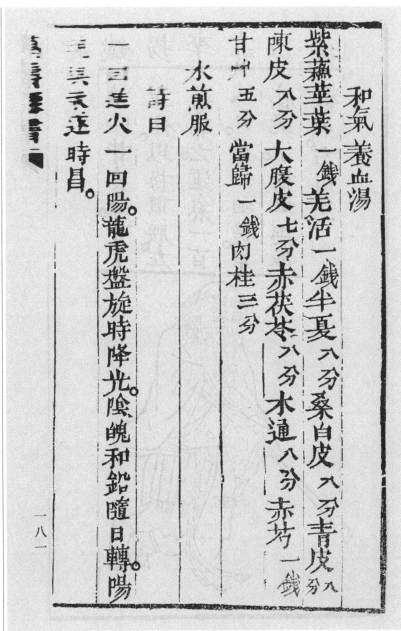

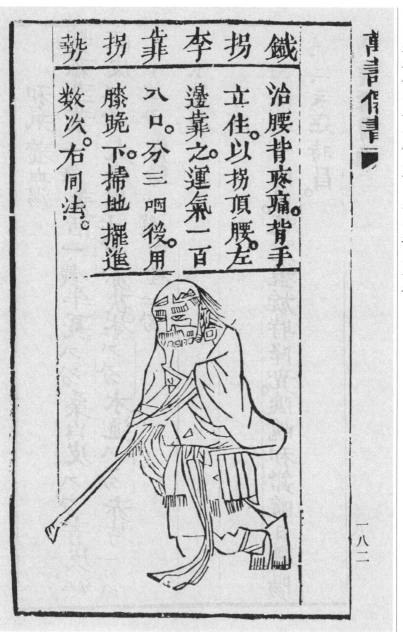

鐵拐李靠拐勢

治腰背疼痛。背手立住。以拐頂腰。左邊靠之。運氣一百八口。分三咽後。用膝跪下。掃地擺進數次。右同法。

當歸拈痛法

羌活 甘艸炙 黃芩酒浸 茵陳酒炒各五錢 人參 升麻

苦參酒洗 葛根 蒼朮各二錢 防風 歸身 知母酒洗

茯苓 澤瀉 猪苓各三錢

每服八錢。水煎。不拘時服。

詩曰

一邊芽穿膝兩邊分。婦女戴帽辨前程。立雪絕倒腰臍上。梁左長側尾兒傾。

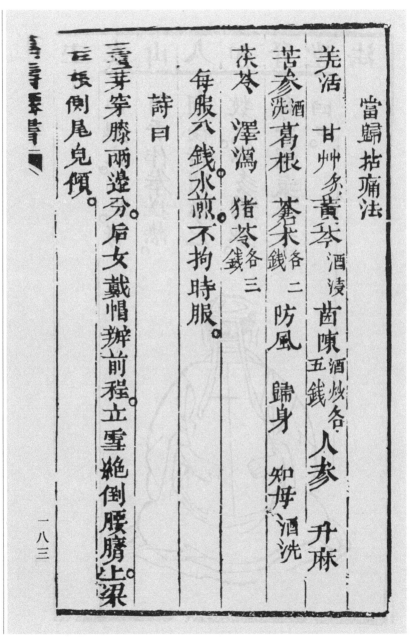

王真山人和腎膛法

治腿疼。端坐。將兩手作拳搓熱。向後精門摩之數次。以多爲妙。每次運氣二十四口。

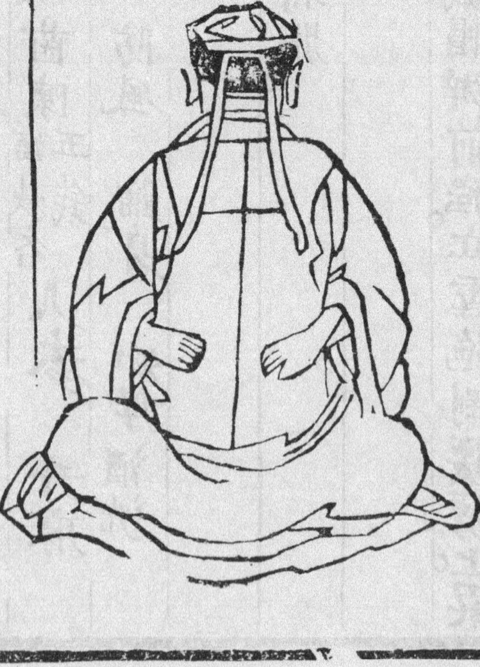

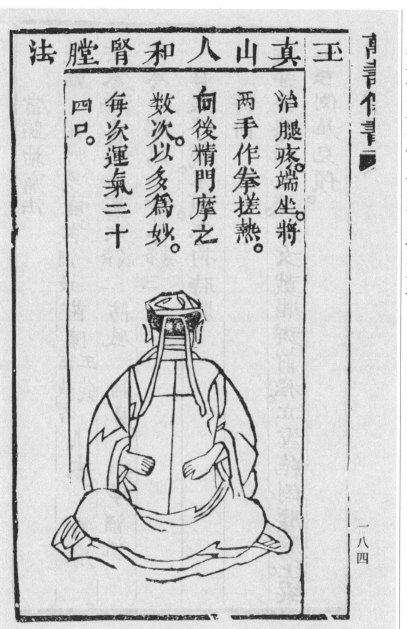

海桐皮飲

海桐皮　五加皮　川獨活　枳殼　防風　杜仲一炒

牛膝酒浸　薏苡仁炒各一兩半

用好酒入藥煮。去火毒。空心午前各一服。

詩曰

兩乳汁流最可悲。道般消息少人識。淮漢河海皆相竭。約回臺下上來時。

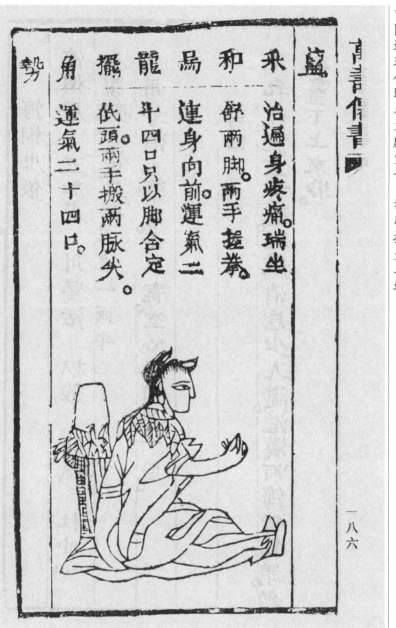

藍采和烏龍擺角勢

治遍身疼痛。端坐舒兩脚。兩手握拳。連身向前。運氣二十四口。只以脚合定低頭。兩手搬兩脉尖。運氣二十四口。

香砂苓皮飲

茯苓皮一大腹皮　五加皮　生姜皮　桑白皮

枳殼　砂仁　白朮　蘿蔔子炒　木香

木通　澤瀉　猪苓

右剉各等分。水煎食遠服。

詩曰

龍虎煉成九轉功。能驅日月走西東。若能火候抽添法。金液還丹滿頂紅。

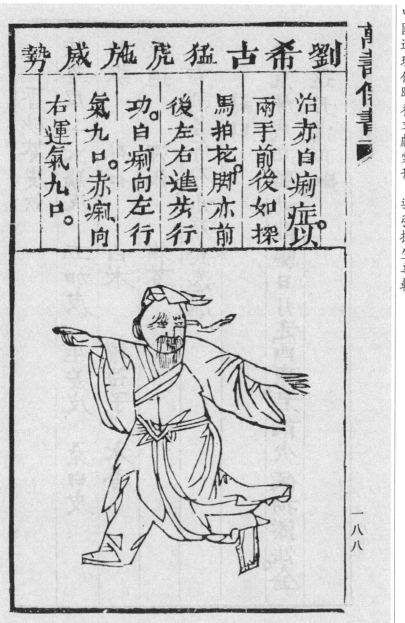

劉希古猛虎施威勢

治赤白痢疾。兩手前後如探馬拍花脚。亦前後左右進步行功。白痢向左行氣九口。赤痢向右運氣九口。

白芍藥湯

白芍　當歸各一錢　大黃二錢　木香五分　黃連一錢

黃栢　檳榔各八分　甘草七分

右剉三劑。水煎服。

讚曰

此法去病，非真死。達摩西來亦是仙。但願世人明此理。同登彼岸不須船。

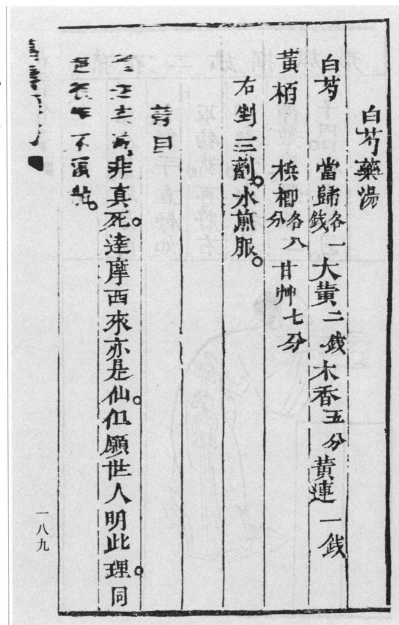

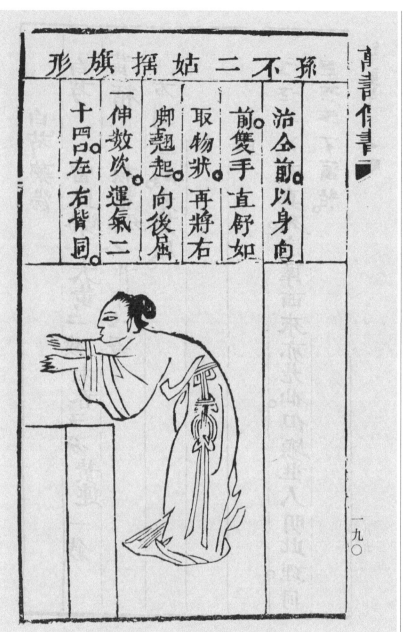

孫不二姑搖旗形

治全前以身向前。雙手直舒如取物狀。再將右脚翹起向後屈一伸数次。運氣二十四口。左右皆同。

真人養臟湯

當歸一錢 茯苓一錢 白芍一錢 人參 木香三分

白术一錢 肉荳蔻六分 訶子六分 肉桂三分

右剉水煎服

詩曰

疊起玄天龜纛旗。消除赤白痢災危。功滿自然居物外。人間笑看任輪迴。

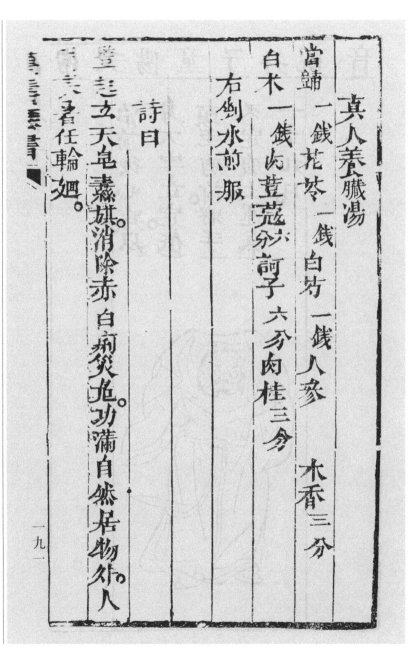

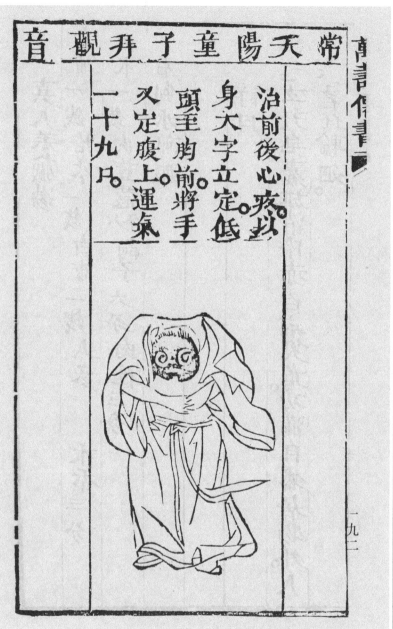

常天陽童子拜觀音

治前後心疼。以身大字立定。低頭至胸前。將手又定腹上。運氣一十九口。

枳宿二陳湯

半夏　陳皮　枳實　砂仁　香附　木香

厚朴　茴香　玄胡　艸豆蔻　紫蘇葉各等分

右剉一劑。加姜三片。水煎服。

詩曰

行持心月澄萬物。住處神珠照十方。靜坐常礼真自在。眼時休想眼前花。

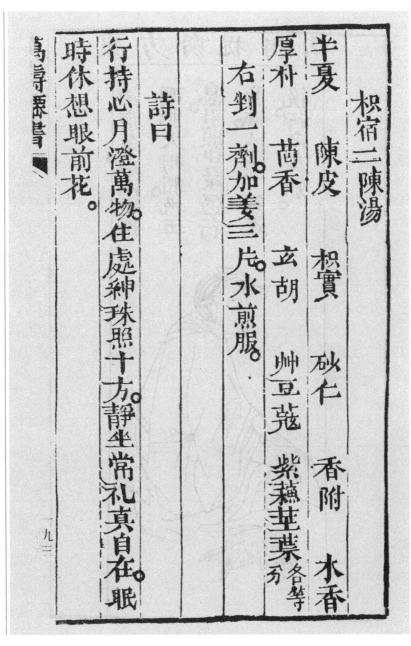

東方朔捉拇法

治疝氣。以兩手搬兩脚大拇指。挽五息。引腹中氣遍行身體。又法十指遍挽。行之尤妙。

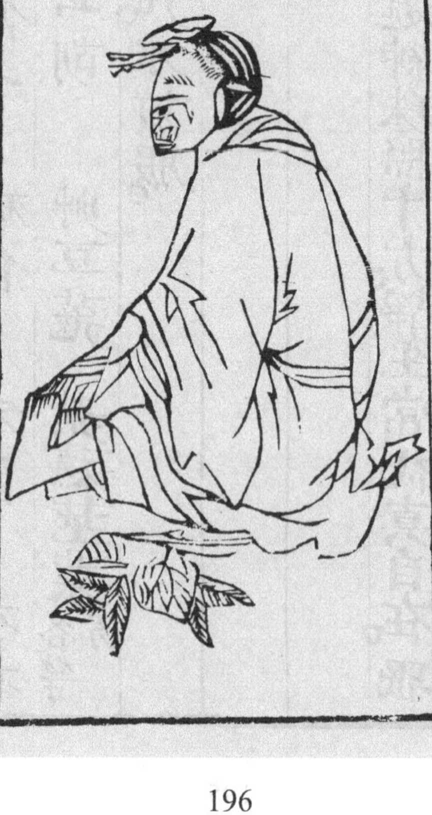

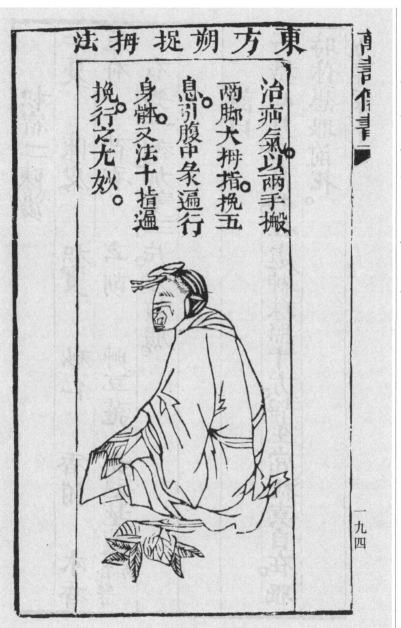

茴香丸

茯苓　白术　山查各一兩　枳實八錢　大茴香炒一兩

吳茱萸炒一兩　橘核仁炒二兩　荔枝核一兩

爲細末，煉蜜丸，每九重一錢五分。空心細嚼，姜湯送下。

詩曰

白鶴飛來下九天。數聲嘹喨出煇烟。日月不催人自老。不

如訪道學神仙。

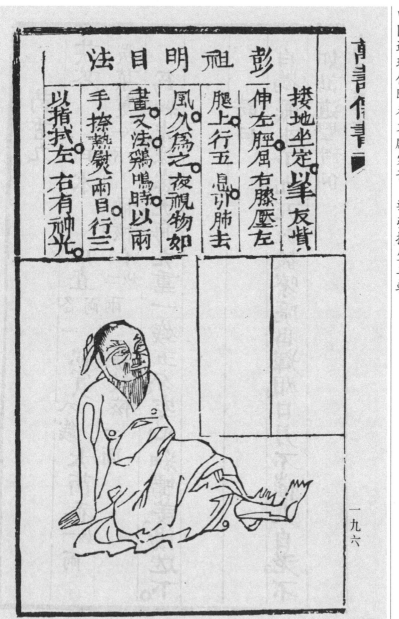

彭祖明目法

接地坐定。擧友貲伸左脛。屈右膝壓左腿上。行五息。引肺去風。久爲之。夜視物如晝。又法。鷄鳴時。以兩手擦熱熨兩目。行三以指拭左右有神光。

明目地黃丸

生地酒洗 熟地各四兩 知母鹽水炒 黃柏酒炒各二兩 兔絲子酒製 獨活二兩 甘枸杞 川牛膝酒洗三兩 沙苑蒺藜

右為末。蜜丸梧子大。每服八十丸。夏月淡鹽湯下。餘月酒下。

詩曰

長生不在說多言。便向坎離乘炁鉛。煉就大丹三十兩。玉皇天詔定來宜。

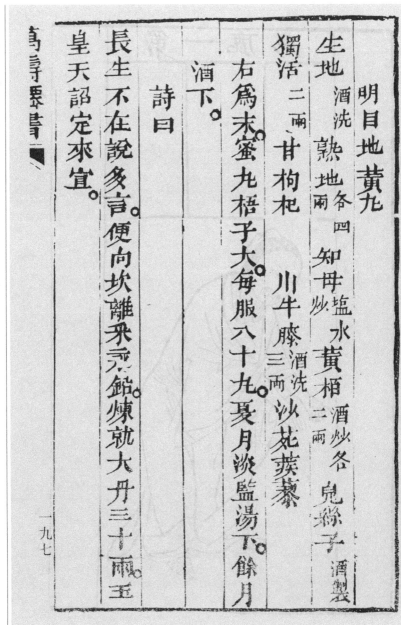

第一鹿形

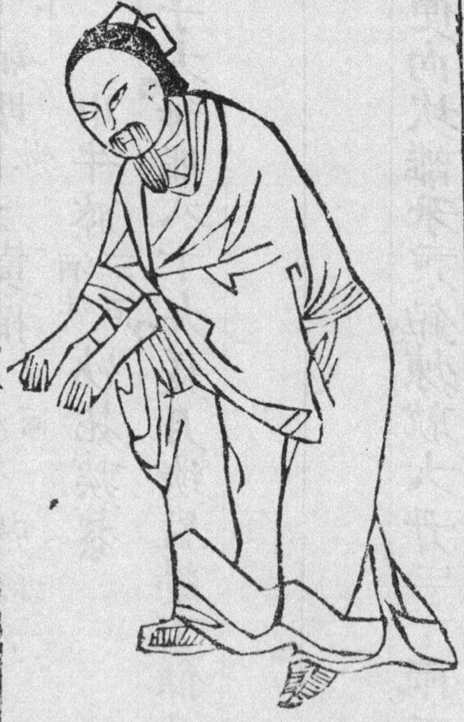

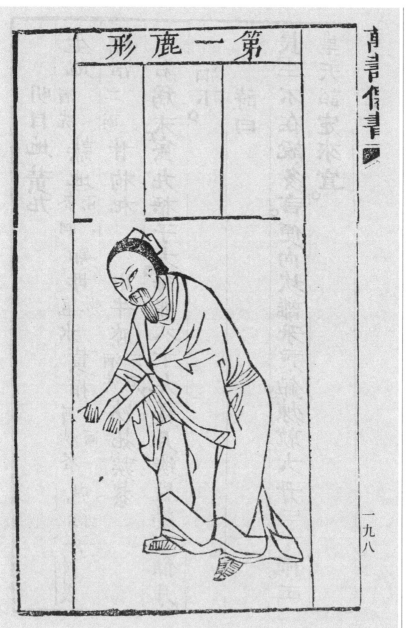

閉氣低頭撚拳戰如虎威勢。兩手如提千金。輕輕起來莫放氣。平身吞氣入腹便神氣上而復下。覺腹內如雷鳴。或七次。如此運動。一身氣脈調輪。百病不生。

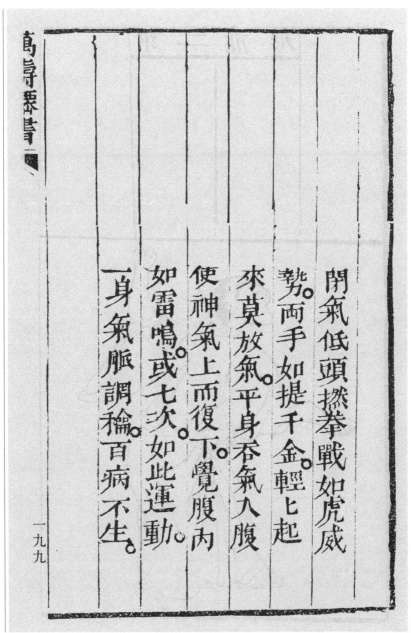

第二熊形

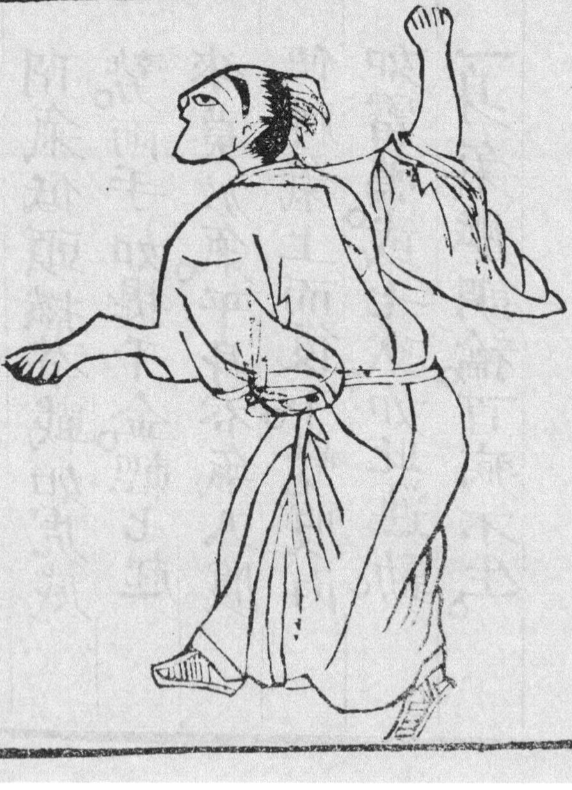

二〇〇

如熊身側起。左右擺腳。要後立定。使氣兩旁脇骨節皆响。亦能動腰力除腫。或三五次止。能舒肋骨而安。此乃養血之術也。

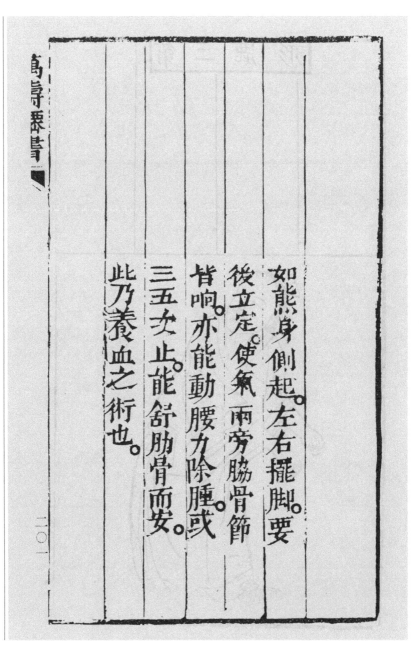

第三鹿形

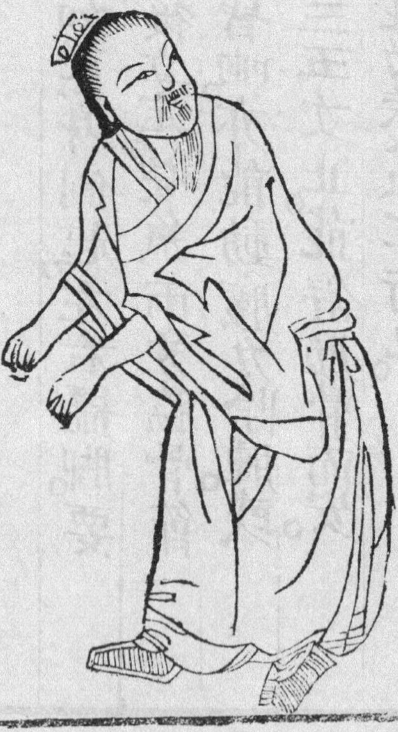

閑氣低頭。撚拳如鹿
轉頭顧尾。平身縮肩。
立脚尖跳跌。跟連天
柱。通身皆振動。戒三
次。每月一次也可。如
下床做。作一次更妙。

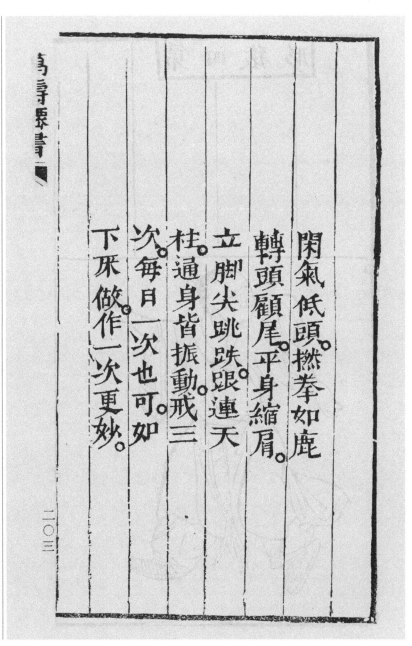

第四猿形

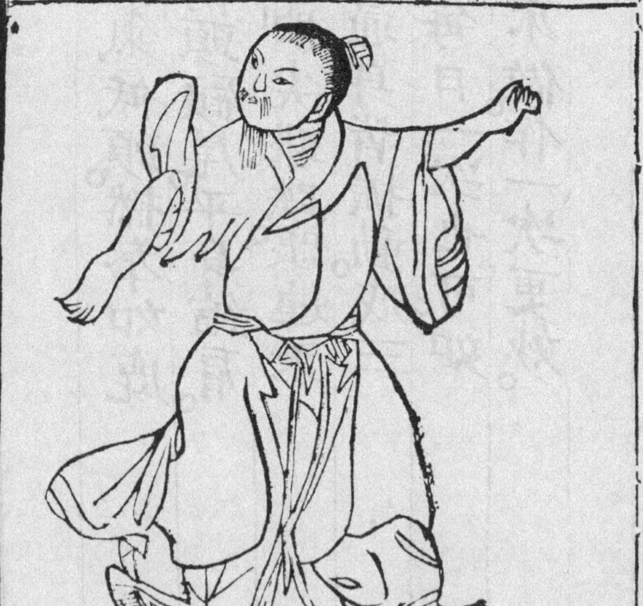

閉氣如猿爬樹。一隻
手如撚菓。一隻脚如
擡起。一隻脚跟轉身。
更運神氣吞入腹内。
覺有汗出。方可罷。

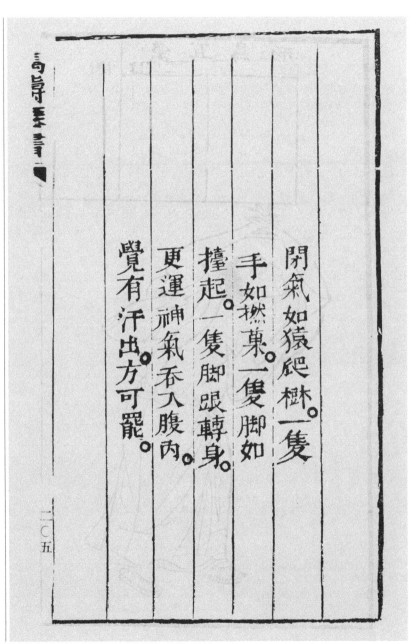

第五鳥形

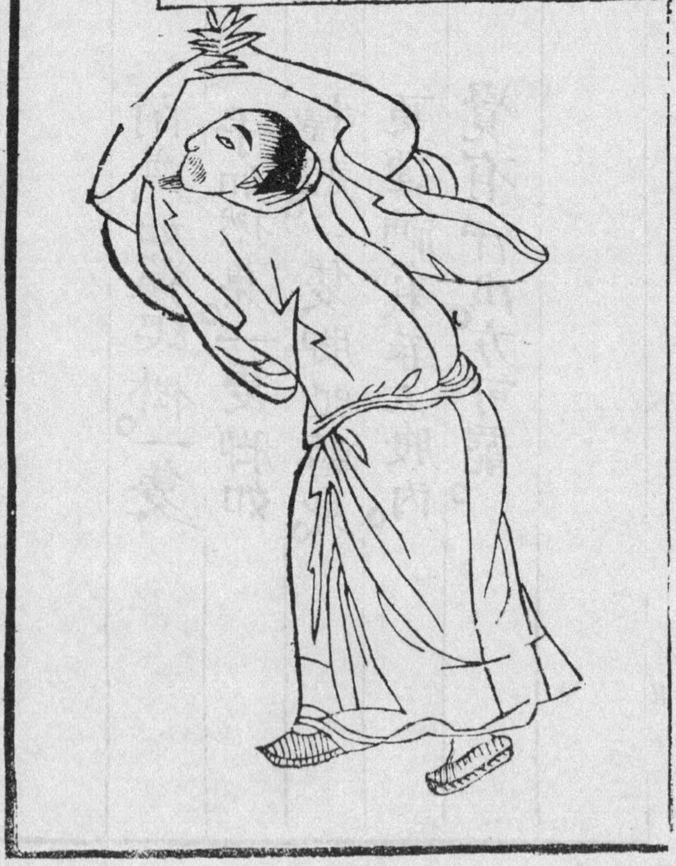

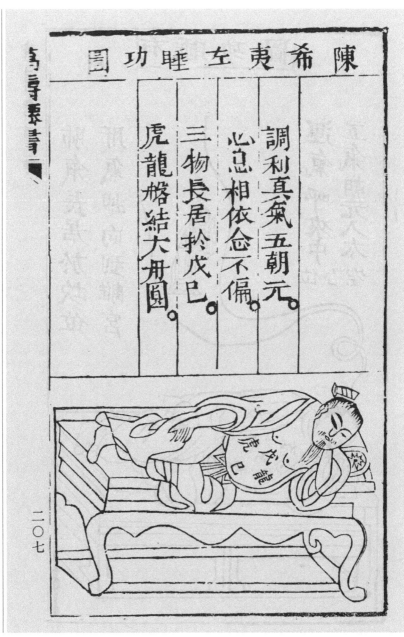

陳希夷左睡功圖

調利真氣五朝元。
心息相依念不偏。
三物長居扵戊巳。
虎龍盤結大丹圓。

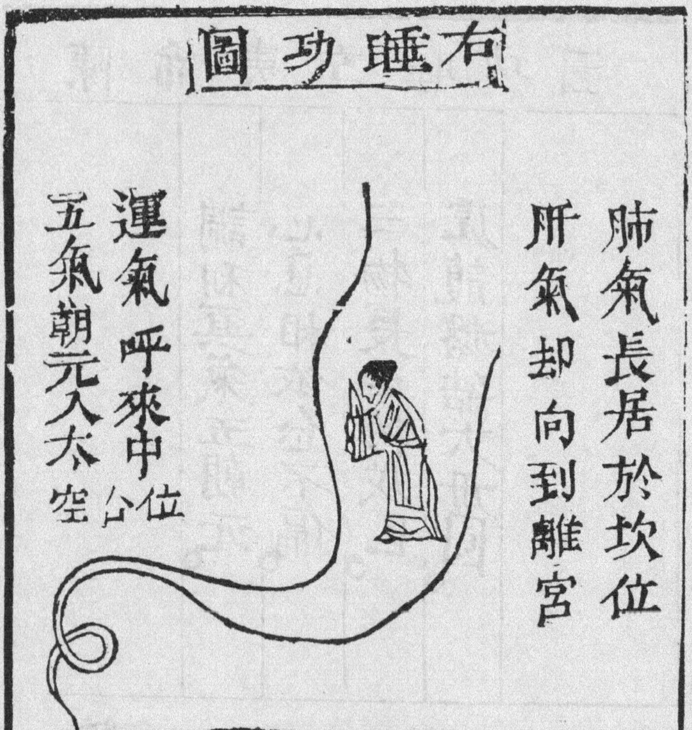
右睡功圖
肺氣長居於坎位
肝氣却向到離宮
運氣呼來中位
五氣朝元入太空

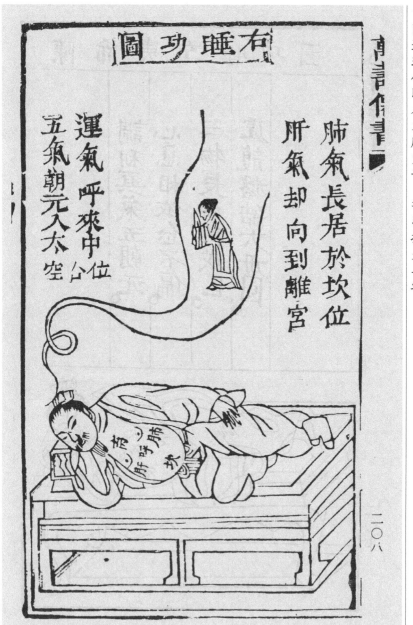

閉氣。如鳥飛頭

起。吸尾閭氣朝

頂虛。雙手躬前。

頭要仰起。迎神

破頂。

此譜五禽圖。乃漢神醫華佗所授。凡人身體不安作

此五禽圖之戲。汗出疾即

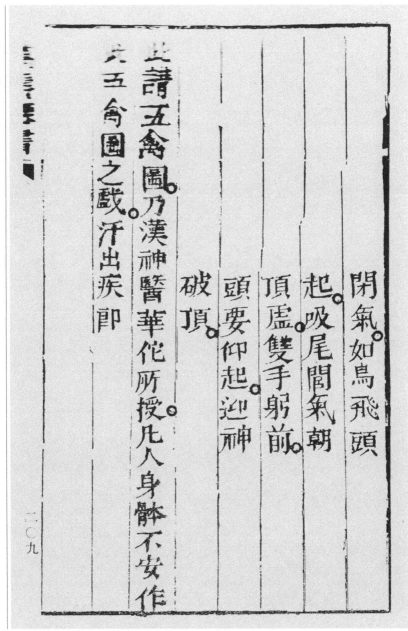

延年益壽

〔美〕施列民　編纂　上海時兆報館　民國十七年再版

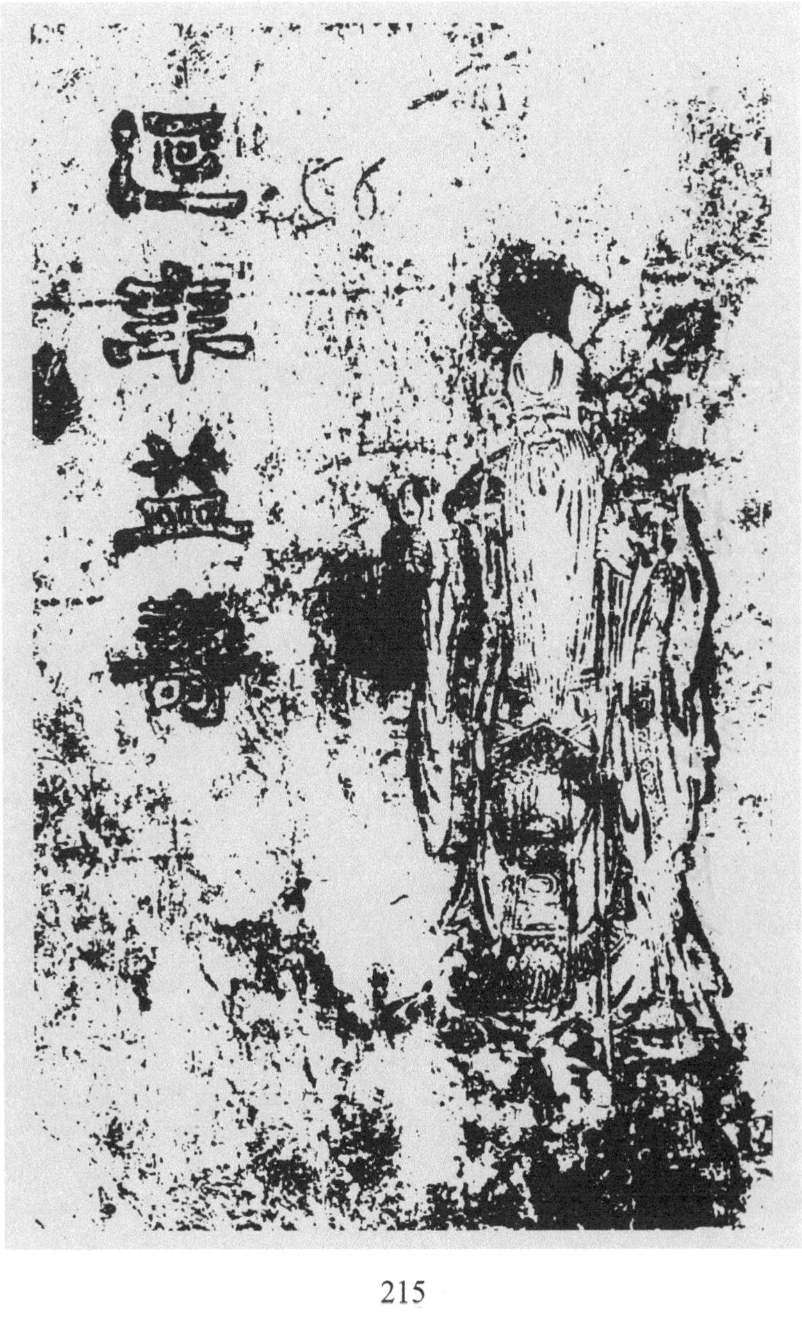
延年益壽

中華民國拾八年己巳六月青置

美國醫學博士施列民編纂

延年益壽

（國語）

中華民國十七年再版

上海時光報館印行

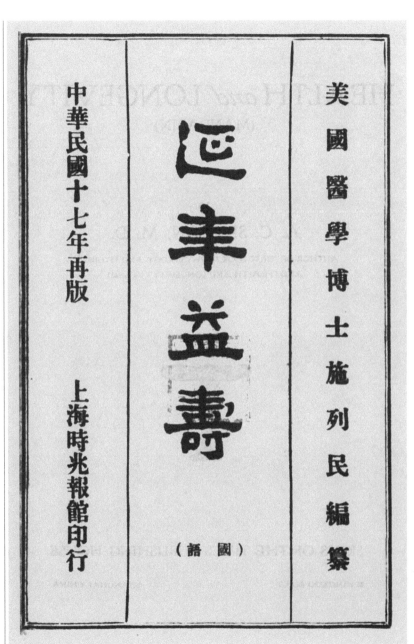

HEALTH *and* LONGEVITY

(MANDARIN)

by

A. C. SELMON, M. D.

AUTHOR OF "FIRST BOOK IN PHYSIOLOGY AND HYGIENE"
AND "HEALTH AND LONGEVITY" (WENLI)

SIGNS OF THE TIMES PUBLISHING HOUSE

25 NINGKUO ROAD SHANGHAI, CHINA.

序

美國醫士施列民君所著延年益壽一書既脫稿畀予讀之而屬為之序予非邃於醫也而頗樂究衛生之旨焉醫學與衛生雖有其關係之點然人必被病也而後惟醫之求衛生之旨則使人類順天然之生理飲食起居必求其當五官百骸必遂其職無疾病之交乘也若是乎醫學與衛生其界異軌而趨乎今施君著是書首明人體各部之組織及保持康健之方法於預防之道尤三

致意焉則是編也可為衛生之寶筏而不宜以普通醫書視之抑君之用意欲人類消除疾苦咸登壽域更於此可見矣竊怪世人於衛生之理多不研求以致體質孱弱不能有所建樹社會亦被其影響甚可慨歎即或稍究其理則又為積習所囿不克毅然行之此與不知者何異讀是書其必憬然而悟乎

中華民國七年七月二十四日新會伍廷芳序於海珠

小引

大凡人的疾病、借預防的法子、可以免掉的也是很多、獨惜中國在各樣的病症上、還缺少一種能指明病原、用新法療治的書。論到這樣的書、越淺越好、使人讀了容易懂得、得着書的帮助。因此、著書的人、願用盡他的能力、作成這本書、作一切居家人的一點帮助。這書前面十三章、是說人身各部的組織、與功用上最要緊的事、又告訴人怎樣保護身體的康健。以下各章、把在中國所見的普通病症、切實調查、並詳細說明、使人注重預防的法子。至於療治的方法、均取簡便容易的、使平常的人都可實行。

雖然這樣、但作書的、並不是借這本書完全代替醫士的職務、不過說明病原、指點凡有病的人、在必須就醫時、當趕快就高明醫士診治、並且要使看這書的人、知道醫士及醫院、對於病人、是大有益處的。

至於家庭的起居、和瑣碎的事、這書可作爲指導、果然照這法子行、得益處一定不少、即平常的疾病、也可因此減少了。再進一步說、就是要使人都知合宜的方法、若能實行、大可救人生命的危險。書中所列的藥品、尋常西藥房多有賣的、所以在書後、列明藥品的名目、並藥方。在各藥方中、有的是毒藥、必須有醫生所開的單子、纔可以買得着。又查看書中若有提到觀第幾藥方的話、可以按照號數翻查、即可得着那藥方了。

著者識

著色解剖圖之指明

1 總氣管
2 肺
3 隔膜
4 肝
5 胆
6 小腸
7 大腸
8 闌尾
9 直腸(即大腸之末段)
10 膀胱(俗名尿胞)
11 胃
12 脺(又名膵)
13 脾
14 脇條
15 脇條間之筋肉
16 心臟
17 肺脈管
18 總脈管
19 上總廻血管
20 下總廻血管
21 腹部總脈管
22 腎(俗名腰子)
23 盆骨
24 腹部後壁之筋肉
25 輸尿管
26 剖斷之大腸函
27 盆骨內之筋肉
28 子宮
29 卵腺(又名卵巢)
30 卵管
31 陰道之上段

延年益壽目錄

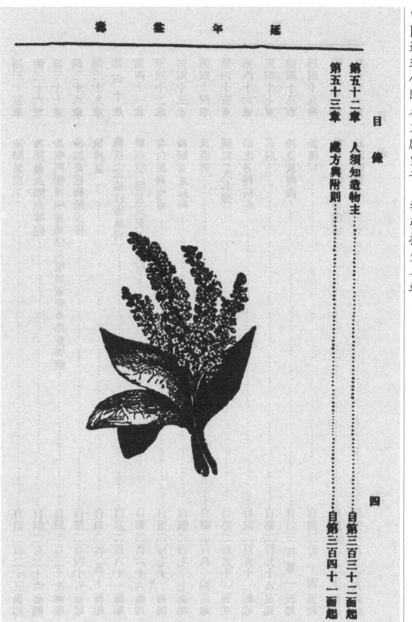

本書插圖之目錄

本書插圖之目錄

本書插圖之目錄

本書插圖之目錄

本書插圖之目錄

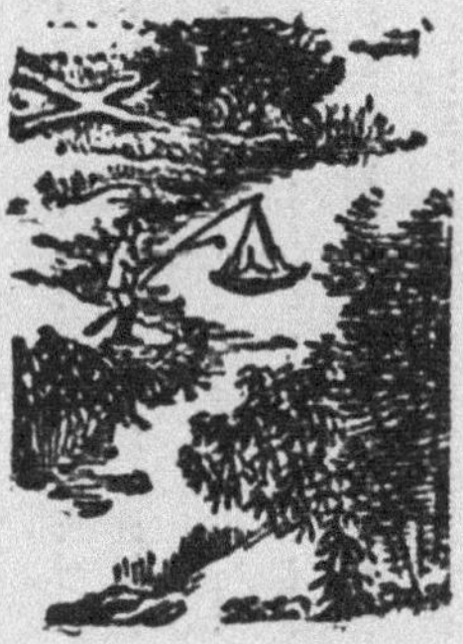

按字畫查考書中要件目錄

其法是照中國字典習慣分部詳列書中所有重要的事件閱者若想查知某事只須按照句首第一字尋找再檢下列的頁數即可得着

按字畫查考書中要件目錄

口部

土部

夕部

大部

女部

按字畫查考書中要件目錄

按字畫查考書中要件目錄

白部

皮部

按字畫査考書中要件目錄

按字畫查考書中要件目錄

耳部

肉部

自部

至部

艸部

按字畫查考書中要件目錄

按字畫查考書中要件目錄 十二

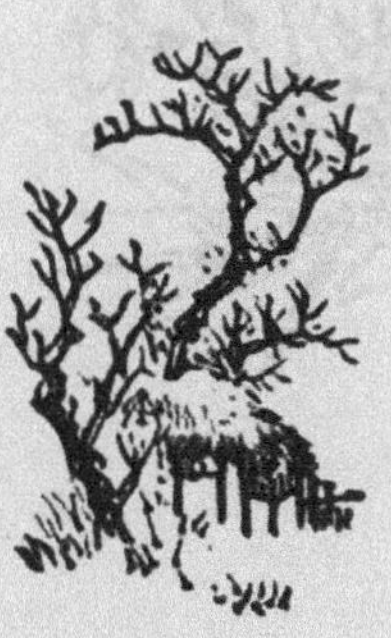

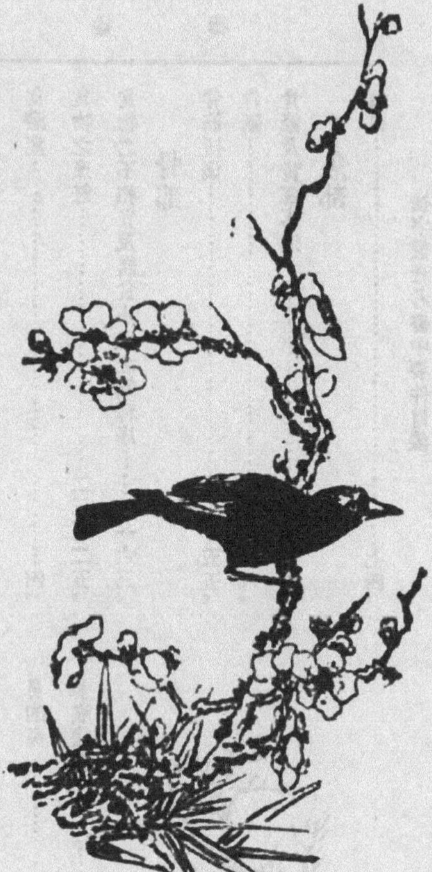

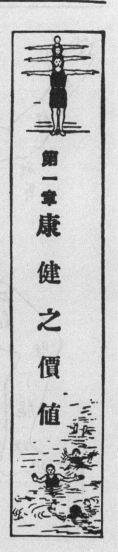

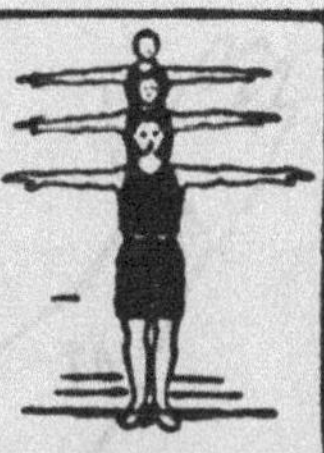

第一章 康健之價值

人生最寶貴的、一、是生命。二、是康健。這生命是與康健不能離開的、因爲單有生命沒有康健、不但是作了廢人、而且他一生一世還有甚麼快樂呢。人的身體若是軟弱多病、他不但是自己要受痛苦、而且別人也都要受他的累、爲甚麼呢、因他的費用和衣服、不能自備、必須有一二人拋棄他們素來的職務、專爲看護他、並供給他飲食、這豈不是連累別人嗎、不但這樣、就是附近的鄉鄰、也要受他的影響、因爲人的病症最易傳染人、能從一人身上、傳給衆人、這樣的事、我們眞是看見的很多了。比方一家有一個病人、不多時家中人就接連的受傳染、由村集而傳到城市、一傳十、十傳百、由此推廣、就成了時疫。後來的結果、不但因患病的人不能各作各的工夫、使經濟大受損失、而且還有更大的損失、就是生命死亡。病人的身體就是幸而好了、若是想恢復本來的樣子、也不是一天的事。人若輕看疾病、或是說一兩劑藥、可以見效、這是大大的錯了。因爲疾病大半要費很多的時候、用很多的工夫、

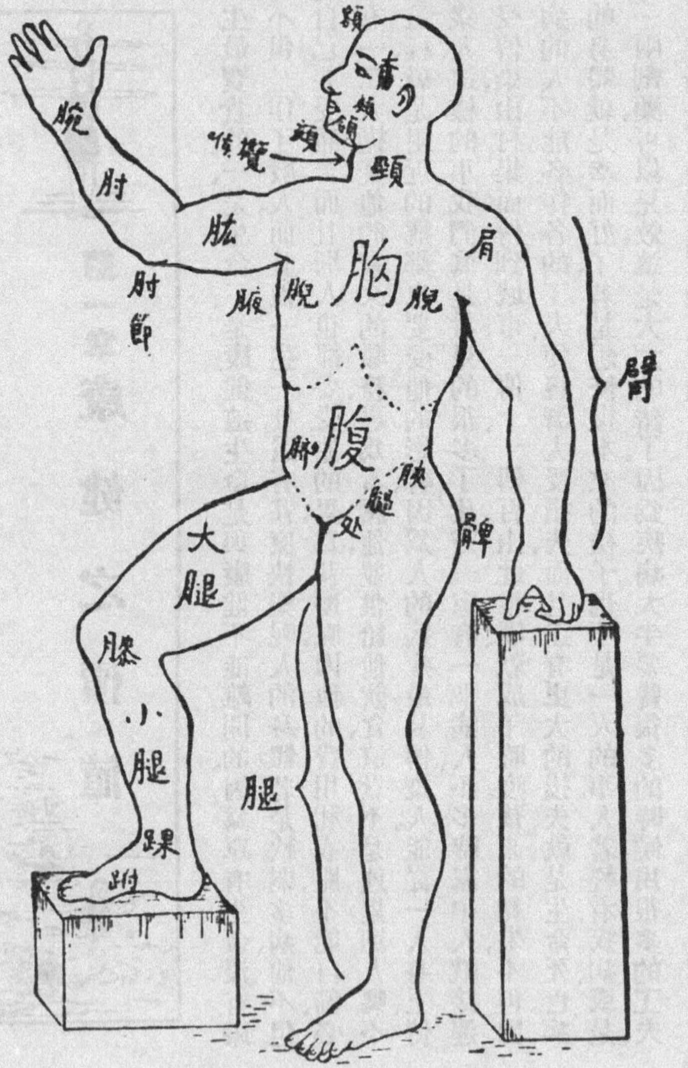
顙
頰
頷
頦
喉嚨
頸
腕
肘
肱
肘節
肩
腋
胸
臂
臍
腹
髀
大腿
膝
小腿
腿
踝
跗

才能夠有效、照這樣說來、我看無論是社會、是個人、急須注重身體的康健。

人生第一要緊的責任、就是保持自己身體常得强壯、這是人對於自己、家族、鄉里、國家、應負的責任、而對於造物主的責任更加重大。假如有人妄說病是邪神、惡鬼、陰陽、風水而致的、所以是免不了的。又說生死有命、人力不能延長或減短的、這兩句話荒謬已極了。人怎麼樣有病的呢、乃是因爲違反了康健的定律。人若用嚴緊的方法、守這個定律、而保衛身體、不但是人所常遇的疾病可以避免十分之八、而且能使人得着所盼望的幸福、這個幸福、就是延年益壽。不然、就要遭遇奇禍、疾病、與死亡了。

有知識的人、現在都能謹守康健的定律、實行衛生、可以延長他的壽命。在四百年前、歐洲人也不曉得衛生、壽命很短、那時歐洲人平均計算、每人只活得二十歲、現在歐洲人平均計算、每人得活四十多歲了。這皆是由於各人與公衆實行衛生而收的效果。現查亞洲各部、還是不重衛生、假如拏印度與中國的人民平均計算壽數、每人只得活二十六歲、所以拏歐亞兩洲人的壽數比較、可以確實証明人若愛生命、想得延年益壽、除却研究衛生、防免一切疾病以外、還有甚麽別的法子呢。

世人常有一種惡習慣、在沒有病的時候、總不想愛惜身體、得着康健的益處、到了病的要死的時候、忽然想起衛生來、唉、此時已經遲了、不過是徒然空想罷了。俗話說「賊去關門」、不是這個比方嗎。人要想得康健的身體、要從小時下手、而且作父母的、要於未生兒女以前、講究衛生、如此將來所生的兒女、就有康健的身體了。看父母身體怎麼樣、就曉得兒女的身體怎麼樣了、這個理、是一定不移的。

我想凡看這書的諸君、皆是從童年過來的人、或者有現在正染病的、或者有因染病身體已殘弱的。如此請諸君、試想一想、尊體既在從前失調、就要趕緊研究康健的要道了。不但是在康健時要曉得怎樣保護身體、即在患病時更要曉得怎樣恢復你的康健。這書的宗旨、實在想帮助諸君、怎樣可以免去疾病、可以保守自己與家中人的康健。書中並解明醫治尋常疾病的簡單方法、這方法對於家庭、是很好利用的、但是遇有沉重的疾病、還須延請高明醫士診治、因為這書雖好、到底不如一位通達的醫士。

疾病之來源

疾病的來源、有錯認為不能免的災禍、眞是錯到底了。近來經過多少醫士、與科學家、發明各種疾病、本有一定的來源。比如患脚氣症、是因身體沒有得着正當的滋養料。患砒毒症、是因製造火柴、接觸毒性。患羊角瘋的、是因身體受了傷、失了平常的樣子。患食滯的是因平日飲食無節制。凡這種病理、不過為疾病中十分之一、還有十分之九、就是由致病的微生物而來的。(又名病菌)

延年益壽

致病之微生蟲（也叫微生物又叫病菌）

人類的大仇敵、就是致病的微生物、每日因這微生物而死亡的、總有幾萬人、如傷風、肺癆、肺炎、喉痧、瀉痢、痢疾、腸熱症、霍亂、七日瘋、天花、痲疹、熱症、紅熱症、哮咳症、（又名啼嗽症）瘧疾、癩病、核子瘟、還有很多的病症、都是從這微生物發生出來的。照這樣看來、大半害人性命的疾病、全是由於微生物的滋生所致

察微生物有兩種、一是植物類、一是動物類、這兩種微生物、細小的了不得、用眼睛是看不見的、要用放大千倍的顯微鏡看他、也不過如同芥菜子一般大小。他滋生的很快、即如一個霍亂症的微生物、他在污穢處、隨意滋生、約在十小時間、可分生一百萬個。又因他微小蔓延的速度、無一處不有、凡江河湖井的水裏、街道塵土裏、和家中墻上、及地上的污垢裏、甚至人的飲食上、都是有的。還可以斷定說、人煙稠密的地方、微生物更多了、所以人要悉心研究、怎樣不使微生物進入身體、怎樣纔能殺滅他、這樣的問題、在本書下面有幾章已經論到了。

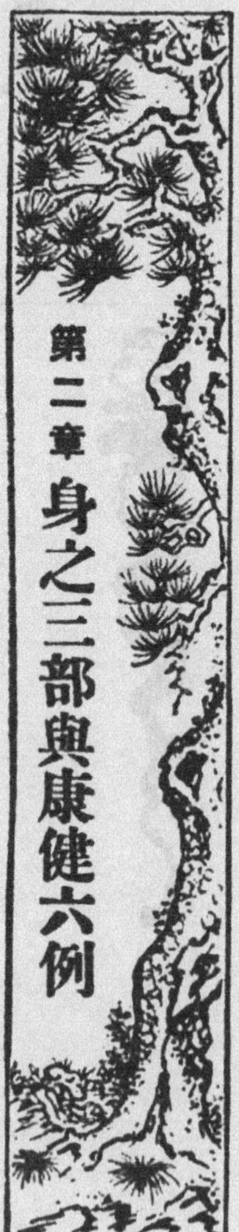

第二章　身之三部與康健六例

身體有三大部分、卽頭與軀幹及四肢。在軀幹中有一個大空穴、身體重要的經具、差不多都藏在裏面、在空穴的正中、有一層膈膜、把空穴隔開、上段是胸、裏面有肺有心、還有兩個管子、一是氣管。一是食管。下段是腹、裏面有肝、胃、脾、脏、(卽胰)有大小腸與兩腎。(俗名腰子)身體各部份、各有各的功用、所以稱他爲器官。這器官大約可以分爲幾種、如口、牙、食管、胃、大小腸、脏、協力同作消化食物的工夫、所以總名稱爲消化器官。如鼻子、喉頭、氣管、肺、協力把新鮮空氣吸入體內、把體內所發生的炭酸氣(卽濁氣)排洩出去、所以總名稱爲呼吸器官。如心、大小血管、協力使血液流通全體、所以總名稱爲循環器官。如腎、皮膚、肺、肝、大腸、協力使身內的廢料渣滓、毒質排洩身外、所以總名稱爲排洩器官。如腦子、脊髓、腦線、是全身的主宰、作指揮全身的機關、所以總名稱爲腦系部。(或亦稱神經器管)除這五類器官以外、還有二百餘骨、接連構成一個架子、成了人的形體、以外並有肌與筋、操各肢體的運動。

保持康健之六大要例

能夠保守以上所論的身體各部份、再供給他合宜的需用、就可以得着完全的康健了、至於怎樣保守身體各部份的康健、可以用怎樣保守火車頭、(即汽機)的穩妥法子作個比方。如果要火車頭開行穩當而又快、又能拖帶載重的列車、那就要常常的加煤炭添水、凡是轉動的機件更要時常澆油、爐裏的炭灰、要時常掃出來。各部份的灰塵、要時常揩擦、總要使汽機各部一點障碍損傷都沒有。這種事理、管車人很看爲重要、又須要知道汽機各處的用法。倘若有一處忽然失了效力、他必定知道是甚麼緣故、有甚麼損傷。這個管車的人、

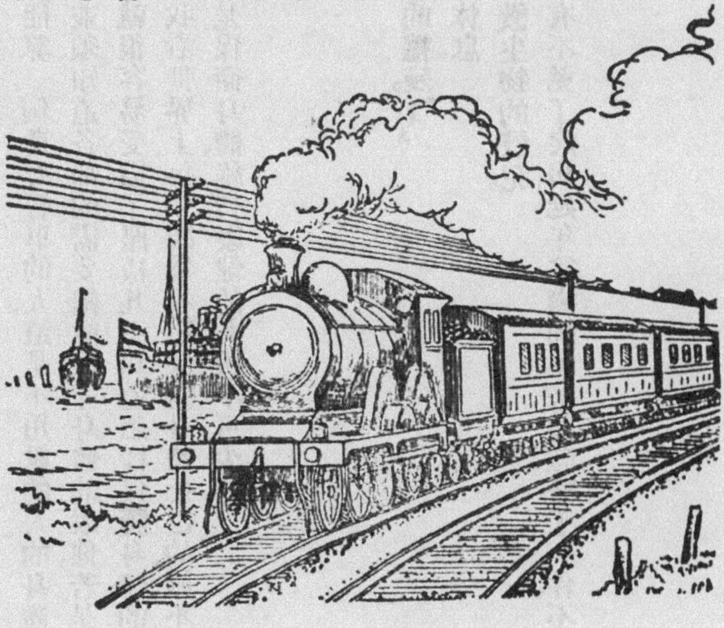

必要先知道以上一切的要理、然後纔能算一個良好管車的人、這是不用說的。人的身體也是這樣、各人都要熟悉身體的各部、並須知道各部的需要纔能保守身體的康健、若是管車的人、不曉得怎樣保護汽機、汽機就很容易受損了。照樣凡不知道怎樣保護身體的人、他必定要失却健康、以致百病叢生。我看世界上、每年因爲不知保衛身體死亡的眞不下數千萬。因此設立以下六大要例、實是保衛身體、維持康健的人所不可少的。

(一)人身體須有合宜的飲食滋養。

(二)身體更宜得日光與新鮮空氣。

(三)身體常宜排出所有的廢料。

(四)身體更宜謹愼護持使不受寒熱的摧殘。

(五)身體每日必須有合宜的運動或休息。

(六)身體更宜隨時保衛不被毒物或微生物的侵犯。

以上六件、人若時常注意謹愼遵行、豈有不免了疾病、延年益壽的嗎。若是忽略了一件、不問早遲、總免不了疾病的侵害。

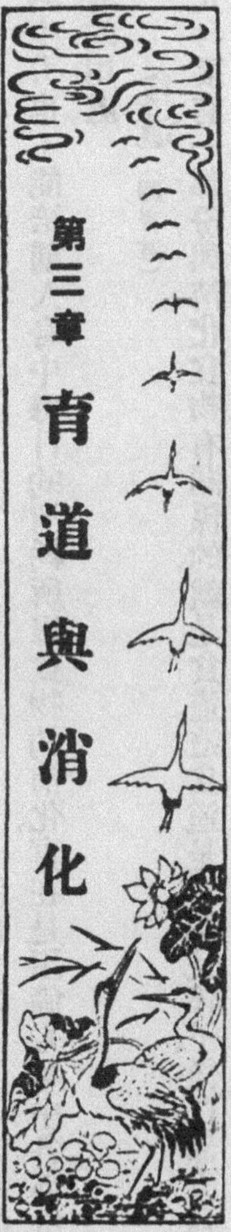

第三章 育道與消化

前章曾用汽機比較人的身體、本章再說明一遍、火車頭大概是兩種原料做的、不過是銅與鐵。汽機所有的力量、又是從兩種物料得來的、就是煤與水兩種。汽機無論何處有了損傷、都要用銅鐵修理、那末銅鐵要算汽機重要的材料。再要想汽機有力、往前行走、就要常常加煤添水。因此可說煤與水、是汽機發熱生力的重要材料、至於人類的肢體、也是從多種原料組織成功的、如骨爲一種原料組織成的、皮膚又爲一種原料組織成的、腦系又爲一種原料組織成的、不管睡眠時、或動作時、人的肢體中常有幾部份跳動不息、很像機器裏常動的幾個部份一樣、既是常動、就一定有消耗、有了消耗、一定要用物料來補足、這物料全由所進的飲食裏得來、正如汽機由煤與水得力一樣、所以人的肢體、可從飲食中得力、供給心跳、躍、手足運動、使人身體內各部份作一定的工。無論天氣寒暖、人的身中常有合宜的熱度、這熱度就是從所進的飲食得來的。因爲人的食物裏、含有頂要緊的兩個用

第三章　育道與消化

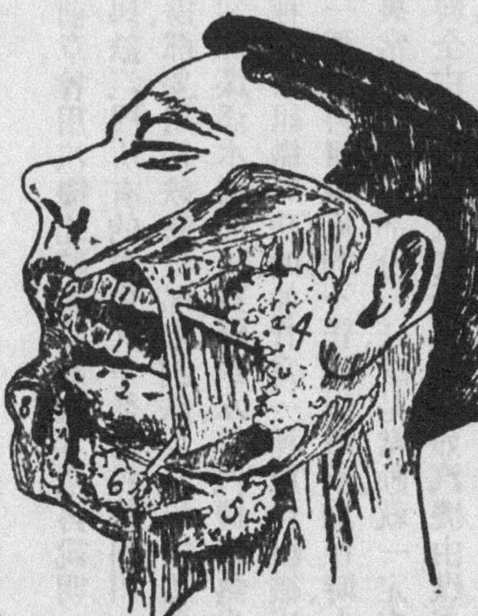

這圖是把人頭的左邊切去、顯明左邊的三涎核。（又名涎腺）4即耳下的涎核、5即頷下的涎核、6即舌下的涎核。再有1即上牙、2即是舌、3即是下牙、8即嘴唇橫切的狀態、圖中且顯示耳下涎的管子、通入人的口中、把涎送入口內。

處、一是供給身內生熱生力的原料、一是供給身體內培補及發育的原料。

食物須先消化

假如人身上去了一塊皮、一定不能用一塊食物補上。如將臂上割開一點兒把食物塡補上去、就能生熱生力、這事誰能相信呢。由此可知道食物若沒有經過胃與腸的消化、一定不能使人身體生熱生力、也不能培補人身中每日的消耗。所以食物的消化、實在是預備人身中各部份應有的用處。

食道（即育道）

人身裏有一部份、與消化食物有關係的、就是食道。這食道是一個長管子、從口部直到大腸下面(即肛門)爲止、他的中部作一個盤繞樣式。人到了成丁後、他的食道大約有三丈長、食道所屬的各部、就是口、食管、胃、小腸、大腸。凡食物進入人體、先從口進、在口中經牙齒把食物嚼爛、這時食物與口津摻合一處了。這口津是從三對腺中發出來的、這腺名爲涎腺、他的位置、可以看本篇附圖、就知道這津與消化大有益處、所以進口的食物、不要赶快的咽下、要細細的咀嚼、等與消化的津液摻和透了、然後吞嚥、纔是最妥當的。凡食物下咽後、是經過食管達到胃裏。

胃

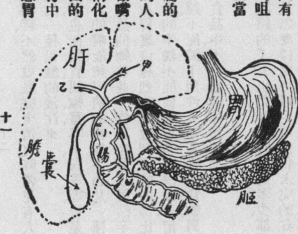

胃是連在食管下端的一個大池形物、看本書開篇的人體模型、就看出胃的形式與位置來了。凡成丁的人、胃的受量、能容三十二兩至六十兩。胃的內層、很像嘴的裏面、能發生一種津液、名叫胃汁、性味很酸、有消化食物的作用、所以我們若能就可看見胃裏層流出的胃汁、與人身流汗時的樣式有一點相同。胃汁從胃中流出、汗從皮膚中流出、正有同一的理由。如此要想胃

有強壯消化力、必須凡進胃的食物、先煮熟而後嚼碎、不然、就難完全消化。時常見有人在進食以後、覺得胃中發出一種奇怪的疼痛、又吐出一種很酸的液汁來。無論甚麼酒、人飲了都要傷胃的內部、吸煙飲濃茶也能損胃、胡椒、薑、芥末、蒜等等、皆是不利於胃的食物、胡椒、薑進入口裏、性烈好像火燒、人的嘴能夠容納的緣故、不過是一種習慣忍耐性、這事正如同鐵匠生繭子的手、習慣拏燒熱的物件、並不覺得痛罷了。雖然辛辣食物經過口中、是暫時習慣的忍耐、隨後咽下、留在胃裏、這種烈味物激刺胃的內部、比在嘴裏格外厲害、請問這胃能忍受得住麼。況且入胃的辛辣、不能像嘴裏的趕快脫去、留在胃中若干時、就要激刺若干時、大約非經過幾點鐘、不能減了烈性。可知辛辣的食物、與人的身體、並沒有一點益處、反有損害、所以我們的食品中、不要把這種烈味加入。

小腸

食物下咽存留在胃裏、頂少須有三十分鐘、或幾點鐘的工夫。但是存留時候的多少、都要看所吃的食物是甚麼、又要看烹煮咀嚼的法子是怎麼樣、纔可以定規。消化未完的食物、隨卽下入小腸、這小腸約有二丈長的管子、盤繞在肚腹裏面、（見本篇附圖）有一小管從肝與胆囊、通到小腸上頭、胆汁從肝流出、經過這小管、直達到小腸、這種胆汁、也能幫助食物預備作培補身的用處。還有一小管從脏通到小腸的上頭、脏中也有液汁流出、經過這小管、達到小腸、但是這膽汁、對於消化食物上、也是緊要的一份子。

大腸

小腸裏的食物、一到了下頭、就進了大腸。這時食物裏所有補身的質料、大概都進入血中去了。凡進大腸的、都是食物裏不能消化的渣滓、這渣滓進入大腸、就變成了糞、生出很多惡臭的廢料和毒質來。所以人在每日一定要大便一次。倘若大便不利、沒有把這種渣滓排洩出去、毒質一定要進到血液裏、遍入全身、使人呼的氣很濁、患頭痛、並發生多種病症。凡是便秘的人、他口臭有一點像糞的氣味、可知凡便秘的人、大腸裏的糞毒、進入血中遍入全體、這事是確實的。此毒質與人身體有害、也是自然之理。

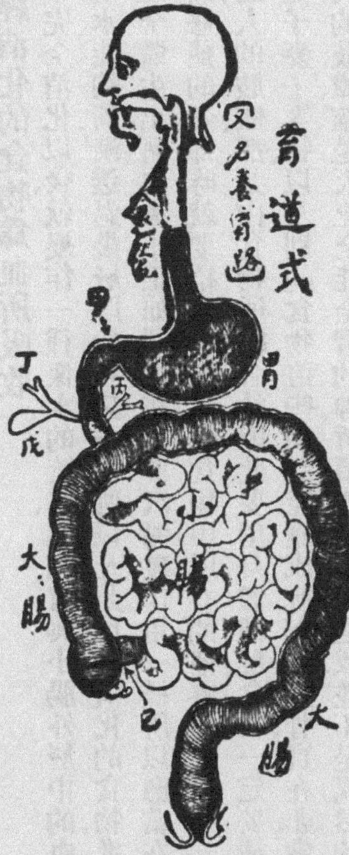

這圖式顯示胃道每段的樣子、胃與小腸的首段並大腸、是從上至下切去了前面、之狀。

已經消化的食物爲血所吸收

食物到了完全消化以後、就變作一種像水的流質、進到胃與小腸外層中的血管、差不多像溶糖的水、能夠漸漸透過幾層厚的布袋一樣。所以凡是已經消化的食物、進了血管就隨血遍達全體、生出熱力來了、正如同煤在火車汽機裏作用一樣。所以應當在血液流過身體所需修補的各部時、就要給他已經消化食物中所有的補養料。

總而言之、人的肢體、都是由食物所組合的、因此要望身體健壯、食物一定要清潔。研究人所喫的豆子麥子等物、以及別的食物、這些物都能變成肌肉與筋骨、實在非常的奇妙、足以証明人的肢體、確是天上全能全智的神、所預先籌備而造成、並不是偶然的。

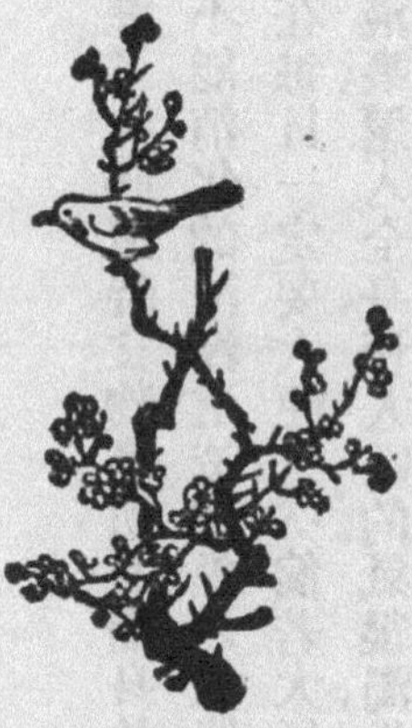

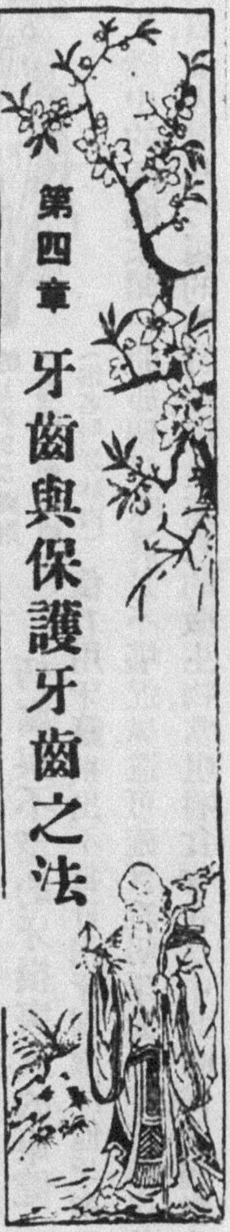

第四章　牙齒與保護牙齒之法

六七個月的小孩子、就生牙齒、到一歲當有六個、到一歲半十二個、到兩歲當有十六個、到兩歲半、當有全乳牙二十個、六歲纔生實牙。最先生的實牙、有四個、是從上下乳牙的左右生出來的、六歲後、乳牙就挨着次序脫落、實牙就生出來、後來乳牙掉完、實牙就完全生出。小孩的牙齒、須要謹慎保護清潔、並要保護他的乳牙、直到出實牙的時候爲止。有些人的牙齒不好、顯出種種惡劣和不整齊的樣子、因爲小時無人注意他的乳牙、以致實牙沒有生出以前、乳牙就脫落了、後來生長實牙、就變成不整齊及彎曲之形狀。小孩子自生牙時起、應當每天爲他刷洗牙齒、纔能使牙齒潔淨堅固。

實牙共有三十二個、有四個儘末後的大牙、出來的很遲、須到十七八歲纔有。論理這些實牙、可以耐用一生一世、但牙齒同耳、鼻、手、指、一般的重要、若不小心、使牙掉了一個、就如自已殘害一個手指一樣。

牙齒之功用

牙齒有咀嚼食物的能力、凡與食物的時候、要用牙齒細細咀嚼、使食物與口津調和、纔可以容易消化。人說話時、牙齒也很有幫助、因爲人的牙齒落去了、就有幾種聲音、不能清楚發出。牙齒的功用、既是這樣的重要、對於人身體的康健、又有絕大的關係、所以歐洲某國、每日必按時查驗軍人的牙刷、和查驗槍械一樣的重要。又有保壽公司、特僱用高明牙醫、看護一切保壽險的人的牙齒、不另加費因爲這個保壽公司、查出因牙齒不好、得病而死的保壽家賠欵很多、反不如多僱高明牙醫、預防牙病、更爲上算。

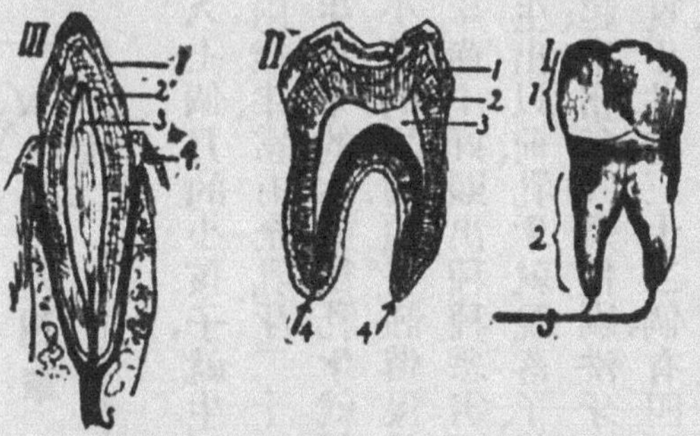

這第一圖是已經拔出的死牙、1即牙頭、2即牙根、又第二圖是把拔出的死牙、由平面切開的形狀、1即牙磁2即牙骨3所指的空處就是牙在嘴裏時所含的血管與腦䐗。第三圖是活牙由旁面破開的形狀、圖上的1 2 3 5與第二圖同、4即牙齦(俗名叫牙牀肉)

朽腐與不潔的牙損害人的康健

倘若用牙籤剔出不每日用牙刷潔淨他牙齒之人牙縫中的污穢來聞一聞、那個惡味、眞是不堪近鼻。還可確實證明牙齒上多有朽腐的物質、並因這些朽腐的物質中、滋生無數的微生物。當咀嚼食物在口中的時候、這種微生物、就隨着食物混合嚥下去、而進入胃腸中、如是這些飽含微生物的食物、不久卽變酸了、因此就發生消化不良和一切的胃病不但是這樣這些從牙齒出來的微生物、也能進入喉門核、鼻、耳、肺等處使發生疾病。人若有朽壞不潔的牙齒、每一次吸氣、定把牙齒中滿雜污毒的氣、連帶吸入、這種氣一進入肺中、不但害肺、還能進入血中、損害全身。醫士下手醫治癆症、或是別的重病、第一先要察看病人的牙齒、有恙無恙、若是牙齒不潔、或是破損、一定要叫病人刷洗修補因爲若不先治病人的牙齒、他的身體就缺少滋養、以致不能培補他因病而受的傷損。

牙齒腐蝕之原因

食物的微屑、若不赶快刷去、任他腐蝕在牙齒縫裏、牙齒就因這個緣故損壞了。因若有一個牙腐蝕、不要多少時候、他左右的兩個牙、也就隨卽腐蝕比方有一筐桃子、內中有一個爛了、凡靠近這爛桃的好桃子、也沒有不爛的了。

人每日三餐的時候、倘若把食物的細渣滓、留在牙與牙肉的交接之處、或牙縫內、或是牙齒咀嚼一面的穴中、等到微生物滋生的時候、那個牙與牙肉的邊際、必要鬆開、露出牙根的一部份來。按牙肉與牙齒間的窟窿、若是擴大了、就格外是微生物滋生的地方。既有無數的微生物生長在此、卽很能使這個孔穴充滿污穢和膿質、到了這個時候、人喫或冷或熱的東西、都覺得牙齒疼痛、牙齒漸漸的發鬆了、一定要拔去纔好。常吃檳榔、必定有亂吐的習慣、因爲咀嚼檳榔時、他的口津全然消耗、害處很大。那個配製檳榔的石灰質、吃了更能把牙床肉收縮、以致牙齒解鬆、就腐蝕了。雖然或有人喜喫檳榔、他的牙齒還是不壞、但這不過是偶然的、並不足証明檳榔沒有害處、恰像喜吸鴉片的、或能活多年、但是誰能証明鴉片沒有害呢

極熱的飲食、到了嘴裏、能破裂牙的外層磁質、好比把玻璃瓶放在滾水裏頭、瓶就爆炸了、按牙磁一經破裂、牙齒卽快要腐蝕了、又或用牙齒咬嚼硬物、如硬殼果實等、也可破裂牙磁、使牙早見腐蝕。

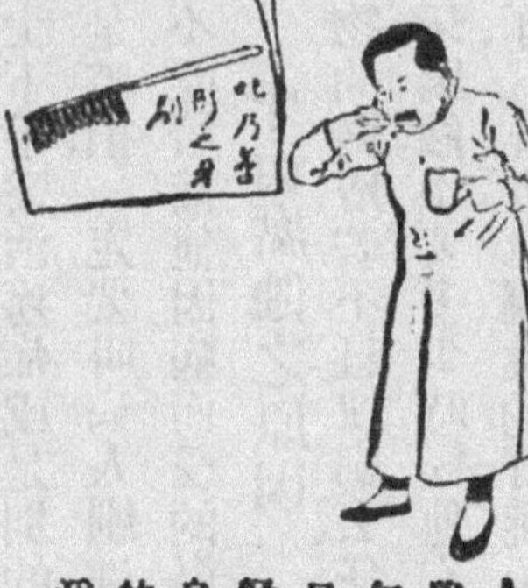

人都應當學這個少年人、在每日早晚兩餐以後、用良好形式的牙刷、洗淨他的牙。

保護牙齒之法

牙齒在每餐後、須要洗淨、但每日最少也必要洗淨二次、一在清早上、一在晚飯後、所有存留牙縫中的食物細渣滓、可用木籤剔去、惟不可用金類、剔了以後、再用硬牙刷、啣水洗刷、洗刷的法子、要上下橫直、內外各處、使牙刷的毛進入牙縫、把所有存留孔穴裏的食物細渣滓、洗刷乾淨、假如牙縫內還存有食物的細滓、沒有法子剔去、可以用棉線或絲線、穿進牙縫、用兩手牽之、如鋸物一樣、必可取出牙牀肉的

邊際、也要刷洗、縱然稍有流血、却是沒有害處、久而久之、牙牀肉變硬、便可無慮了、至於每日所用的牙粉、須用頂好的、今有價廉物美的牙粉一種、配合法列在本書、看五十二章、第十五藥方、就是平常食鹽、也算潔淨牙齒的妙品、用鹽擦牙、與用牙粉的法子相同、把牙刷蘸鹽洗擦、刷牙以後、也可把鹽擦在牙刷上、留到下回再用、防備牙刷多次用過、積存污穢、是很不乾淨的、若用不潔淨的牙刷擦牙、不但無益、反而有損、再要注意的、就是刷牙時、不要用不開的水、因不開的水裏有微生物、很可以使人患瀉痢霍亂等症。

有時我見人在洗臉後、從洗臉盆中喝一口水、漱他的嘴、這樣不潔的習慣、不但是污穢、直同飲不開的水是一樣危險、這個樣子漱口、雖然覺得口中的水、都已經吐出、但恐怕未必完全吐盡、必有一點留在口內、隨即進入胃中、這樣也足可以使人患瀉痢傷寒、或霍亂各症。所以人或見有一個牙腐壞、就當快往高明牙醫處去修補、不可遲延、因為起初不過補一個小窟窿、所費比補一個大窟窿少的多了、而且也可少受些痛苦、凡牙齒有小孔時、若不赶快修補、後來必不止一個牙受害、所有附近病牙兩旁的牙齒、勢必被他帶累、因而腐壞、所以保持的法子、至少每日要洗擦兩回、假若見有一個牙略顯腐壞的現象、就要快請有名的牙醫診治、這樣纔可免受牙痛的苦楚、纔可不因腐壞而拔去病牙、更可不耗費多數的金錢、去鑲假牙、而且雖鑲配最美好的假牙、亦不過抵天然牙齒一部份的功用。

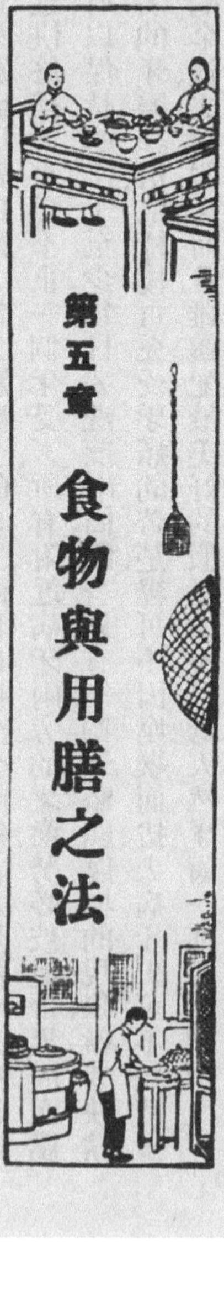

第五章　食物與用膳之法

補養身體的食物、大概可分作三種（一）糖粳類。（又名漿糖類又名小粉類）（二）含蛋白質類。（如雞蛋的白）（三）含油質類的食物。除這三種外、身體亦略含一些礦物質、如鹽等。也應稍有穀果所含的活力素。個人的身體必需用以上的幾種食物、更必須有定量、假如偏食一種、如米或蕃薯、就不能得完全的補養、所以必須常食豆麥蛋、菜蔬等、使身體的補養達到正當適宜、沒有缺少爲合法。

試讀最古的書籍、論到人的食物、只有五穀蔬果而已。有全能全智的神、創造人類的肢體、自然深知甚麼食物最合滋養人體、他既命人喫五穀百果、足能証明人喫這種食物、眞能得着完全的健康、若是所住的地方、五穀蔬果、取用不盡、那末肉食等類、很可以完全不食爲妙。

五穀中可作最美的食物的、就是麥、豆、小麥、米等、硬殼果中、可作最相宜的食物的、就是胡桃、落花生等、但是喫硬殼果子、須要嚼得極碎、並要在喫飯的時候吃。水菓之中、如梨、李、桃、橘、香蕉、葡萄、蘋果、柿子、是大有益的食物、能潔血液、使大小便有常度。但是從市場買來的生水菓、要先用滾水燙過、再削去外皮、有幾種水菓煮着吃、滋味更好。蔬菜、如波菜、蘿蔔、青豆、芹菜諸品、是食品中不可少的、因這些蔬菜含有健身的質料、叫作活力素、人的食品中、也有可生喫的、但是種植果蔬的人、往往用人的糞溺作肥料、蔬菜上多有致病的微生物、所以凡由菜市買來的菜蔬、都要洗淨煮熟、論到生喫、除非由自己園中、不用糞溺所培植的菜蔬、纔可以生喫、然也有少數如黃瓜等類、先要燙過、後削外皮、纔可以生喫、因爲必定要這樣、纔可以沒有疾病的危險、再有當特別注意的、就是要使小孩多喫新鮮水果蔬菜、因爲他們的身體、必需要有這種滋養料、纔可使小孩子的身體發育、不

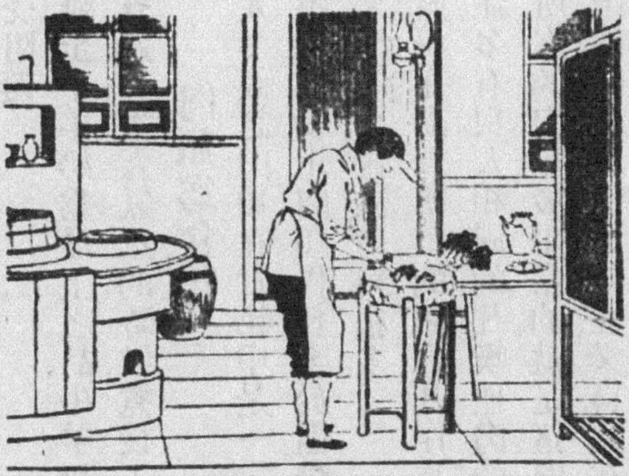

廚房是烹飪的所在、裏面所備的食物、與人身的康健、極有關係、所以廚房比別的房屋、格外要注意、應當選擇日光充足、而且清潔的房屋、作爲廚房、因爲必須這樣纔可使老鼠類以及各種穢毒的虫類、不能在那裏存身、人因此也可少發生一切病症。

受阻礙。

雞蛋牛羊奶爲最上之品、牛羊奶更是小孩子良好的食物。但是牛羊奶在未飲之先、必須煮過一次、天氣熱的時候、煮後不可存留到五六小時再吃、因爲奶中最容易滋生微生物、

肉類爲食物

人多誤認肉類在食物中是一定不可少的、要知道除非五穀果蔬稀少的地方、沒有法子、不得已纔用肉類代替、至於溫帶各國所產的五穀蔬果很多、又比肉的價錢便宜、出產好又清潔、又含滋補料很多。

照現在調查所得的報告、凡作爲肉食的畜類、無病的眞是很少。即如牛猪等類所患的病症、多有與人相同的、凡喫他肉的、就有要受他病症傳染的危險、世界上所有大半的國度、所吃的肉類、最平常的、就是猪肉、殊不知猪是畜類中最不潔淨的動物、他所吃的、也是最污穢的食料、他的生性、又喜歡在污穢不堪的地方去臥、或喫食物、試讀上古一本書中、所論到人的食品、實在說猪是不潔淨的畜類、他的肉是不可吃的

論到肉有許多人錯認爲養人身的食品、近來有著名的醫士、已經查明肉類所含滋養料的分量、知道一磅花生（一名落花生）的滋養料、可與五磅牛猪等肉的滋養料相等、由此看來、肉類有甚麼補益呢、況且他的價錢又貴、頂好是吃五穀蔬菜等類、不但是節省經濟、也

可免除由多食一切肉類、而得的不良的結果。

食物之烹飪

食物在沒有入口以前、先要烹煮、因烹煮有三樣大助益、（一）殺滅裏面無數的微生物。（二）叫他容易消化、因爲有幾樣食物、如豆麥等、若是不先煮透、進到胃裏、即不能消化。（三）使食物的滋味、格外適口。有多數食物、如米、豆、麥等等、生食不如熟食的滋味更加好、平常烹飪的方法、或煮、或烘、或煎炒、這三個法子、只有煎炒、是很不相宜的、煎炒雖是預備食物的一個快法子、究竟不如多費一些時候、把食物煮透了、最爲合宜。凡喜吃煎炒食物的、他的消化器、最容易損壞。因爲煎炒食物的油、凝結在每一微點食物的外面、如同用油、遍塗在每小塊食物的外面、若將這樣的食物、喫入胃中、一定不能消化、因胃汁不能消化油類、這種食物、留在胃中、過了一小時、或數小時、大概就腐爛了、就要使胃裏發生疼痛、此時心中也很覺擾亂。

烹煮食物方法的優劣、與全家人口的康健上、有大關係。可惜衆人不大注意、沒有預備潔淨的廚房、管理烹飪的人、也不曉得甚麽是預備食物的好法子。還有多少人蓋造房屋、對於餐間、會客室、費很多的錢裝飾。對於廚房、並不考究、低小黑暗、沒有窗戶地板、在這個廚房裏預備的食物、一定不能十分清潔養身。當知作廚房的屋子、須選擇屋中最好的一間、要有地板、要多開窗戶、要有充足的陽光射入、地板、天花板、墻壁上、都要潔淨、天花板、墻壁、要用石灰刷白。再要預備有益的箱筒、盛廢物、這種廢物、不可隨意倒在門旁、門前、或地板下、若是隨意狼藉、這樣污穢不潔的地方、蒼蠅及致病的微生物、就要快快的滋生出來了。

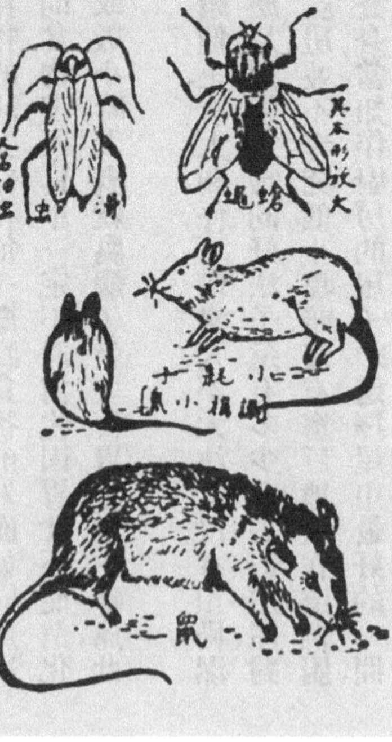

廚房中須預備一個櫃子、櫃門與兩旁、要用細鐵紗或洋紗、嚴密遮護、將食物放在裏面、使蒼蠅及一切的虫類、都不能飛入沾污食物、凡虫類如鼠、蟻、蟑螂等、都是很污穢的東西、他身上脚上、都有不潔的毒物、食物經他一接觸、卽把污穢遺留在食物上。我們常時看見吃糞的蒼蠅、飛集廚中的食物上、很是危險、所以一切食物、須要藏在一處、使這些污穢的虫不能接近、那就很妥當了。

烹飪的人、不要穿破爛污穢的衣服、乃一定要潔淨、請問用一個污穢不潔的人、能夠弄出潔淨的飲食來嗎。

人所喫的米菜等類、要用清水洗淨、池塘裏的水、頂好不要取用。擦碗碟的布、每天須要用

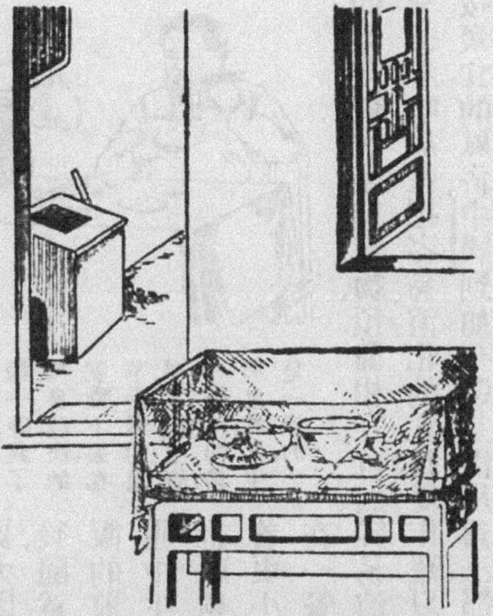

這圖是開飯的時候、或飯後處置食物、用紗布嚴密蓋好、防有蒼蠅飛集。廚房門外、宜用有蓋的木箱、或磚頭砌成的長方式的東西、用來存積廢棄的汚穢、免使蒼蠅停足、上面須有蓋、外面有鐵門、這樣就是倒廢物在內也是很便當的。

滾水燙煮幾分鐘取出擰乾、掛在蒼蠅不能接近的地方、一切碗碟洗了以後、要再用開水沖洗、拿乾淨布擦乾、放好以後再用。所烹煑的食物、要當天吃了、若是天氣炎熱、更容易腐壞。總而言之、食物到了腐壞的時候、都是因爲裏面已滋生了微生物、這微生物能滋生烈毒、人若吃了腐爛的食物、那裏頭的微生物、就能使人患瀉痢、及一切腸症。但我們當知道也有已經腐壞的食物、聞不出甚麼惡味的、所以當格外留心。

用膳

餐室要潔淨、桌子碗碟、也要洗淨、吃飯的時候、全家人口、要圍繞桌面、談笑助興。人若心中平安喜悅、就覺得食物的滋味很好吃、又容易消化。吃飯時、不要太快、要細細咀嚼、每日無論三餐或兩餐、要有一定的時間。晚飯更不可吃過多或太遲、要在七點鐘前吃。在深夜時吃東西、大害育道、因爲夜間消化器疲乏也要休息了、正如人身別的部份、要休息一樣。有很多食積與消化失常的病、他的病源、都從深夜進食的習慣、或在進食後、就趕快睡覺得來的。

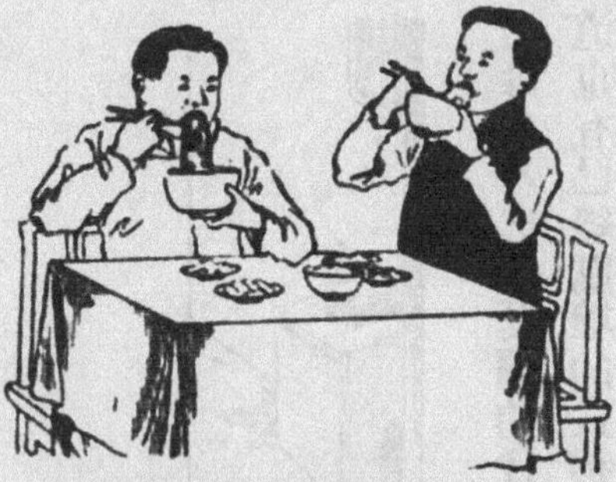

這圖是指明人、普通的習慣、如某甲吃麵一碗、到了嘴裏趕快的就嚥下去、也不慢慢的咀嚼、某乙吃飯一碗、他的情形也與某甲是一樣的。

在喫飯的前後、隨意喫零星食物、(俗名吃零嘴)害處更大。因爲消化器官當有休息的時候。人在飯前飯後、隨意亂喫、是叫消化器官得不着休息。所以在喫飯的前後、隨意吃糖菓的小孩子、常有腹痛瀉痢、及腸中生虫的毛病。凡在七歲以上的孩子、每天三餐也就夠了、萬不可在飯前飯後給他零食吃。至於哺養更小的嬰兒、可照本書二十五章所說的法子行。

在一餐飯中、有很多種類的食物、也容易損害消化的器官、查有幾種食物、預備相宜、自然容易消化。若是參加別種反性的食物同他在一塊兒煮着吃、那就把容易消化的食物、變作難以消化的食物了。

按聚食的風俗、中國到如今還是沿用舊法、都以筷子取食物、傳聞是古人看見烏鴉用長

啄取食物、就想出這種仿效的法子來。這法子雖然利便、可惜用這法子時、還有不好之處、

中國人喫飯的時候、桌子上有四樣菜、或六樣菜、或十樣菜、或連接來的、或有一齊擺出的。聚食的衆人、都把屢次入口的筷子、向菜碗裏夾食。譬如甲乙二人同席、甲用筷子夾食物、那筷子與菜餚、必同到甲的口裏、筷子一入甲口、必定沾了很多的口津、再取第二次的菜餚、那菜碗裏、已加入甲的口津。隨後有同席的人如乙、再由碗中用筷子取食、這就像取甲的口津吃一樣。由此到丙、到丁、到戊、並到了多人、彼此連接的喫下去、請想這是何等的污濁呢。况且人的口內、都有臭味、經過多少醫家發明、口內的微生物很多、這個緣故是因爲餐後存留牙縫中食物渣滓、與喉頭鼻孔中的痰涕來的。所以人患腹

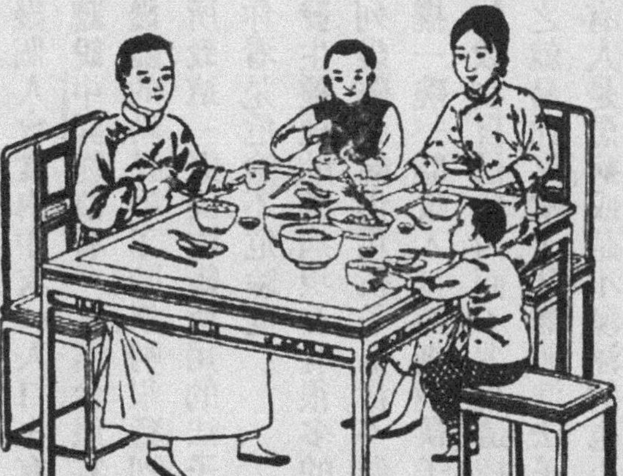

這圖就是改良進食的情狀、食時全家團坐、除每人面前自用的碗筷外、另有盤子筷子各一件、這筷子就是預備夾菜到這盤子裏、再用自己入口的筷子送菜到嘴裏。先前夾菜的那雙筷子、各人都不要沾着嘴唇、那末、就可免得口津傳到筷子上、又移到菜碗裏、以致輾轉傳染疾病。因爲有很多的疾病、纔是由沾染別人的口津來的、所以必定要照這個方法、改良纔能免各病的傳染。

瀉、痢疾、霍亂、癆病、楊梅各症、那個毒（致病的微生物）不但是在胃腸、肺、與血中、也或在人的口中。由此看來、中國聚食用筷子的習慣、不能說他是古制、再要保存了。要知道這個習慣、就是傳染各症的媒介。常見有幾個人會食、內中有一人口上有瘡、過了幾天、那同席的幾個人、口上都有了瘡、（俗名爛嘴）聽說中國從前有一某富翁、原有肺癆病、他家的人、還是同他共食、沒有多時、家中有一十幾歲的幼孩、染了肺癆勢很猛烈、不到六個月就死了、這就是他因吃了老翁口津的緣故、所致、這一家因吃飯所用的法子不良、老幼同用筷子、在一個碗中取食物、以致遭此重症、你看是危險不危險呢。

中國人平常同席的法子、既已發生種種的弊病、現在有很多的人、想用變通的法子改良。這法子、還仍是用一個桌子擺列幾碗菜餚、仍用筷子取食、不過大衆、不用自己放入口的筷子向碗裏夾菜吃、每人前面擺一碗一盤、除入口的調羹筷子以外、必須另外擺一把調羹、一雙筷子、特為向碗裏取食物、放在自己盤內、而不要用這樣的調羹筷子、放入自己的口內、如此不改中國的常態、行之就易如反掌了。凡能照這法子實行的同席的人、彼此都不互相吞嚥口中的津液、縱然有人是患病、或是不潔淨的、也不至於互相傳染、以致妨害衛生了。

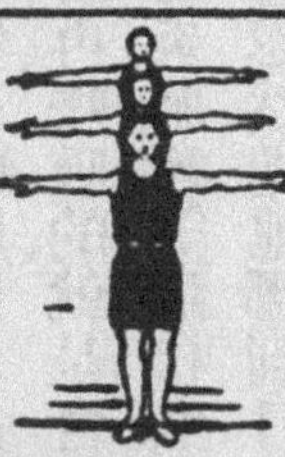

第六章 呼吸與呼吸器官

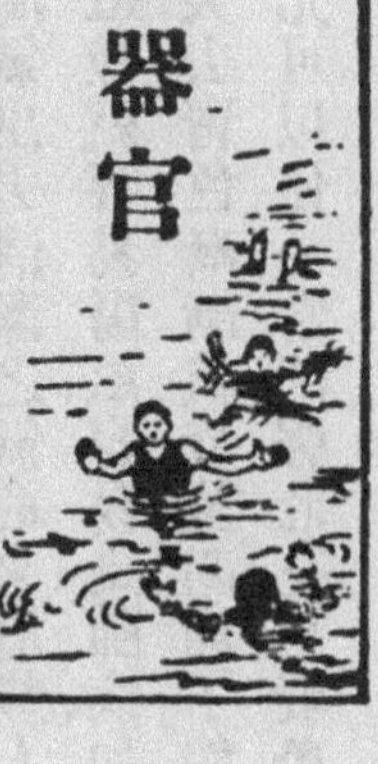

人可以經過幾天不吃不喝、還能生活、但若是斷絕了空氣、如水淹局悶等等、不過幾分鐘、就要死了。從此可知、身體要常得空氣、是很要緊的。火沒有空氣不燃、若是不信、可用燭點着、放在桌子上、再用一個大口空瓶蓋上、燭就立刻熄滅了。可知空氣助養生命、與助火燃燒、是同樣的了。人吸空氣進入肺中、全是吸空氣中的養氣、這養氣是看不見的、人吸空氣入肺的時候、空氣中的養氣、就進入血液、遍及全身、養氣是空氣中最重要的份子、人身一定要有養氣、纔能生活、並且發出熱與力來。所以人吸入肺中的空氣、含有大部份的養氣、但是呼出的氣、只含一點兒養氣、不可再行吸入、因爲養氣少了、不夠身上用的。現在有一個試驗的法子、先預備一個大口玻璃瓶、放在一大桶水中、把水裝滿了、將瓶在水內翻轉、使瓶口向下、當翻轉的時候、瓶口要完全在水內、不要使瓶口稍露出水面、免得瓶內的水流出來、這時把瓶稍爲倒提、瓶口還要浸在水中約一寸多長、使瓶中的水還是不漏、再用一小橡皮管、用這一頭放入瓶口、再由那一頭、向內吹氣入瓶、直至瓶中氣滿水盡、就預備一枝點着的蠟燭、把瓶從水中拿出、快把那點着的蠟燭、伸到瓶中、燭就立刻熄了。這實在證明人肺中呼出的氣、只有一點兒養氣、不夠幫助燃燒。倘若有幾個人在一個房子裏、把門窗緊閉、那房子裏的空氣、就快快的變作不可吸的空氣了。況且人肺中所呼出的氣、不但養氣很少、而且還含有爲血所排洩的毒質、這毒質雖不能看見、但却是聞得出來的。假如有多數人、聚在一不透空氣的房屋裏、不多的時候、有人從外頭進來、就覺得空氣混濁的氣味、先前在屋裏的人、也多有發見頭暈、神經錯亂等等形狀的。這些形狀都是因人肺內呼出氣中的毒質發生的。人若用淨玻璃瓶、把自己的口合上瓶口、呼幾次氣在瓶裏、快把瓶口緊塞、把瓶放在溫煖的地方、等幾天把瓶塞拔出、就覺得裏頭的氣味、臭惡難聞、這就是由人在肺中呼出的毒質來的。所以若是有幾個人、聚在一處、不開門窗、不使濁氣出去、清潔之氣進來、這些人所再呼吸的、就是含毒質的濁氣、大損人的身體。人若是這樣、就容易傷風、容易染肺病、如肺炎、肺癆等。這樣的人、好比生長在幽暗處的花草、必要失去青色、漸漸就發黃凋謝了。倘若忽然把他挪到日暖風和的地方、就更容易枯乾了。日光可以使平常的強壯花草發榮

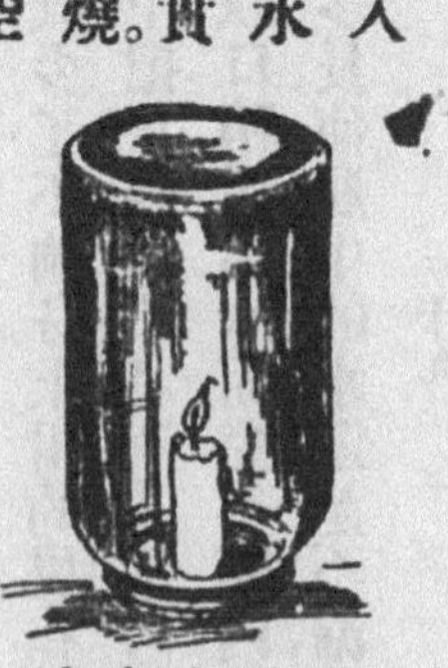

此乃試驗燭沒有養氣立卽熄滅之圖

生長、惟藏在屋內的花草、最怕日光、這個緣故、因久不得着日光、就軟弱有病了、許多患肺癆而死的人、大概是因辦事房和臥室的門牕常閉、屢屢呼吸室中所呼出的濁氣所致的。

呼吸器官

人吸空氣、先經鼻孔進入鼻後的喉頭、由喉頭下端、達到氣管、這氣管、是一個堅硬管子、可

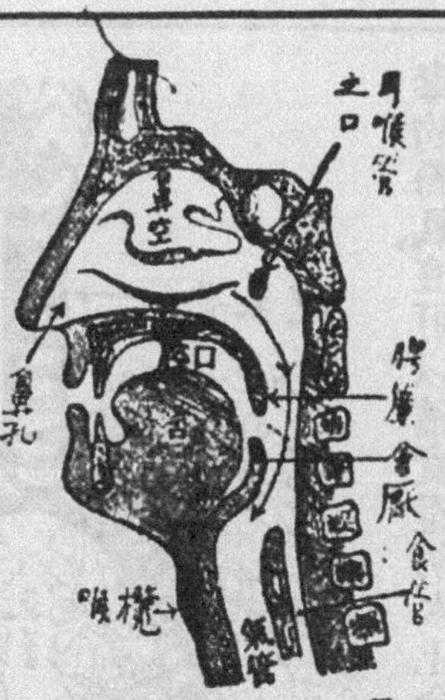

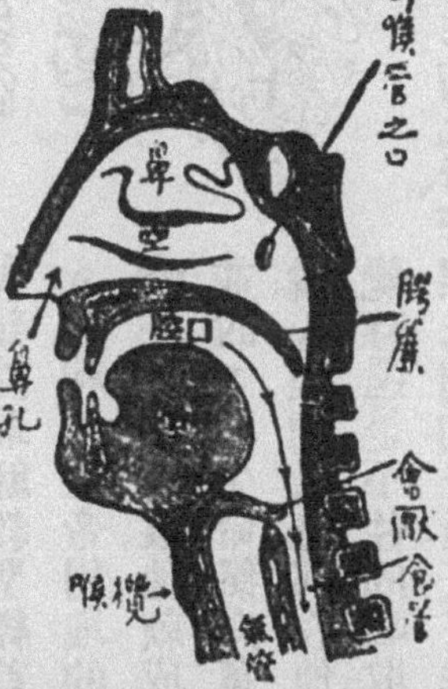

這兩個圖式、都是把頭頸從上至下剖為兩半、顯明氣道與食道的作用、上圖是平常呼吸時、會厭掀開、使空氣順入氣管、下圖是食物嚥下時、會厭關閉、使食物順入食管、不得進入氣管。

以摸得出的、在頸項的前部、再由氣管下端、分為左右二枝、一枝入左肺、一枝入右肺、肺乃由無數小氣泡組織而成。呼吸的作用、乃是使這無數的氣泡、一時充滿空氣、一時又吐空。

呼吸

人每分鐘呼吸十六次、或十八次、每次呼吸、心跳四次、運動能加添呼吸的次數、熱病也能

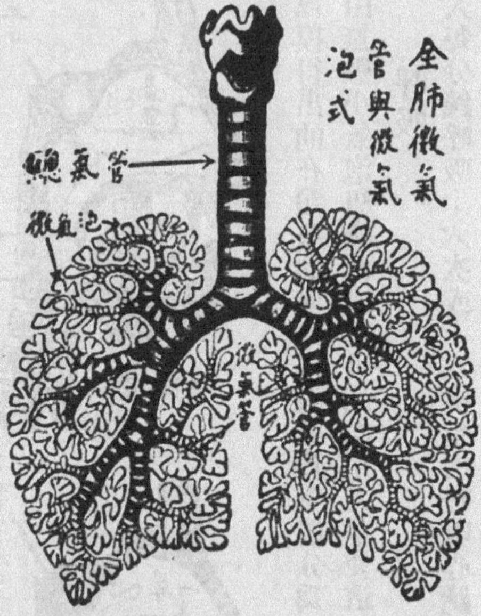

加添呼吸的次數。無論甚麼有機的動植物、都有呼吸、植物由葉子呼吸。蝦蟆與幾種虫類、是由皮膚呼吸、水族鱗介類由水中吸收空氣。論到人類、據耶穌教聖經首卷第二章記載說、〃耶和華上帝用地的塵土造人、將生氣吹在他鼻孔裏、他就成了有靈的活人、〃並說、〃將生命、氣息、萬物、賜給萬人、〃又說、人類的氣息都在他手中、所以人在睡覺時、還是不住的吸取新鮮空氣、呼出有毒的濁氣、這可以確實證明天上全能的上帝、管理我們的呼吸。人在睡覺時全無知覺、若要我們自主呼吸、那末到睡着了的時候、一定不能自主、就必要死了。或有人說不是的、凡人呼吸與心的跳動、皆稱爲不隨意的動作、有神經系的一部份管理這事。但究竟沒有甚麼人能解明這不隨意動作的所以然、又況且神經系的一部、怎樣能使心時常跳動、使呼吸常繼續不息呢。這沒有人能說得出來、心與呼吸的作工、又是怎麼樣開始的呢。細察他原來的治理、與身體神奇的適當、沒有別的、只有一個解決、就是人以外、必有一種超乎人以上的能力、主持生命的呼吸。這個能力是甚麼呢、就是上帝的能力那末、既是有了謹慎保護我們生命仁慈的上帝、我們不是應當誠心敬拜他嗎。

坐立身體宜直

身體在坐或站立的時候都要挺直、這事是極要緊的、因爲身體既挺直、在吸氣的時候、能把肺部放大、身體中就得着充足新鮮的空氣。人在坐或站立的時候、身體既挺直了、(見圖)不但是形勢好看、而且也能帮助身體更加强壯。倘若不然、在坐或站時、身體習慣彎屈、不但外觀不美、也使肺不能放大。肺既不能放大、身體內自然就沒有充足的空氣、既沒有充足的空氣、身體就要軟弱、容易感受風寒、而且容易染肺癆等病了。

束腰的帶子太緊、很有損害、最好當用挂肩的吊帶繫上。腰帶也要寬鬆、凡在屋內辦事的

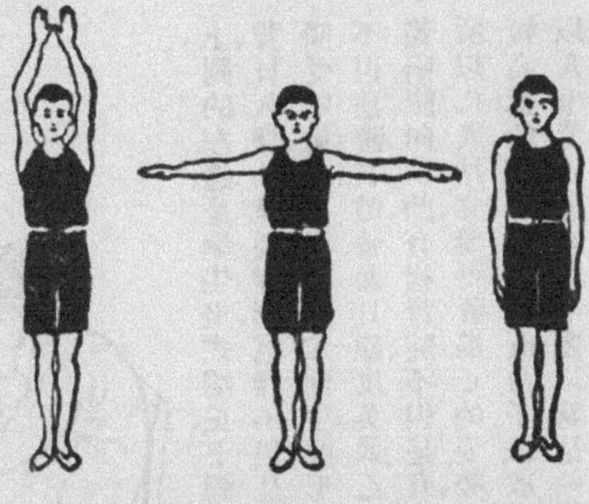

這圖是指示人練習呼吸的善法、就是一個人先站立、後慢慢的吸氣進肺、隨吸隨舉兩臂與兩肩平、漸漸高過頭頂、這時肺裏已經吸滿了空氣、然後慢慢的呼出、隨呼出又隨時漸漸垂下兩臂、再回復原先正立的姿勢、到了此時、再把全肺中的氣呼出盡淨、若能每晨這樣施行二十次、對於身體的康健、必有絕大的益處。

人、當每日起立幾次、身體挺直、作深呼吸幾次、把新鮮空氣完全充滿肺中、肺中有毒的炭氣就完全除去了（須照卅三面的圖練習深呼吸）炭氣是甚麼、卽人肺中呼出的一種毒氣。如燒

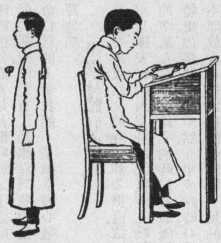

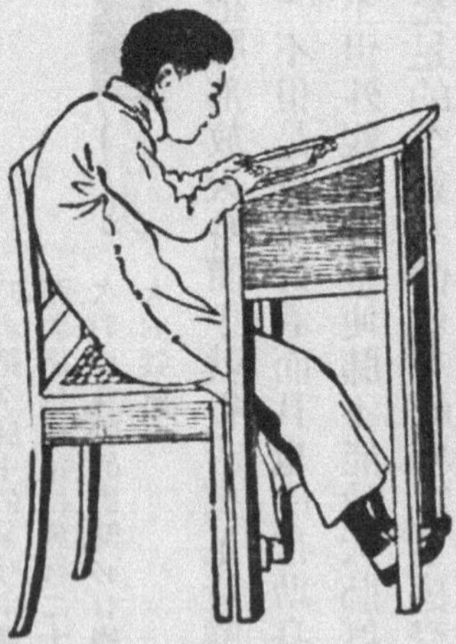

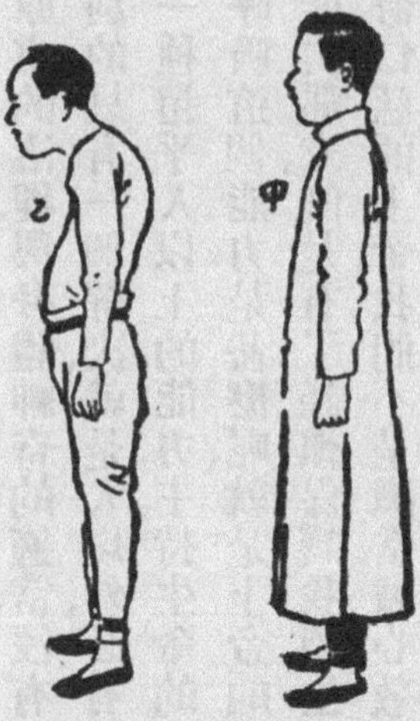

上圖的左邊、是學生坐式端正、下圖是學生坐式不端正、伸頸曲背、日久脊柱就要變形、這樣不但是不好看、而且使肺不能漲大吸受空氣、受害終身。立式如甲圖、形容端正、胸挺向前、腹收向後、不但是體質健強、而且態度英武。乙圖的人立式很不端正、胸向後陷、腹向前凸、脊彎背駝、不但是有礙體質、而且態度亦很醜陋。所以凡人站立、要得着端正的姿勢、須時刻要有差不多與人比較高低的樣子、竭力伸直身子、練成這種習慣、就自然端正了。所以人坐着或是站着、不要以爲是一件小事、就不注意。

木炭所發的氣、都是炭氣、這種氣、常使人頭暈目眩。

由口呼吸

天然呼吸空氣的門徑、就是鼻孔、人的口只用他進飲食、鼻孔中生有很多的細毛、人吸入空氣時、空氣中的微生物、及灰塵多靠他阻止。而且空氣經過鼻孔時、就變爲和煖潤濕。人若由口呼吸、空氣在進入喉頭以前、就不能變爲和煖潤濕、如此、卽使喉頭乾燥、發生黏涎、咳嗽傷風等症、往往因此而起。呼吸若不用鼻、鼻卽阻塞、必有核（卽鼻喉津腺）長在鼻喉相交的所在、（見三十七章圖）喉門柵亦必漲大、很能阻礙呼吸。可知由口呼吸、多關係身體的康健、是定要戒除的。若有幼孩由口呼吸、宜請醫士診治、考察他的鼻喉、去掉腺核、不然、這孩子後來不能康強健壯、就是長成以後、體格也必短小、在學校功課上、也必遲鈍。（本書三十七章論及用呼吸之原由及防免與療治法）

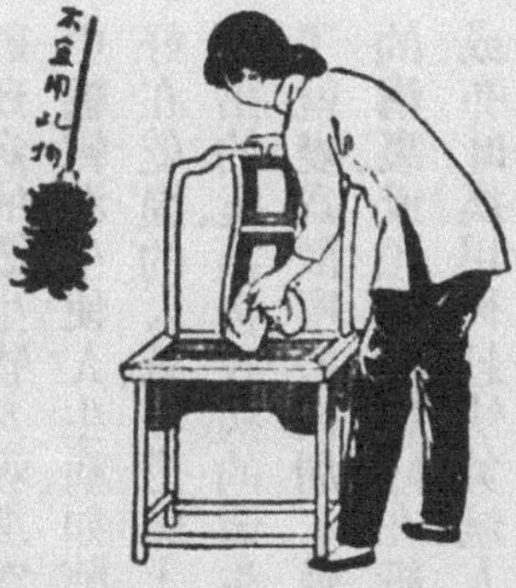

這圖是去灰塵合宜的方法、凡傢具上所有的灰塵、就用布擦抹、免得灰塵飛揚、若沿用中國舊習慣、對於灰塵都用毛帚撣去、卻曉得這是頂有危害的方法。因爲毛帚撣動灰塵、這灰塵還在屋內、一定飛揚在屋內的空氣裏面、人在不知不覺時吸進肺管、豈有不發生疾病的嗎。

空氣中的微塵能害肺

空氣中的微塵、與地板和器具上的灰塵、不盡是泥土、內中乃包含有無數致病的微生物。人吸進空氣時、把這些微塵、連帶吸進肺內、這灰塵中的微生物、就在肺中輾轉滋生、使人生病、如肺癆、肺炎、流行性感冒症、氣管炎等症。要免除灰塵入肺的害、頂好在乾燥的天氣、在道路上洒水、不要在地板上、街市上、隨意吐痰。凡患肺癆或傷風的人、吐出的痰、滿含致病的微生物、凡有患以上病症的、若吐痰在地板上、或街道上、等痰乾燥了、就變爲微塵、若被別人吸進、就每每能使人發生肺癆、或傷風。所以人吐痰、要吐在路旁的溝裏、或預備廢紙吐在紙上、但這紙不可隨意抛棄、要用火燒化。凡患肺癆的、更要用紙或布吐痰、用後赶快焚燒。人掃地先要洒水、頂好用浸潮的粃糠、(如稻糠)或木屑、散在地上、後來再掃地上的塵土、定要掃入所撒的糠粃以內。若不用水洒地的法子、還有一種掃法、使灰塵不得飛揚、就是把掃帚斜向前進、將掃帚切近地面、不可提起。凡潔淨家具雜物、切不可用雞毛帚掃、當照用三十五面圖中的方法爲妙。

烟酒能害呼吸器官

各處人民、都有兩種不好的習慣、對於呼吸器官、有絕大的危害、就是吸煙飲酒。吸煙能害呼吸器官的各部、使鼻、喉、氣管、和肺的薄膜發炎、以致咳嗽、肺膜被了損害、自然就容易染肺癆了。酒的禍害、比煙差不多、能在呼吸中、發出酒味、使人掩鼻、足見得酒已入血進肺了。酒一進肺、肺立卽奮力想除去酒毒、與他抵抗、所以肺容易中酒毒。醫生常說好飲酒的人、最容易染肺炎肺癆等症。醫生治飲酒人的肺病、比治不飲酒人的肺病、手續上難的多了。由此看來煙酒不但傷人的肺、也能傷人身體的各部。

呼吸衛生之摘要

(一)注意所住的房屋、要日夜通透空氣。

(二)白天要多出戶外、飽吸新鮮空氣、夜裏睡覺、要開窗戶、使空氣流通。

(三)每次呼吸要使肺吸滿空氣、無論或坐或立、身體宜直、舉高下頷、不要與頸接近。

(四)不可吸進帶灰塵的空氣。

(五)無論何種煙、或用煙袋、或雪茄、或香煙、或鼻煙等等、都不可吸。

(六)無論何酒都不可飲。

(七)常由鼻孔呼吸。

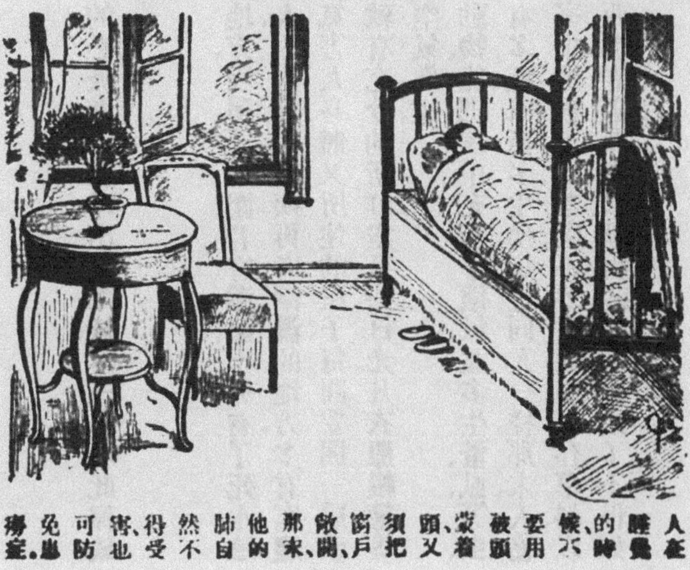

人在睡覺的時候、不要用被頭蒙着頭、又須把窗戶敞開、那末、他的肺自然不得受害、也可防免患癆症。

(八)不宜緊束腰帶。

(九)每日練習深呼吸數次。

(十)切不可用單被蒙頭睡覺、凡這樣睡法的、必吸進由肺呼出的毒氣、再三呼吸此種氣、即與身體有絕大的損害。

居住房屋之正式

房屋要蓋造在高爽地方、不要蓋在窪下的地方、因房子週圍、若有潮濕、不免有了死水、這死水中就生出蚊虫來了。住在這房子裏的人、很容易染瘧疾。再者潮濕的地方、多有腐爛的物件、不但是使房屋陰寒難受、並發出穢氣害人身體。又所住的屋子、每間要開一扇或兩扇門的窗戶、長寬各得幾尺、那末、這房屋就有充分的新鮮空氣與日光。凡衣服帳簾等物、都不宜掛在窗前、因為恐怕阻礙日光與空氣進來。

不要在屋裏、或屋下養雞、豬、狗等類、因這等動物能把屋中充滿了穢氣、並多生蚤虱、等虫、這虫很能使住在屋內的人容易生病。近來有多種家畜多生癆病、也同人一樣。那末、人畜同居、必容易傳染病症、這是不消說的了。凡室中地板下的空處、不要養牲畜、或存草料、以及各種的糧食。為什麼呢、因為存了這些東西、那老鼠及虫類就得藏身在裏頭了、不但如此、並能阻礙空氣的流通。

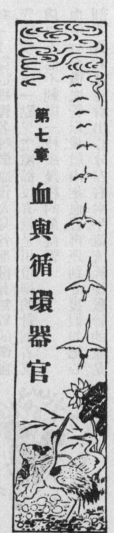

第七章　血與循環器官

用刀或用別的利器、把皮膚刺破、出血以後、用這一滴血、拏顯微鏡觀看、見有無數的紅色小圓體、名叫紅血輪。又見有無數白色的小圓體名叫白血輪。這些紅白血輪、在血液裏頭、很像小魚游在江河裏一樣。已經消化的食物也參雜在血液裏面遍流全身各處、可稱爲身體中的轉運部、能把肺所吸進的養氣、與胃及小腸所消化食物的精華、運到四肢百體、供給應用。且血又能收囘身體各部廢料與炭氣、運到肺部、腎部、皮膚而排洩出去。

血常在血管裏流動、用顯微鏡試看蝦蟆的脚趾皮、就看出他的血在皮內流行到無數的血管裏。人的前臂皮膚、與皮膚下的廻血管外層、明透如同玻璃一般、也能看見廻血管裏的血流行很快、至於血所以這樣在血管裏循環流動、沒有別的緣故、不過是由於心的跳動收縮所使。心的形狀、好像緊握的拳頭、裏面是空的、眞像一架强有力的抽水機、能使血液循環全體各部、人若快跑若干路、坐下、身向前傾、露出前胸、用手撫摩左乳的下部、很容

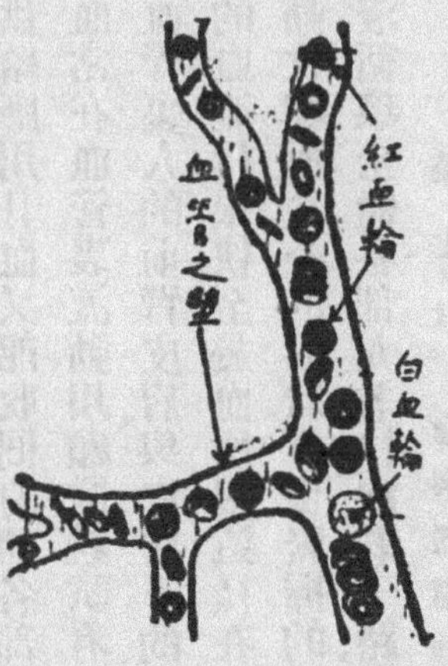

這圖是把微血管的直徑剖開、顯明紅血輪與白血輪的各樣形式。

易覺得心的跳動是甚麼樣子。成丁的人、每分鐘約跳七十次、運動時心跳更快、患熱病的、也是這樣。婦女的心、每分鐘比男人多跳八次或十次。小孩的心跳、也比成丁的人快些。例如五歲的小孩、每分鐘心跳九十次、或一百次。

試看本章心臟的圖樣、有一個大血管、與心上頭的左角連接、這血管稱爲總脈管、勢向上行、分枝流到手臂、及頭部、再從心後、折向下行、分枝流到全身。當心跳動收縮的時候、就把心裏的血噴進總脈管、後來經過無數的枝管、遍達全體。查血液流行的血管、乃是漸漸的細小、至於頂細小的血管、計算三千根血管平行排列、不過只有一寸寬。這細管名叫微血管、人身各部份有無數的微血管、縱横交錯、一點兒空隙都沒有、就是用頂細的針、刺着皮膚、也不能不刺傷一枝或幾枝的微血管。

血流行至微血管以後、就由迴血管、再運到心裏。假如把心剖開觀看、就能看出心分左右兩半。這流經總脈管的血、是

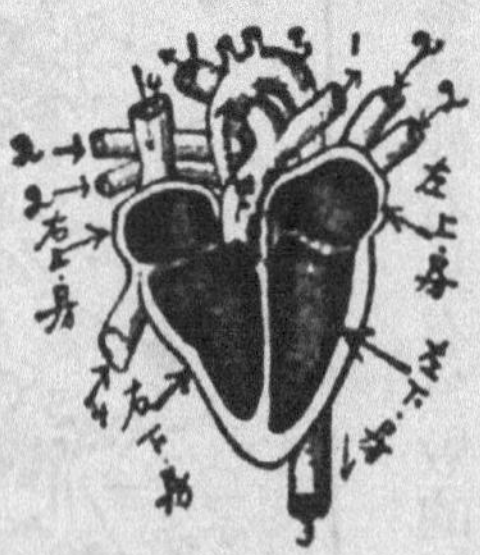

這圖由左至右、把心的前面劃去、顯出人心內部有四個心房。

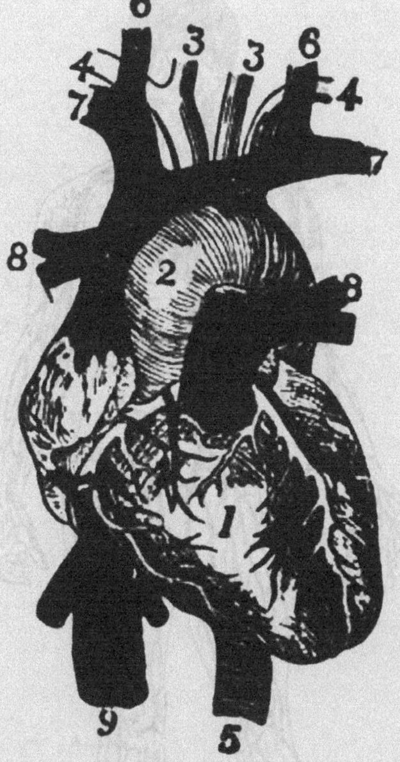

1心臟.2總脈管。3運血到頭部的血管。4運血到臂的血管、5運血到腹與腿部的血管、6由頭部運血廻心的血管、7由臂運血廻心的血管、8由心運血到肺的血管、9由腹與腿部運血廻心的血管、查看上圖就必明白了。

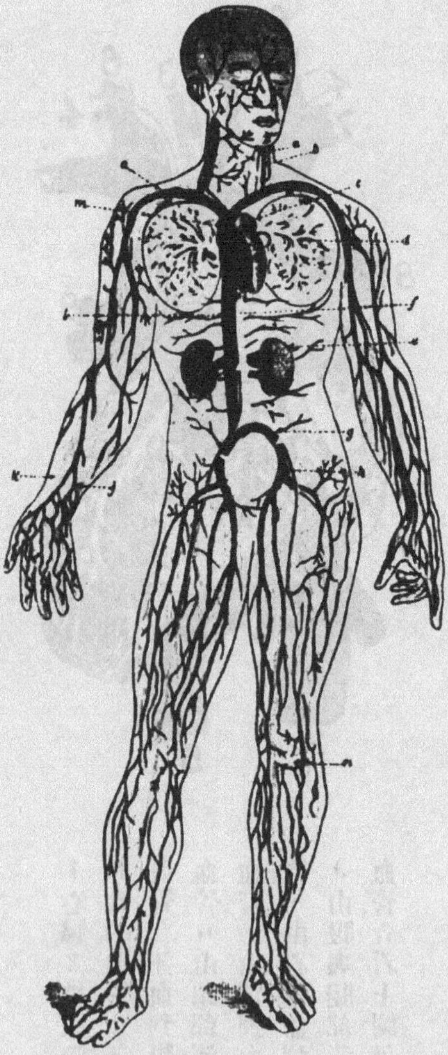

這圖是全身血管的式樣、把皮膚及鄰近皮膚的肉除去、就可以看見無數的紅色脈管、及藍色廻血管的形狀。

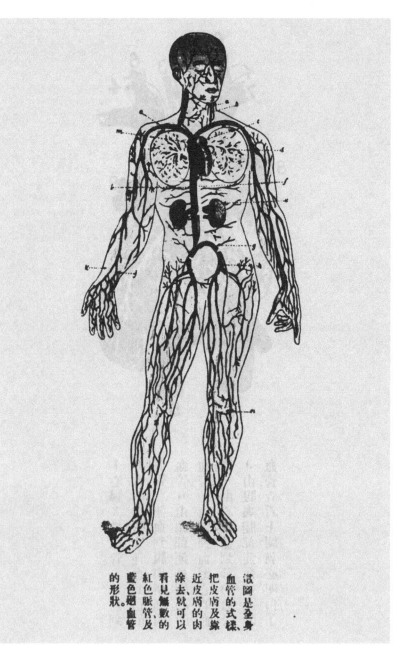

出於心的左半、流經迴血管的血、是回到心的右半。後從心的右半出來、進到肺裏、等到血已經進入肺的時候、凡從身體各部份移來的廢料、就都藉此消除了、並收肺內所收空氣中的養氣。

假如在人胸部左乳底下、用耳細聽、就可聽出人心跳動收縮的聲音。

生命存於血中

假如用繩把手指拴緊了、不赶快的解開、手指的顏色、就漸漸的變黑了、不多時就要腐壞了。這手指所以這樣的、沒有別的、就是因爲沒有血滋養他的緣故。這樣看起來、就知道全身都靠着血生活、創造人類的主宰說、〃活物的生命是在血中、〃那末看血同心的作用就可以證明上帝的能力、就如嬰兒在母胎中、心也已經跳動、且是一生一世、不休息的、每分鐘的跳動並不在七十次以下。所以人不必思慮指揮心的跳動、亦不能隨

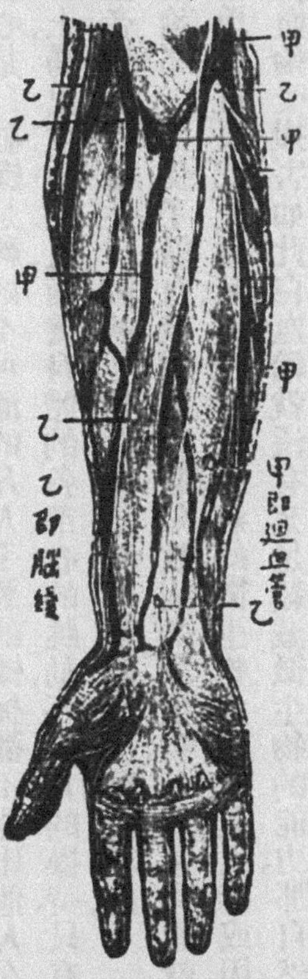

上圖是把人的右肘剖去皮膚、顯出迴血管（俗名青筋）與臑腺的形狀。

意令他停止、心是自動機、是神妙不可測的、凡人手製的機械、都不能比他人在睡覺時、心也是跳動不止、湧出生命的血、補養身體的各部。心的跳動、不靠人的操持、只有在天上創造人類的上帝、惟他有權造自動的心、使人睡覺時或醒時、心都跳動不息。

人的身上無論那一部受了傷、血就能醫治。假如致病的微生物一進了身體、就有精壯的白血輪、好像勇兵、趕快把他殺滅。但是所受致病的微生物太多、或是太毒、或因人吸煙飲酒等等、使白血輪受損害、如此白血輪就沒有充足殺滅微生物的能力、那自然而然的要招惹病症了。有時我們用顯微鏡特別察看白血輪捕捉微生物的形狀、他的形體很小、排列二千五百枚白血輪、不過一寸寬。然用顯微鏡看他殺滅微生物的動作、好像有智慧的動物。這樣可知全能的上帝、不但是造人就算完了事、又時時助養人的生命、並預備人體有自護的能力、可以抵抗一切有毒的微生物、或別的害人生命的物。照上面攏總的看起來、曉得人的生命、全在血裏、又曉得血有醫療的功用。所以人最要緊的、要有清美的血、然血是由所喫的食物造成的、若食物清潔合宜、血就自然清潔了、若食物汚穢粗惡、血也必不能清潔。如是身體不能得着正當的滋養、身體的各部也都受了影響。多飲水、可洗淨血裏的廢料。若想有美好的血、也要有合宜的運動。飲酒、吸煙、能傷害紅白血輪、又能損毀血助養生命及醫療的功能。

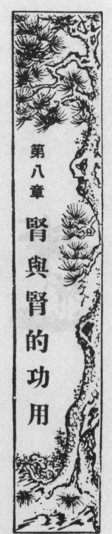

第八章　腎與腎的功用

常見鐵路上的汽機、必有管理的人、把機中煤爐掃除乾淨、這種灰與渣滓都從燒煤來的、若不掃除淨盡、就要阻碍汽機的轉動。人的身體也是這樣、每天有飲食進入體中、正如煤炭裝入汽機爐裏一樣。所以食物燃燒在體內、那存留定量的渣滓、也必要除淨。再者身體有幾個部份時常動作、正如動作的機器、常有摩擦脫落的廢料一樣、這種由動作來的廢料、能害身體、能致疾病、在第六章曾已解明、肺能消除這種毒質的一份子。現在所論的是腎、腎的功用、也能除盡體中的廢料。他的形狀是荳式的器官、他的步位在腹部後面、分列在脊柱的兩旁。(見本書人體模型)當血液流過腎時、腎稍微除去血中的廢料、這種廢料、摻入腎所排洩的水份、就是小便。(俗名尿)尿質從左右腎流出、經兩管到膀胱中、(俗名尿胞)等到要撒尿的時候、就排洩出來。成年的人每日排洩小便、從十二兩到三十六兩不等。若是人身體强健、並飲充量的水、所排洩的小便、現淡黃色、有時同清水一樣、若現紅色及深黃

第八章 腎與腎的功用

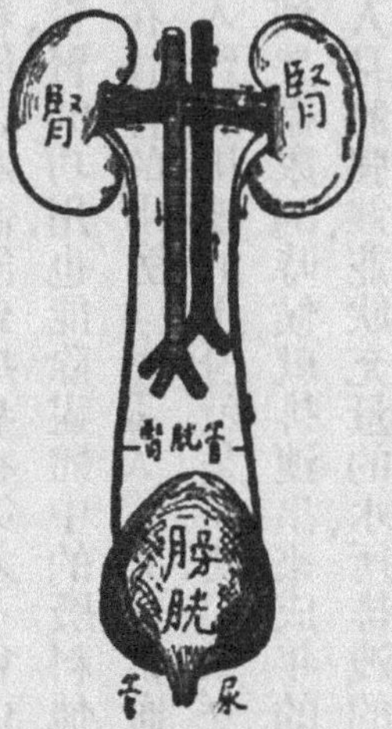

泌尿器的各器官、有兩隻泌尿腎、也有運尿的腎胱管、也有聚尿的膀胱。圖中又示腹部的總脈管以及廻血管割斷的兩處。

色、那就是表明飲水不足。無論甚麼帶有發熱的病、兩腎排洩毒質的工作就大大的增長。所以病人最要緊的要多飲清潔的水、最好在病人身邊常擺一壺滾過的清水、可以常常飲下。若是病人不想飲水、如此體中一切的毒質、不得排洩外出、那個病就更加厲害了。

煙、酒、胡椒、薑、蒜、韭、芥末、這些東西與腎大有妨害。這種烈性物、進入血中、腎也盡有一份子驅逐的責任、但腎雖能把烈性物驅出血外、腎已受損害不少、正如巡捕捕盜、保獲平民、這巡捕已經被盜傷了一樣。

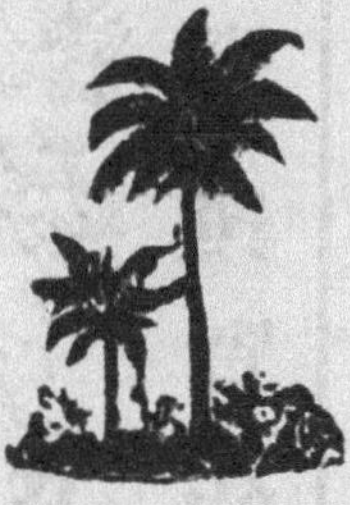

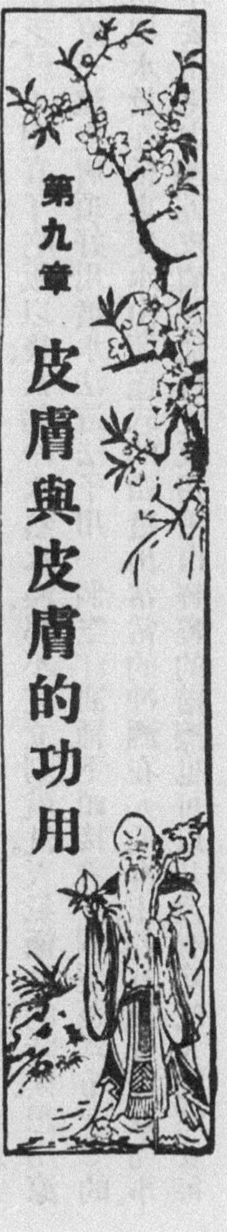

第九章 皮膚與皮膚的功用

皮膚是身體的外面作內部的保障、很像夾衣有內外兩層。皮膚倘被開水燙傷、就要起泡、這泡就起在兩層皮膚之間。

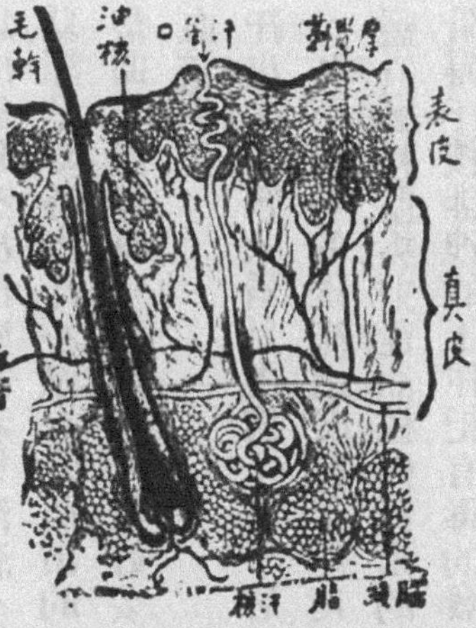

此圖係皮膚豎剖放大之式

皮膚的內層、有很多細微汗核、每核有一個小管子、直通到皮的外面、若人的手熱時、試把手用力一擠、就看見一些兒小汗滴、從汗管口出來。汗並不完全是水、內中也有鹽質及廢料、與小便裏所含的廢料相同。所以腎與皮膚、若不排洩廢料、身體就快要受毒。皮膚每日所排洩的毒質甚多、倘若人用漆把皮膚塗滿了、汗不能出來、那人在數小時以內、因體中所生的毒就要死了。有些人以爲皮膚每次出汗、應當看見汗滴、不然就是沒有出汗、豈知這是錯了、人身的汗核、無論冬夏、都是時時出汗、不過有時所出的汗不多、隨出隨乾、不及看見罷了。熱天或運動時、最能帮助人出汗、每一個人每天最好要使身體有出汗的運動、這樣、不但使皮膚康健、也能使血液清潔。

汗出多了、後來看見皮膚上有一層薄鹽質、這就是從體中排洩出來的汗裏所含的廢料、人若不勤勤的洗澡、這廢料很能使皮膚與衣服發出很臭的氣味來。所以人體中發出的鹽質、廢料、塵垢、並從油核內發出的油、隨他留在皮膚外面、不肯洗澡、出汗的管口被塞住、阻碍汗核排洩的工作、把有毒的廢料存在血中、這樣就要發生疾病。所以天熱的時候、每人每天都要洗一次澡、就是冬天每一禮拜、也要洗兩三次。要想身體乾淨、頂好用熱水、肥皂洗澡。凡洗冷水澡的、要快洗完、頂好用大毛巾、把皮膚擦紅了、這是頂好强健身體的法子、可使人不得受寒、或生別的毛病。洗冷水澡的時候、頂好在早晨、若是人覺得很熱、或是疲乏、就不相宜了。吃飯以後、無論冷水熱水澡、都不宜立刻就洗。天氣極熱的時候、想用涼水、涼一涼皮膚、頂好用噴水法。這法子用一個空洋油桶、下頭接着一個蓮蓬式（見下圖）的頭、把水放在桶裏、使水由蓮蓬式的頭噴出、常常的冲洒在人的身上、約有幾分鐘就完事。不要用毛巾擦乾皮膚、等他自乾、或用毛巾輕輕的揩擦也可以。凡沒有病的人、固然要每

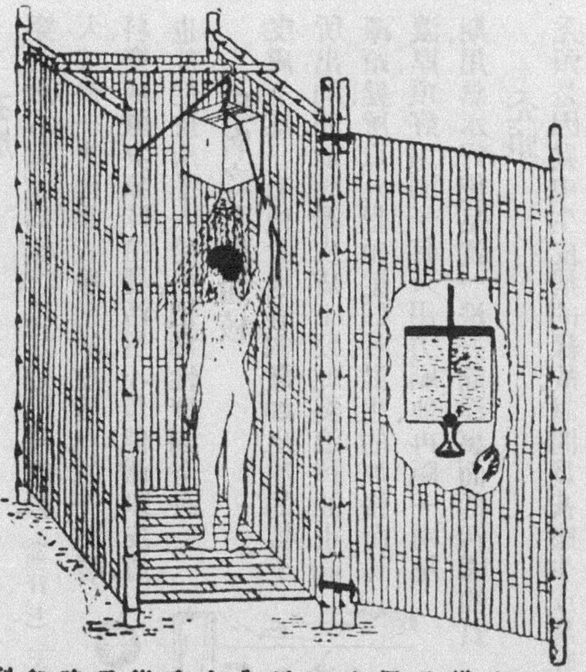

這圖是住在熱帶的人、預備戶外的洗澡法、手續很是簡單、中國內地各處屋裏也可仿用、1是空洋油桶、口端作一橫樑、下面鑿一洞、洞口緊裝一白鐵漏斗、如同蓮蓬式一般、如2、桶底與漏斗漏水的地方如4、可以作一個鉛製的塞子、另外用繩子連着、再由屋樑上掛一個滑車、用繩子穿起來、這一頭繫在洋油桶的橫樑上、那一頭不管繫在屋內牆上的何處都可以、用時高低隨便、人若想要洗澡、桶內無論裝着熱水或冷水、只要把繩子拉起、桶就高高的懸掛、做完了以後、用手拉那個繫鉛製塞子的繩子、水就立時遍灑全身、不用的時候、只要把繫鉛製塞子的繩子放鬆、即可堵塞起來了、這種洗澡法、真是便利的了不得。

天或隔一兩天洗澡、防生疾病、但有病的人、更要每天洗澡、因爲病人皮膚上所積的廢料、不但是比康健時加多、而且是很毒的。所以病人每天洗澡、比每天不洗澡的病人好的快些、但須要有合宜的法子、使病人不受寒涼。看護人替病人洗澡、請注意以下開的方法。卽用溫水先洗右臂、赶快擦乾蓋好、再洗左臂、同右臂一樣、推到全身各部、都是這樣、挨次做完、病人就不致受涼了。

衣服

穿衣服看氣候爲標準、頂好是貼身襯衫、(卽汗衫)天冷時、隔兩三日洗換一次、天熱時每天要換一次、因爲衣服常沾皮膚上的汗油廢料、變成酸臭氣味、這種汚質、不但能激刺皮膚、也能從皮膚進入體中、把毒性發到全身。

皮膚之毛與油核

皮膚上每一毛根旁邊、有個微細出油的核子。所出的油、能潤澤皮膚不致乾裂。這種油也潤澤頭髮、所以人想頭髮好看、滋生的加快而且濃厚、頂好用刷子每天用力刷他、再隔一兩星期、用熱水好肥皂洗一洗、好除淨裏面的汚穢油質。

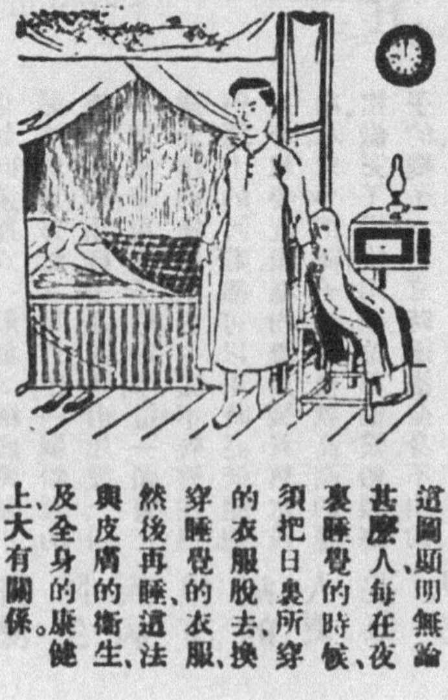

這圖顯明無論甚麼人、每在夜裏睡覺的時候、須把日裏所穿的衣服脫去、換穿睡覺的衣服、然後再睡、這法與皮膚的衛生、及全身的康健上、大有關係。

禿頭

禿頭是因髮中生皮屑的緣故、試問爲甚麼生皮屑呢。這皆由於皮膚的油核發生一種微生物而來、都由梳子和刷子所傳染。所以各人要自備梳子與刷子、不要用別人的。不但這樣、禿頭也因爲在屋子裏常不脫帽、或多用抹髮的油。因爲人的頭髮、若不脫帽、或常抹油、都能阻止他的生長。如果每天梳髮、用力多梳幾次、就不要抹油。人若不幸髮落、或生皮屑、可用以下的法子、用手滿握有水的鹽、用力擦頭皮、等發出深紅色爲止。以後再用本書五十三章、第六方藥膏、第七方的藥水、摩擦頭皮、每天一次。

觸覺(亦名捫覺)

人若把手放在甚麼物件上面、沒有不覺得的、因爲無論甚麼、與人身各部、一經接觸、都能覺得。這個緣故、是因皮膚裏有無數的腦腺在裏頭、無論甚麼靠着了皮膚、那個腦腺觸着了、就送信給腦筋知道、所以人能覺得所接觸的是冷、是熱、是粗的、是細的、是重的、是輕的。這種觸覺、也可以練習、例如瞎子受了教導後、能用手指摸索紙上的凸文讀書。由此可知創造人類的主、在皮膚中預備諸多腦腺、既可以保人身軀、又能幫助人嫻熟技藝。若是人皮膚中沒有觸覺、那末身體的各部份、或觸烈火、或遇快刀、必全不曉得疼痛。果然若是這樣、人也都不要用手學習的技藝了。

按皮膚既有這些功用、又與人的康健外觀很有關係、所以要盡力使他完美。最好的方法、不但是要按時洗澡、使外面潔淨、還要不吸煙飲酒、不用各種有害的物品、那就好了。

指甲

指甲是保護指尖的、使人能揀拾微細的東西。但是要常常的剪得與指尖一般長短爲合宜。若是蓄長指甲、不但有碍衛生、而且也不美觀、看着好像鷹爪、裏面又容易積存各種污穢。所以用長指甲搔癢、常使皮膚受毒、發現紅腫、並能間接傳遞一切微生物。如霍亂肚瀉等症。有時別的各樣病症、也可說是由指甲裏的污穢來的。因爲人或用手拏東西吃、手上污穢裏的微生物、就隨着進入胃裏、使人發生霍亂等症。所以我說、指甲要剪得很短、還要每天用尖刀、或細木片、剔去裏面的塵垢。

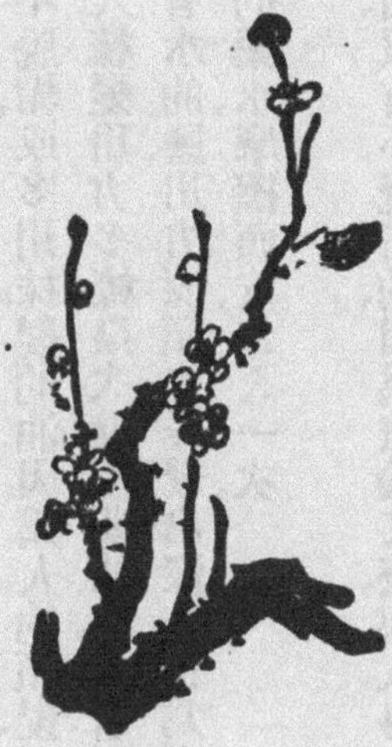

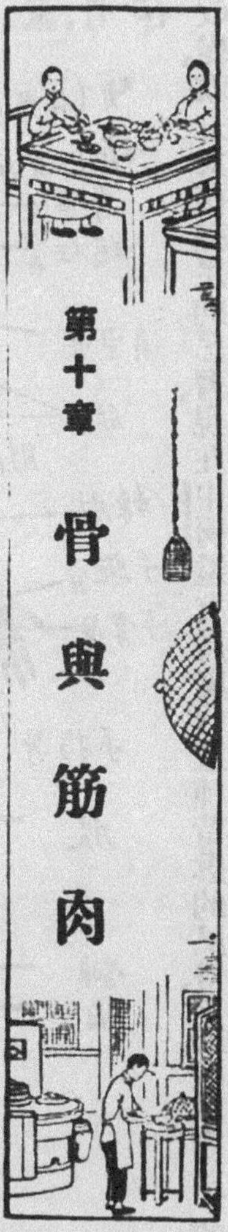

第十章 骨與筋肉

本章附圖、就是人身的骨骼、是二百零六節骨頭合成的。每一節骨中都有血有腦腺、他的作用、能作成身體形式、使人可以直立站起來、人要是沒有骨骼、必不能站立、就如同爬行的蟲類一樣。

細看人身各部、就知道各有各的作用、頭顱形式、如大圓球、中間是空的、是收藏腦經、使腦不得受傷。胸部四圍的肋骨、好像一個箱子、用他保護心肺。腿與胳膊的骨頭是細而長的、使人行動時捷速自如。筋肉緊貼在骨上、若是沒有骨筋肉就不能運動四肢。

小孩的骨、柔軟得很、要謹慎保護、不要使他有彎曲的損傷。纔生下來的嬰兒、不要常常歪向一邊睡臥、因爲這樣、他的頭必不能同本來的一樣、他的額必向前凸出一邊、必成半偏的樣式。所以嬰兒眠睡、要兩邊時時調換、不可在數小時都側向一邊。不宜使小孩直立太早、恐使他的腿容易彎曲。凡幼稚園、或訓蒙童的學校、要特別預備有靠背的椅子、不要太高、要使他的脚、可一抵着地。我常見多少小孩彎腰曲背、都是因爲學校或家庭椅桌太高、又沒有靠背椅子所致。還有一個憑據、可以顯明兒童的骨、很容易改變、就是女孩纏足的惡習、現在中國還有幾處行這種苛虐的風俗、用帶將女孩子的

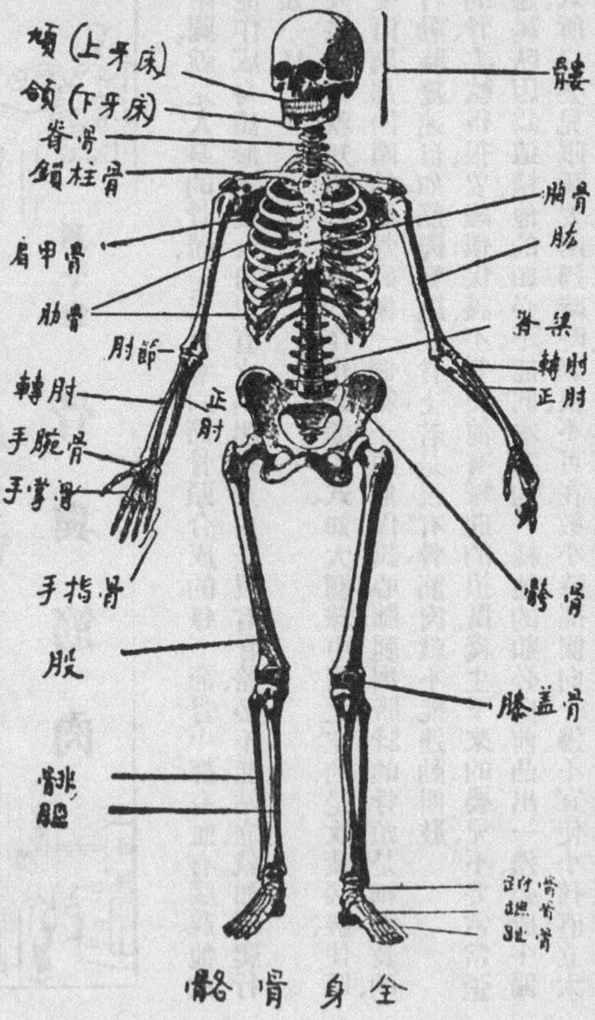

全身骨骼

腳緊裹、使他改變樣子、達到完全失了天足的形狀。還有婦人的衣服、腰間很窄、或穿着後跟太高的鞋子、這眞是傷害身體上幾處最重要的器官、同纏足的害處沒有多少分別。再者若是幼孩發育太慢、骨骼又細弱、這個緣故、是因沒有得着合宜的食物所致、所以這樣的嬰孩、一定要喫含有滋養長骨的質料、如麥子、豌豆、及一切的豆類、還要多飲牛羊奶。

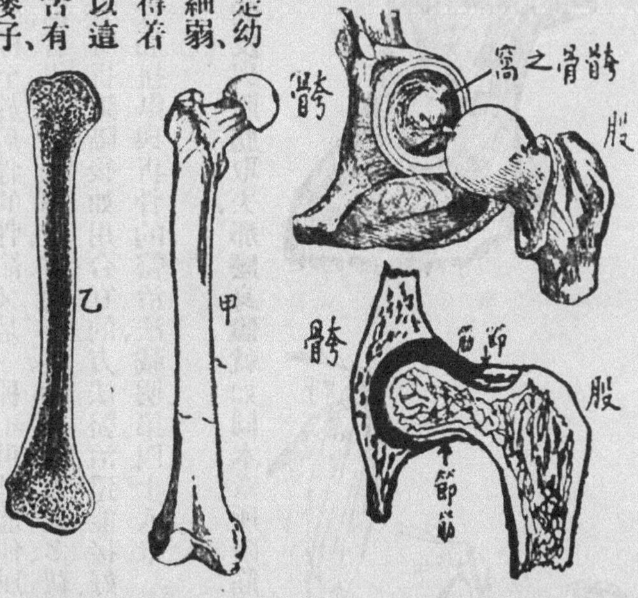

這上兩圖甲是股骨(俗名大腿骨)的外狀、乙是將股骨(俗名上髀骨)直着鋸開、顯出兩頭有如海絨的鬆質、骨頭在體內的時候中間是空的、內有骨髓、骨髓是油脂血管腺三樣做成的。右方的兩圖、是髂骨節式樣、上頭是把節筋割斷、使股骨(即名爲杵)略略的離開髂骨窩。(即名爲臼)下面是把髂骨及股骨鋸去一半、顯明髂骨杵臼節的眞形式、這骨節屬杵臼節、內股骨的上端是圓的、藏在髂骨窩處、有節筋包裹、使股骨頭不能離開這窩。

身體中無論那一部、凡有一骨交接的部份、就是骨節、如手指中的、叫做蝶鉸骨節、因手指能伸屈、如同門關閉一樣。至於肩骨的骨節、又是一種、不但是能伸屈、而且還能夠回轉。兩骨連接成節的部位、有很多韌帶連屬、有的時候、骨節用力太多、韌帶就因此寬鬆、這就是骨筋扭傷的病、骨有時折斷、斷後如用合宜的方法醫治、還能接好、如同斷枝能夠自接、是一樣的道理、至於骨筋扭傷與折骨的醫治法、載明第四十八章。

筋肉

假如把皮膚、並下層的皮與脂肪取去、那麼身體就如同本章所附筋肉圖的形式一樣了。

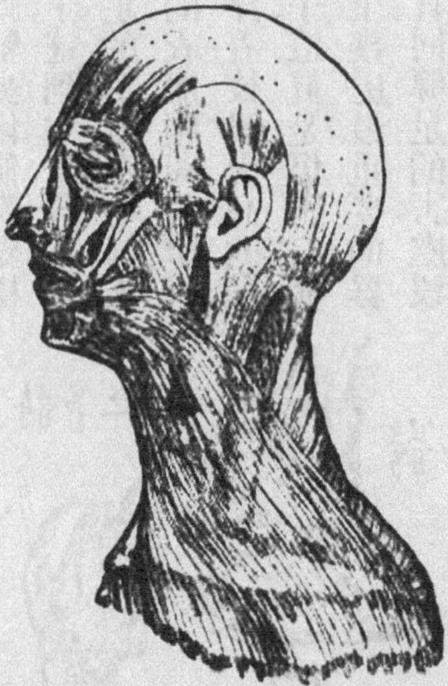

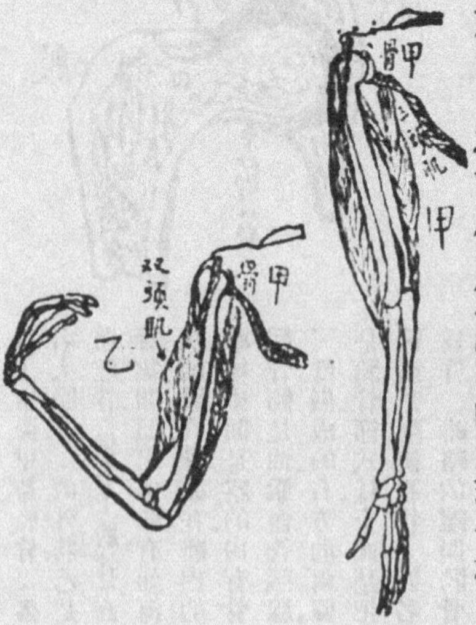

筋肉是紅色的、可用紅色的牛羊肉作一個比例、人身中的筋肉、有五百多副、他的形勢大小、各有分別、試看本章筋肉的附圖、就曉得有圓的、長的、短的、小的了。試把右手放在左上臂、彎動左前臂、就立時覺得臂肉漲大、而且變硬了。再看人咀嚼食物、就見他額旁太陽穴、有蠕動的東西、這是因爲提起下牙牀肉的筋肉動作、所以筋肉的功用、是運動身體各部份的。但是筋肉不單是在人動作時運動、就在靜立的時候、多處筋肉、亦時常收縮、使人的軀體豎直。有很多人坐立時、任隨背部的筋肉寬鬆、後來結果肩聳背高、這等人不但在形勢上不好看、而且使肺部受壓迫、使肺不能作深長的呼吸。所以無論是閑坐、是讀書、身體都要挺直、起立時要像鶴立昂首的樣式、下頷要向後仰、切記不要伸過胸前、胸部應當向前挺出、腹部不可凸出。

凡看這書的人、請細查第六章的附圖、甚麼是坐立的正法、甚麼是不合宜的形狀。

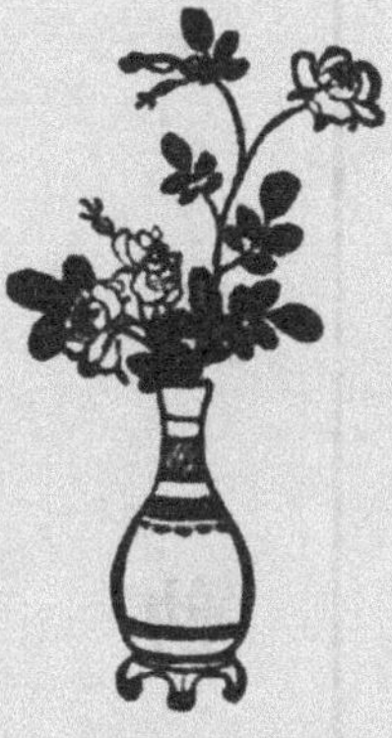

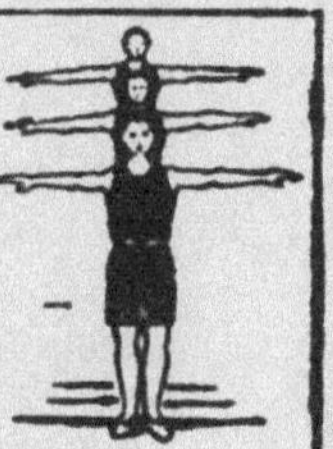

第十一章 運動

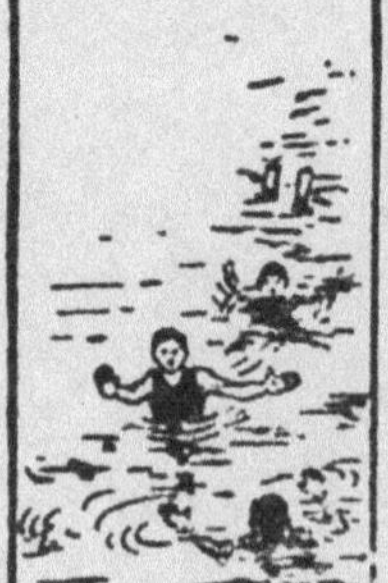

人要想身體强健、先要曉得運動。試看一種不動的機器、一生了銹、後來就變爲無用、這個道理人都知道的、人的身體也是這樣。人若是一天到晚坐着睡着他的脚一點也不動、過了幾天腿就很軟弱、連起來站立也都很有些勉强、一步路也不能走了。所以人若不運動、筋肉就變瘦弱、消化就從此不良、又使血輪失落了殺滅微生物的能力。運動時、心跳加快、身體的各部、就因此多得血的補助、並且使人的呼吸加快、使身體各部多得養氣。俗話說有健全的身體纔有完全的腦力這話是不錯的、因爲體中的筋肉要是不運動、心智就愚鈍了。所以要想有好記心、快加學識的人、一定要每天運動筋肉。試看鐵匠的膀臂、挑夫的腿、又大又强、全是因爲常常運動的緣故。有很多學生和商人腿臂瘦小軟弱的很、是因坐的時候太多、沒有運動所致。有些人以爲上等人、只要用心、不要作工、只有勞働界要用手足作工。這句話真是錯到極點了。要知道運動筋肉、是頂寶貴的作爲、無論老少男女、都要每天用幾點鐘作筋肉的運動、人當看身體健全爲榮耀、筋骨軟弱爲羞辱。當初上帝造人、久已知道甚麼是使身體康健必要的事、所以不但預備補身的食物、又設法要人預先勞力作工、纔可得着食物。他說、「人必汗流滿面纔得餬口」、所以人若每日坐着吃飯、一點事也不做、那是大大違反康健重要的定例了、必使身體軟弱多病、這是一定的道理。運動法子很多、就是平常的手工、如花園的栽種、家庭的雜務、與木工等事、都是很好的運動。還有散步賽跑、游泳打網球等等、也是頂好有益的運動。

學校兒童坐着讀書的時候、若是太長久了、他的呼吸、就漸漸遲慢。每次吸進的空氣很少、心的跳動很慢、腦力就因此不靈、書就讀不熟了。所以教員要給兒童有休息的時刻、任他作門外賽跑、或別的遊戲、除了每日一定的休息時刻以外、更要每天上午下午、用一兩分鐘作深長的呼吸、這樣的運動、兒童的心跳、自然加快、心思也自然就靈活了。

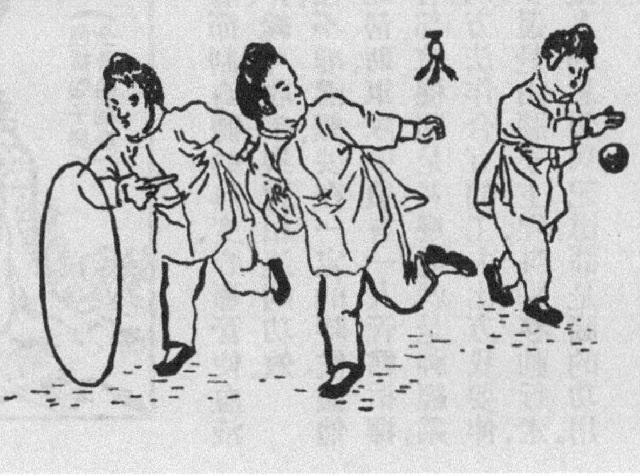

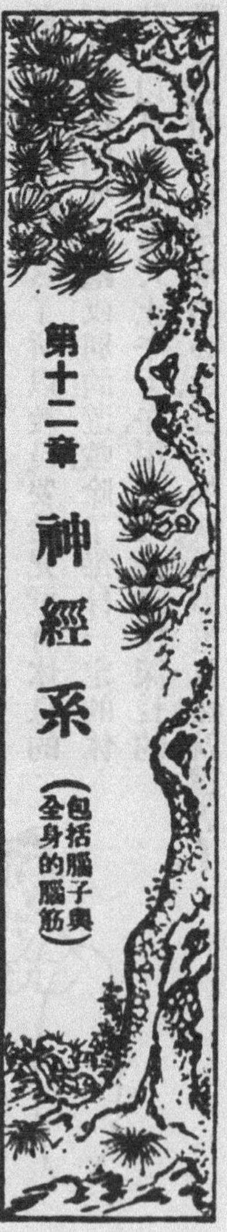

第十二章　神經系

（包括腦子與全身的腦筋）

人身有多數的器官、各有功用、比方胃管消化食物、皮膚節制身體的熱度、心專管使血液週流全身。每一器官、各管各事、但是也要彼此協力工作、纔可收手與臂相連的功效。身體有多數的器官、好比軍隊有多數的軍人、各有責任、不准混雜、要在一定的時候、盡他一份子的職守。最要緊的、是各軍人應當合力同心、彼此帮助、軍隊中須有一人管轄、指揮全隊、人的身體也是這様、也有一種總機關、指揮身體各部。這機關是甚麼呢、就是神經系。神經系的功用、專管身體各部在正當的時候、用合宜的方法、作合宜的工夫。比方我要伸手拿甚麼、就有大腦子主理、叫手移動去拿。或想要散步、還是由腦子主理、叫脚移動行走、至於心、肺、腎、肝的作用、都由腦主使、腦子統轄全體、就是人的思想與記憶、都是腦的功用。

腦與脊髓

腦與脊髓、是神經主要的兩部份。腦藏在頭顱骨中、用市上所賣的羊頭、看裏面的腦髓、大

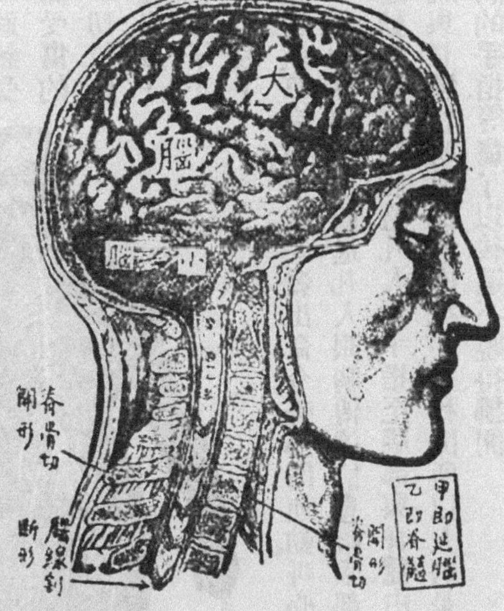

這圖是把頭顱的右方、並脊柱的右方、鋸去、顯明大腦、小腦、延腦、脊髓、並顯示脊髓所發腦腺割斷的情形。

概就知道人腦是怎麼樣的了。但人腦比羊腦大、樣子也稍有不同脊髓是腦的延長物、附連在腦子的下部、形狀好像繩子一般、有小指那樣粗細、由腦部經過一個大口、而到脊柱、脊柱中有一管子、就是藏脊髓的。從頭顱的下端、直達到腰部、而且從腦與脊髓中、發出很多細微的腦腺、遍繞全身、到處都有、就是用最細的針、刺在身上、無論那一部份、頂少總要傷了一些腦腺、而覺得疼痛。

腦與脊髓之功用

腦與脊髓好比一省的長官、住在省城的衙門裏、所有遍佈全身的腦腺、猶如電線從省長衙門、連接本省的各要城、如有某城電告省長甚麼事、省長就復電令某城知事做甚麼我們身體中神經的作用、也是這樣。把那過冷、過熱、受痛受傷的一切信息、報告腦子、但腦子不只是收了報告、就算完事、他還要發出命令、叫筋肉運動、叫心跳或快或慢。比方我要想行走、腦子就叫足的筋肉運足前進。凡人眼睛傳達信息給腦部、說有蛇來了、腦子就快發命令、叫筋肉運動身體快快躲避。凡人從手指至腦部與脊髓、由腦傳遞信息、說手指碰了很燙的東西、腦與脊髓、快叫手的筋肉把手指移開。所以人若是沒有腦腺、就不曉得手指燙傷、恐怕我們的手指等傷了以後、還不曉得挪開。

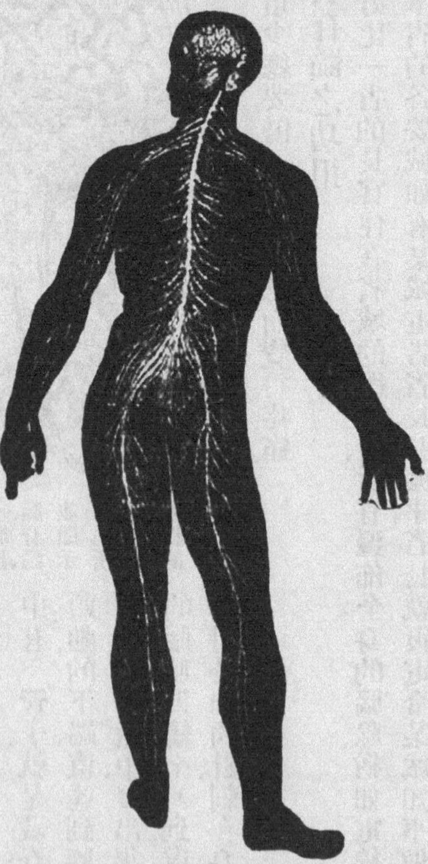

這圖是把人身上的皮膚、及皮裏的肌肉移去、又鋸去頭顱及脊柱的後面、顯出腦髓脊髓來、又有從脊髓發出來的腦腺。

人的思想、知覺、記憶力、與愛惡、言行、並全體各部、沒有一件不是腦子所管轄的、若割斷身體上那一部的腦腺、那一部就變爲癱瘓、不能移動、一點知覺都沒有了、凡好飲酒、或好色過度、患梅毒的、常見有半身不遂、沒有知覺、全是酒與花柳毒所害、以致腦腺與總機關斷絕彼此幫助的功用。

神經系之衛生

健全的神經系、是從身體康强中得來的。要想有健壯的神經、先當注意有合宜的飲食、多得新鮮空氣、更當有充足的眠睡、身心合宜的運動。

人的心靈和神經、以及身體的康健、有很大的關係、並有許多例證、是人所知道的。比方人在困迫羞愧的時候、他的腦腺、使皮膚中的血管放大、臉面變作赤紅色。遇見意外的事、使心跳加快、再受大驚恐時、雖人身沒有發熱、但他的腦腺、使他不知不覺出了大汗、甚至心跳的了不得、或使人發暈、不省人事、只覺得煩惱憂悶、幾天不進飲食、也不知餓。但人在喜悅的時候、胃口轉變良好、身體各部也都舒暢、以上各種、足以證明心靈對於身體的康健很有影響。所以人有正當純潔的思想、纔能保守身體的健壯、又能維持神經的健全。人若常懷邪僻的思想、他的結果、必定招受疾病、有時竟成了癲狂。

人類勝過下等動物的、是在乎有才有智。人既有才智、就能辨別是非、天地間創造的生物中、只是人、是有才智的動物。所以人也是第一能事奉上帝的動物。太初上帝造人、使人有才、有智、本想人類常存正當良好的思想、學習有益的智識、衆人都要依照上帝美好的計畫行。採用才智的正法、約束自己的心、不要生忿怒的思念。因爲忿怒足可傷害人心、如同毒質一樣。〈治服己心的强如取城〉有一種最妙壯心與存真智慧的方法、就是追念創造世界大主宰的善德及權能、更要熟讀聖經、使人的心地可以常常得着平安。

習慣

幼孩的神經系、可比那沒有摺疊過的新衣、全然沒有痕跡、新衣經疊過幾次、那痕跡就成功了。後來若照着舊痕摺疊、自然妥貼、倘想丟開舊痕另換一個摺法、就覺得勉强不合、幼孩也是這樣。從他發動思想言語行爲的起頭、腦中一定有個習慣、正好像衣裳經過摺疊、成有縐紋一樣。從此這少年的思想、言語、與行爲、都照已成的習慣行去、很難更改、俗話說、江山好改、秉性難移、這話眞是不錯的。

人下手做新事、譬如習玩樂器、要一心一意的作去。但如再三作同樣的事、就成了習慣、作時不必要用心思了。比方他是熟玩樂器的人、就是在調絃合拍的時間、同時還可以思想別的事物。凡人無論作甚麼事、有好有不好、總會成了一種習慣、所以人能約束他的奢慾、成就一個美習、但也能因一再思想惡念、就實行惡事、成了一個惡習、成了的人、大半的習慣、都定在二十五歲以前。所以對於兒童及少年、要有正當的教養、是很重要的。因爲只有以誠實美德的事、教導青年人、纔能夠養成他高尙的品格。

人身體上要有正當的習慣、這是要謹愼注意的。比方幼孩萬不可任他吮嘬手指、更不可使他在想得事物的時候、有哭喊的習慣。無論成人、或是孩童、俱要練成以下的習慣、擇一定的時候喫飯、不任意喫各種零食、每日早晨要大便一次、坐立身體要挺直、不可隨便吐在地上、或街道上。喫東西的時候、要常洗手、更要殷勤洗澡。人的身心若是都成了良好的習慣、就可少生疾病、而享長壽了。

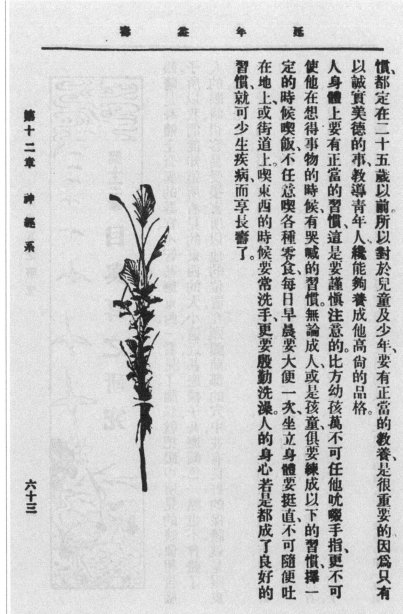

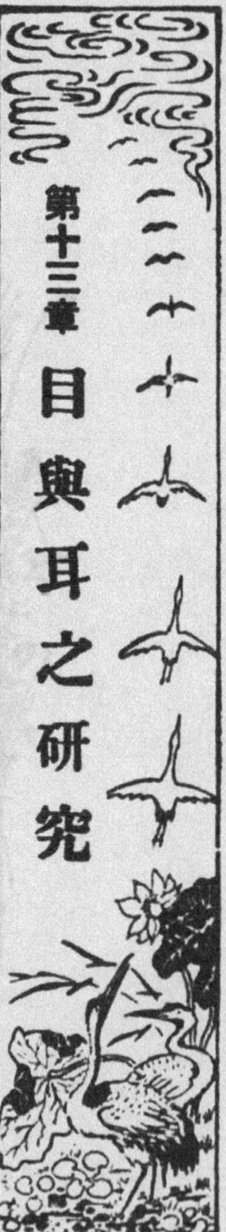

第十三章 目與耳之研究

眼睛是身體上奇異的器官、不管甚麼東西、一看見了、腦腺就把眼中所見的映像、報告腦子。所以我們能知道所看見的東西的大小、遠近、甚麼樣子、甚麼顏色、一點也不會錯了。人的眼睛很容易受損害、所以他的位置在頭顱前部的穴中、並有良好的保護、就是眼皮、眼毛、眉毛等。

世上受苦的人、頂可憐的要算瞎子、他不能作所願作的事、也不能到願到的地方、他生計的方法、是很少的。所以有很多瞎子作了乞丐、而且世上好看的東西他沒有看見過、他一生差不多如囚在暗室裏、過度最幽靜的長夜一樣。而且又不能讀書、所以瞎子要想得着教育、是很困難的。照這樣看來、人當知怎樣注意保衛眼目、不使受傷、免得作了一個瞎子。

目之生衛

小孩的眼睛、要謹愼保護、在嬰兒一經墜地、就要用硼酸水洗眼。（參看五十三章藥方第一條更

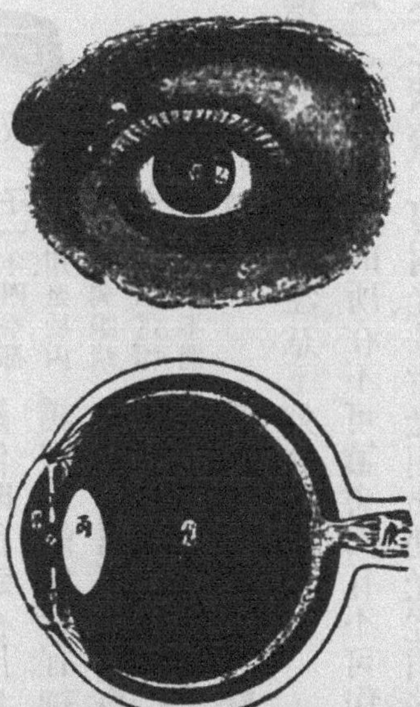

上圖是人眼睛的外狀、甲是睛人、乙是睛簾。下圖是把人的眼珠中央由前至後縱割爲兩半、好顯出眼珠內的狀態來、甲是眼珠小房水、乙是睛人、丙是眼珠、丁是眼簾、戊是大房好像膠質、己是腦腺衣、庚是視覺腦腺。

參廿三章）嬰兒睡覺時、要用透空氣的蚊帳遮密、使蚊蠅等蟲、不得接觸他的眼目爲患。天熱時有很多患目疾的兒童、眼中包滿膿水、蒼蠅飛集在他眼皮上、不但吸膿水、他的脚上也沾染了膿水。飛開後、又飛集在沒有目疾的兒童眼上、那蒼蠅脚上所沾染的膿水、隨卽進到這兒童眼裏、不久這孩子又染了目疾。後來一傳十、十傳百、這不是爲害不淺嗎。

凡孩童讀書的房屋、要有合宜的光亮、還要預備低小的椅子、使他坐着雙脚可以踏地、桌子也要低、使兒童把書展開在桌子上、能得坐直讀書、使他所讀的書、離開眼睛約有一尺、書裏的字、要擇用大而淸楚的。凡兒童若患痳症、紅痧、天花等病、好了以後、要停幾十天、纔能上學、因爲這等病症、很傷眼目。

常看見有人被灰塵眯了眼睛、用手指或不乾淨的手巾、或用破布揉擦、不知不覺、把手巾或布上的微生虫、引入眼睛裏去。因爲手指接觸各種不潔的東西、手巾揩擦鼻涕、或別種不潔淨的東西、就不免有致爛或發膿的微生物、這些微生物一入眼睛、就覺激刺疼痛、不久就發紅出水、再過幾時就生膿。所以切不可用污穢的布或手巾擦眼睛、假如有細粒灰塵眯了眼睛、可用硼酸水幾滴點入眼中。(參看藥方五十三章第一條)若是手邊沒有預備這藥、可先用潔淨的溫開水洗淨、除去眼中的灰塵、這法子也比用手巾或布擦好的多了。

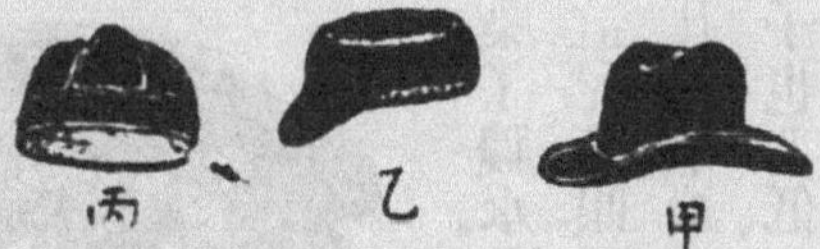

這圖是說明帽子關係眼睛的衛生、若是帽前有簷的、很能保護人的眼目、如甲乙二圖的樣子。一年四季都可應用、至於丙式、那就與眼睛有害了、因這帽子的製法不能遮蔽光。

人在行路時、被日光曝晒、若不戴帽子、是大大的損眼目、所以無論何時、行走在日光中、一定要戴帽子、帽子前部要有邊、足可遮護眼目的爲合宜。細想中國那些害眼的、和看不見的瞎子、平常戴沒有遮護眼目的瓜皮帽、也是一個原因、而且吸煙飲酒、也是大傷眼目、飲酒人的眼目有紅色、吸煙人的眼目有黃色、這兩樣的人目力必不甚好。要想保護兩眼不傷、沒有病、除實行以上所指示的以外、還要注意下列的各條。

(一)光亮不足的所在不可讀書、而且不可作眼目須切近的工、如繡花等事。

(二)讀書不可對光、要背光而坐、使光從肩後射到書上。

(三)凡讀書及一切須用切近目力的工、必要有時使目得休息、或閉目幾秒鐘、或看窗外遠處的天空以及綠樹青草幾秒鐘。

(四)凡有細粒灰塵眯目、不要用手、或手巾、或布揩擦、只要用硼酸水洗。如遇手邊沒有預備、或不能買着時、可用潔淨的溫開水洗濯。

(五)切不要用別人所用的東西、如手巾、肥皂、臉盆、抹布等等。若用以上所提別人用過的東西、恐怕這種的東西上、有致目疾的微生物、傳入自己的眼中了。

(六)不許理髮匠用甚麼器件刮眼、恐怕傳染目疾。

(七)燒飯的煙、能大大的損害眼目、若是烹煮食物的爐灶、不裝煙囪、那滿屋的煙、觸鼻刺目、若每天三次如此、他全家人口的眼目、必都要受累。所以無論那一家、都要裝有烟囪、費錢不多、使爐煙外出、免得眼目受傷、及不舒暢等事。

耳之衞生

試看本章附圖、就知道耳朵分爲外、中、內、三部。外耳如漏斗的形狀、伸出頭的兩旁。這是因爲要收聚聲浪入中耳、直達到內耳。中耳有通氣的小管、連接咽喉、若是這小管閉塞、結果就是耳聾。凡人受了寒涼、鼻孔與咽喉、就要發出粘液、喉耳交通的氣管內層膨漲起來、把管子阻塞、這是致耳聾的一個最通常的緣由。

耳與喉管既已傳染傷風的病菌、由此就蔓延到中耳、有致爛生膿的微生物生長在中耳等到遍滿了膿水、耳朵就覺得疼痛、所有的膿水、多集在耳鼓處、耳鼓就要爛穿、成了一個小孔、那就看見耳中的膿水淌出來了、這種耳症的治法、請看四十七章。

下列諸條爲耳朵衛生的要點

(一)耳蠟有重要的用處、味是苦的、虫類因有耳蠟不得入耳內。所以不要挖去、也切不可任理髮匠用耳挖除去、若是耳蠟變硬、阻礙聞覺、可照四十七章的方法去掉。耳蠟越挖越生、越要竭力除淨耳蠟、耳中反滿有耳蠟、若不去動他、那耳中的耳蠟、反有一定的容量、再者耳中所生的毛、很有用處、很好保護耳孔、使蟲及塵垢不能侵入、所以切不可許理髮匠刮去耳毛。

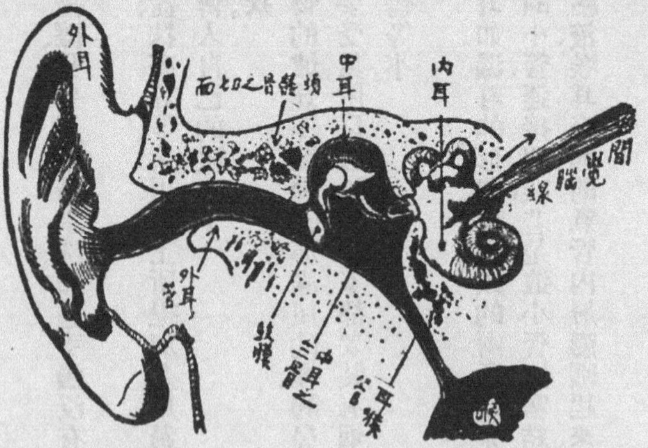

這圖是把人頭從耳的中央左右鋸開、取耳的三部作個例子、就是中耳外耳內耳等等形式。

(二)若有小虫進入耳內、頂好用溫芝蔴油、或別的淨油幾滴、灌在耳中、這個法子可以殺虫、或逼他出來、以後再用溫水洗淨。

(三)不要過於用力擤鼻涕、若用力擤鼻、就逼迫鼻中的微生虫從耳氣管、進到中耳、甚至成爲耳聾。

(四)切不可用手掌打小孩的耳門、恐怕傷害他的耳朶、或成了聾子。

(五)切不可把甚麼東西放入耳內、如銀錢、或碎紙等等。

(六)若與小孩說話、他沒有立時注意、或因爲聽覺不靈、且不要打他、先要試驗他聽覺是怎麼樣、因爲有時小孩頑執、好像沒有聽見、這實在是因爲他聽覺不良的緣故。

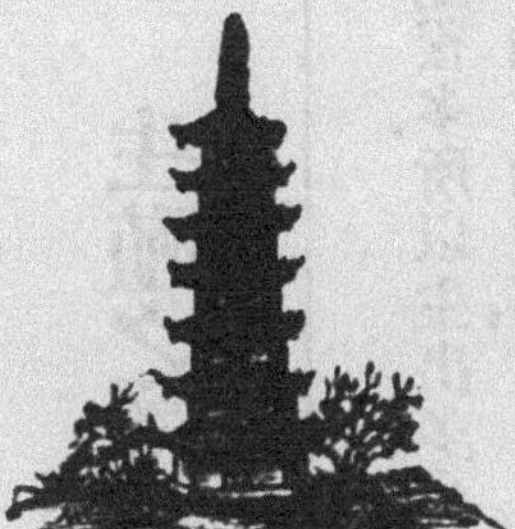

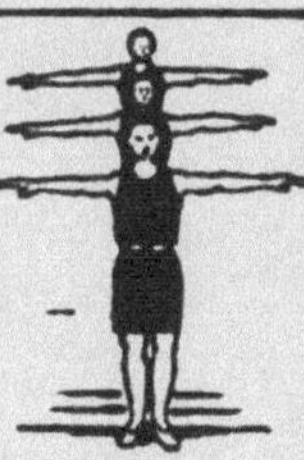

第十四章　生殖之道男子須知

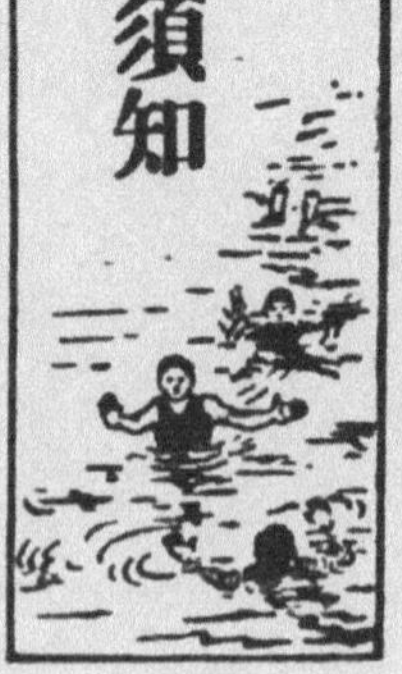

世人對於男女生育的衛生、缺點很多、所以生出多少很沉重的病來、且又使人陷入很多傷身的惡習、所以本書一定要詳細討論指導、有多少人不曉得生殖（即生育亦名孳生）的眞意、就錯信一切虛浮的事、聽從很多損害的習慣。論到生殖是動植物都有的功用。子粒種在地裏、就發芽生長、成了樹木、後來結多少子粒、與起初種植的子粒是一樣。禽鳥配合匹偶、搭一雀巢、從蛋裏孵出的小鳥、還是與大母鳥一樣。男女結親、生育子女、相貌多像他的父母。所以人類要想孳生子女、先要由男女各任一份的事、纔能得着生育、至於男女頂大的分別、不是在乎身體的形式、乃是在乎生殖器的不同。

男女在幼小時、除了外面生殖器不同以外、沒有甚麼大分別。現在先論到男子。男子到了十五六歲時、身體就有改變、這時候已達到發身的時期、這時期還沒有完全成人、至少還要等七八年、纔可長爲成丁的身量。所以每一個男子、必等到廿四五歲、然後身心的能力、纔能完全長成、這時纔可婚配、也有為父的資格、男子到這時期、面部就長胡鬚及毛、也生毛在液下、與陽物周圍、聲音也改變、生殖器漸漸漲大、睾丸開始發出含有精虫的精液。但是男子到這時期、最容易養成一切的惡習、父母師長、若不乘機謹慎教導、受害更加容易。頂好叫他多作戶外的一切雜工、或游戲、或幫助他的父母、不要同有損的朋友往來。頂要緊的、定要受道德上良美的訓導、不可輕忽。為父母的、宜教他敬崇在天上的大主宰、每日讀那最好的書籍、就是聖經。因為一切的書籍中、所含幫助少年做成良好習慣的教訓、沒有比聖經再好的。

男子生殖器及其生理

男子的生殖器、含有陰莖、陰囊、陰囊裏頭有兩個睾丸、陰莖尖端、約有一寸長的膨大部、名叫陰莖頭、這陰莖頭上的皮、寬鬆可以伸縮、名叫陰莖包皮、若是陰莖包皮、不能縮後、使陰莖頭顯露、就不算是天然的狀況、須要請名醫診治。在包皮下聚有白質的污穢物一厚層、若不時常洗淨這物、就要發出臭味來、使陰莖頭發生奇癢、遂使男子時用手搔癢、久而久之、就養成手淫的習慣。

二睾丸在一囊中、名叫陰囊、睾丸能發生精虫、精虫非常的微小、要用顯微鏡纔能看見。當精液射出的時候、精虫也從精管而到尿管、就從陰莖射出。當男女交媾時、這精虫射進女子的陰道裏、有一個精虫、與女子的卵子、混在一處、那卵子漸漸長大、等經過二百八十天、就完全成了一個嬰兒的形體了。

遺精

有生白液的腺兩個、與尿道相連、男子一到發身的時期、這兩腺就漸漸發生一種白色液汁、多少不定、凡身體健壯未曾結婚、及不犯淫的少年、每十天或幾十天、必從腺中射出液汁一次。也有一月或二三月一次的。這腺液的射出、常在夜間睡的時候、也有因作情夢遺出來的、所以名叫夢遺。這不是因爲有病而來的、少年人不要驚怕、不要誤受市上藥房廣告的欺哄、說這是有損生育力的謊話。若不是不到十日的常遺、或遺精後次日覺得頭痛疲乏、就都不是病。若果有此症、可請良醫診治。凡潔淨的少年、不看淫書淫畫、及不存汚穢思想的、或也是有的。凡犯手淫看淫書淫畫的少年、夢遺可以使他失力、並有絕大的損害。

節慾

甚麼是節慾呢、就是對於未婚的男子說、完全不犯淫事、對於已婚的男子說、房事要加上節制、每一個身體健壯的少年、在未婚以前、遇有慾念發動時、如果盼望後來常有强健的身體、得着良善的賢妻、而生强壯的子女、就要盡力把慾念遏止。世界上有無數的少年、任情縱慾、竟至犯手淫或野合的惡行、這實在是戕身最厲害的事。

手淫

手淫是一個大惡習、人在孩童時期、多有患的。因有時看護孩童的人、用手摸孩童的陰莖、以爲娛樂、所以幼孩就成了習慣、後來自己也用手摸陽物爲樂、久而久之、就成了一個好犯手淫的人。論到抱孩童的方法、負在背上、縛在腰間、都不相宜。因抱時一經行動、使小孩生殖器、時常磨動、等到這孩子長成、他的陰莖從前常常經過一種磨動、就能使他有犯手淫的惡習。少年時也有由效法不良的同學、得了這不潔的惡習的。又有因陰莖皮包裹太密、使他陰莖受激刺發癢、少年搔之、也漸漸成爲犯手淫惡習的人了。所以若見孩童搔自己的陰莖、就快請醫生診治、頂好是割開陰莖頭的包皮。

少年每犯手淫一次、就耗却生命與能力的一部份、如同割開血管、放血液數兩一樣。若照例每一日或二日割開血管放血數兩、對於人身有怎麼樣的大損害、壽命不是就因此減短了嗎。這是人人都知道的、手淫的害與割開血管一樣、爲害沒有底止、而且對於道德方面、也必日見敗壞。若不早除此習、不但輕賤自己、也不能成爲有用的人了。要想戒除這種惡習、第一個方法、就是要割開陰莖的包皮。

男女野合之害

世界上最有損害、和最惡的事、就是男女私相野合。一、是喪失道德、作出卑鄙不堪的罪惡、

一、是自失人格、樂與禽獸同等。況且野合的事、更是萬惡的首領、應當受最烈懲罰的結果、不但是喪失了良知、成了廢人、就是尋常的懲罰、也必患各種很重的花柳症。常有圖一次野合的快樂、受幾年痛苦的累。所有花柳症裏的橫痃、下疳、魚口、白濁、楊梅、毒瘡等等、都是的這種病症、在本書第四十二章內說明。

我們在天上的主、論到人野合的事、發警戒的話說。「不要自欺、上帝是輕慢不得的、人種的是甚麼、收的也是甚麼、順着情慾撒種的、必從情慾收敗壞。順着聖靈撒種的、必從聖靈收永生。」（加拉太六章七八節）救世教的聖經、也論到娼妓等說、「因爲被他傷害仆倒的不知多少、被他殺戮的而且甚多、他的家是陰間之路、下到死亡之宮。」人在沒有作出邪淫的舉動以前、必先有邪淫的思想、這就可以曉得人的心地、若懷着不道德的思想、（指淫慾）那影響如同實行不道德的行爲一樣的大。所以上帝發懲戒的話說、「你們聽見有話說、「不可姦淫、只是我告訴你們、凡看見婦女就動淫念的、這人心裏已經與他犯姦淫了。」（馬太五章二十七八節）

克慾之道

男子在沒有娶妻以前、應當謹慎自守、（即不與婦女野合）這是不難作的事、也是防備他身體的康健受傷害。試想一想、女子若先與人私通、後來男子就沒有想要他作妻子的、這是一定的道理。因爲青年人所盼望的匹偶、誰不想求貞潔的處女呢。女子既然要守貞潔、男子也當如此、沒有甚麼分別。男子不但在未婚以前、要節制情慾、就是已成親以後、對於房事也應當有節制。男女交媾的目的、本爲生育子女、男子切不可以爲已經成親、就放縱情慾。而且爲丈夫的更有一個必須注意的事、就是妻子在天癸期內、或懷孕期內、或生產後三月以內、都不宜交媾。假如在受孕以後交媾、往往發生小產的事、卽或幸而沒有小產、也必損害婦人的神經系、更要危害子宮內的胎兒。

無論已婚未婚的人、有時或是情慾激動很强、可以用法子制服他。古時亞洲東南附近的地中海、有幾個城、有一個名叫所多瑪城、城裏的居民姦淫野合、放縱無度、以致到現在西國凡邪淫的人、都叫他爲所多瑪人。查考歷史、說這城所以這樣腐敗淫亂的、沒有別的緣故、都只爲好喫懶做而來的。目下的情況、同從前一樣、凡是不勞心力、而食物過多的人、勢必有過分的色慾。以致犯和姦、或手淫等等的惡習。人要是想保身自潔、節制情慾、不宜多進烈性的食物、也不要多吃肉類食物、頂好是水菓、或堅殼菓(如核桃栗子花生)五穀蔬菜。又查平常妓館的住處、每在酒館靠近的地方、想這個理由、明知飲酒所受第一個影響、就是能激發人的情慾、自己不能禁止、就要誤犯野合的罪了。人吸煙害處雖沒有酒的猛烈、但也有激發慾火的效力、更有濃茶、咖啡等、也是這樣。所以人若想保身自潔、頂好戒絕煙酒等等爲妙。再者淫書、淫畫和污穢的歌曲、也是足以挑起邪念的。每天要大便一次、不然腸中貯積廢料的毒質、就激動生殖器的腦腺、發出淫情來了。若要知道每天大便一次的方法、可讀廿九章。更要多飲開水、是極有關係的事。因多飲水、能制止慾火、而且使排洩的尿、成爲平淡、不致激觸膀胱或尿道。人的眠睡起牀、都要早一些。每夜去睡的時候、不可過九點鐘。每天至少要運動身體、或作勞工兩點鐘。勞力運動、要奮力使身子出汗、這也是免了情慾的一個方法。要常洗澡、最好每天把陰莖洗淨、凡有陰莖頭包皮過長、不能使陰莖頭露出的、每日必須洗淨。制止淫情激起的方法、就是奮力運動、或用冷水洗身、若有不便洗全身的、可以只用冷水洗陰莖、到幾分鐘的工夫。我對於制止淫念的事、前頭已經說過、這事是必須竭力注重的、經上說、「因爲他心怎樣思量、他爲人就是怎樣。」（箴言二十三章七節）常生淫念的人、每見婦女、就動淫心、後來就由思想作成實事了。所以人要用心讀書、專門存好念頭、立高尙的志向、盼望作有用的人、因爲用功讀書、或奮力操作、身體就沒有閑暇、心思自然不生淫念、心强身體也自然健康了。人要常記得古時俗話說、懶人的腦海、是魔鬼的工場。查現在各國犯淫慾罪愆的、一年比一年多、少年人受害的不曉得有多少。最厲害的、是把生殖器用的不當、就能促短人壽、正如西國俗話說、「燭燒兩頭」、意思就是說有加倍的損害。

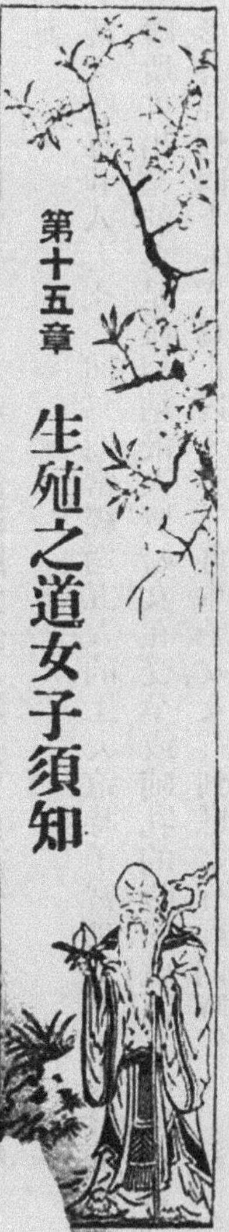

第十五章 生殖之道女子須知

人類生殖器奇妙的事功、男女有同等的分任、但女子的擔負、比男

的生命、本來在母親的身體中、受母親的多方保護、

最初一年半、大蓋靠母親的養育、可有保

應當趕快醫治

女子之發身期與月經

女子從十三到十五歲、就到了發身的時期了、這時身上有種種的變
子女腋下與陰部有毛發生、胸部漸漸廓大、全身增長比前加快、那就是女子月
時期。

月經大概每廿八天來一回、每回常經過五天的工夫、這時子宮裏的黏膜表層的一部分剝離所排出來的多是血與粘液、大概婦女在受孕或哺乳的時候、就沒有月經、照普通的情形、月經到四十五歲爲止、以後不能再生子女、女孩到應當行經的時候、而月經還沒有

來的、就當設法醫治、至於醫治的方法、本書第四十二章說的很詳細、也有女孩九歲、或十歲、(此指生於熱帶中的而言)已見月經的、一見月經、那女孩、就能受孕生育子女、但是這女子、假如在這時嫁人、就生育子女、最是不自然的事、因爲女子到十歲或到十七歲、還是幼稚的時代、身心還沒有完全發足、假如在幼年受孕生育、他的體格、必不能完全長成、身量一定短小。母身既未完全長足、子女必不能健全發長、所以女子最早必須至二十歲、然後出嫁、或至二十二歲更好、若幼稚的女子出嫁、不但損害身體、就是對於道德上也有種種的缺憾。

女子之衛生

凡爲母的、應當曉得生殖器的作用、並保衛的方法、要把一切所知道關係生殖的理由、切切的教訓他的女孩。那末這女孩的道德與康健、可以安然保全。有很多女孩到成人後、對於生殖理還茫然不知、但從他不道德的同伴、聽了不好的話、就作成了種種的惡習、無論大小女孩、都要時常洗淨生殖器的外部、不然就要因汚穢發癢、女孩用手擦他的陰部、結果就犯了手淫、還有爲父母的、任女孩裸露陰部、這是最惡的風俗、凡不禁止這風俗的國家、怎麽能教國民有高尚的道德呢。多年前日本曾制定一個法律、禁止本國爲父母的製作露出下體的衣服、給他們的兒女穿

第十五章　生殖之道女子須知

男女幼孩、不可同睡一牀、因爲這樣、雖然是幼小的孩提、也容易染了惡習。又小孩幼小時、爲父母的就要不許他摸擦陰部、因爲這樣、很容易使幼小的女孩學得手淫的惡習。女子發身的時期、在初見月經時、爲母的應當詳細指導。月經期內頂容易受寒、最宜保重、月經來時不宜過於勞動、每夜要有九小時或十小時的眠睡。所排洩的、須要用紗布包潔淨的棉花、或乾淨布剛吸取。常見有些女子、用污穢的布、或草紙作這個用處、眞是有害的習慣、因爲照這樣做、常使女子陰部外唇發癢、起腫生膿泡、甚至能使生殖器的內部致病、女子經期的幾天以內、身體一切不潔諸部、要時常洗淨。洗時用熱水、再用手巾擦乾、就不致於受涼、但在這個時期內、總要以謹慎潔淨身體爲要。

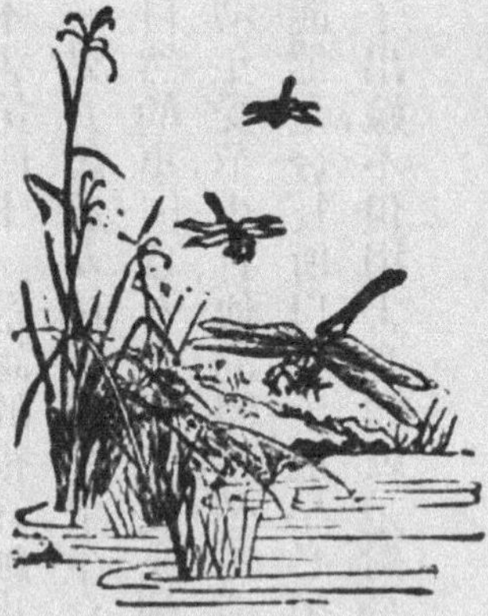

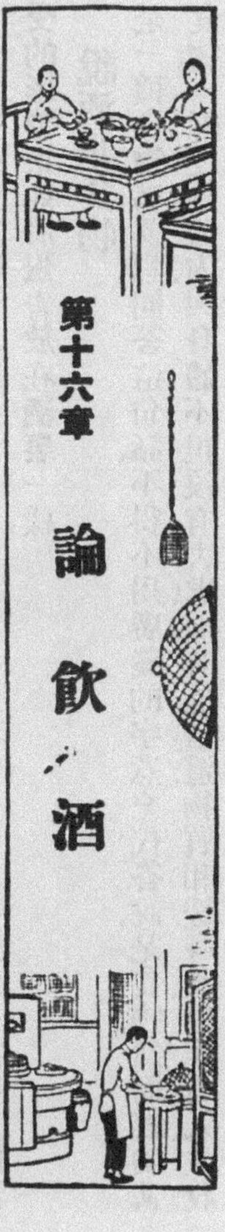

第十六章　論飲酒

幾年前有一班法國熱心的人、覺得本國人民、每年沒有加多、只見減少、就決計細細查考、爲甚麼死亡的數、反比生出的數還多。後來查出幾個原因來、這主要的原因、大概因人民飲酒的緣故。因此他們所具的報告、除說明別的原因以外、曾說到飲酒可以使人失落天然的愛情、忘了爲子、爲夫、或爲父應盡的天職。又使工作的能力衰弱、甚至爲作盜竊的媒介、一變就成了習慣犯罪受刑罰的人了。不但是這樣、又足可作各種險症的導火線。如風癱、胃炎、肝腎受病、以及肺炎癆病癲狂等症、都是從飲酒來的。而且他的血管也能發生病狀、所以飲酒的人、不但是容易使各種病魔侵犯、而且醫生都說病在飲酒的人身上、治好的希望、比平日不飲酒的人、少的多了。

看這報告、確實證明飲酒眞能害人的身體、沒有一點益處。英國前宰相葛雷斯教氏說戰事、荒年、瘟疫、三個大災、是相連的痛苦、但還不如飲酒的危險可怕。

酒之種類

酒不算是天然物乃由別種物料醞釀而成的一種腐汁。如米、穀、大麥、小麥、雀麥、葡萄等、都能做酒、但酒麯爲做酒的要素、他的作用能使穀菓中所含的汁漿、糖變成酒精。無論甚麼酒、如惠司克、白蘭地、燒酒、啤酒、紹興酒、以及凡名爲酒的、都含有酒精在裏頭、不過所含的分量多少不一、有每百兩酒中含五至十兩酒精的、也有每百兩中含五十至七十兩酒精的。酒精是個烈性的毒物、人雖飲了不多純粹的酒精、立刻就要喪命。若用一個比喻告訴飲酒的人說、酒毒與砒霜一樣、他一定不相信、但是有很多的法子可以證明、使人可以看出我所說的是不錯。這法子就是把一條胃虫、或一條魚、放在清水碗裏、另外按着水的分量、加入百分之一的酒精、這個虫、或魚、不久就死了。還有一個法子、就是用蛋青滴在惠司克酒、或醇酒內、那蛋青必立刻就凝結、變成白色堅實的物質、如同滴蛋青在滾水裏、或熱鐵上一樣。換一句話說、人的心、肝、胃、腎、肌肉、都是與蛋青的質料一樣、於此可證明人飲酒所受的影響、正如將蛋青放在酒裏一樣。

說酒非食物

酒是一種食物嗎、要想回答這句話、不得不用廣義的字意來代答說、是食物、然而無論甚麼食物、一經運到體內、與身體不但沒有害處、而且能借這物質和煖身體、振作勇氣、並收

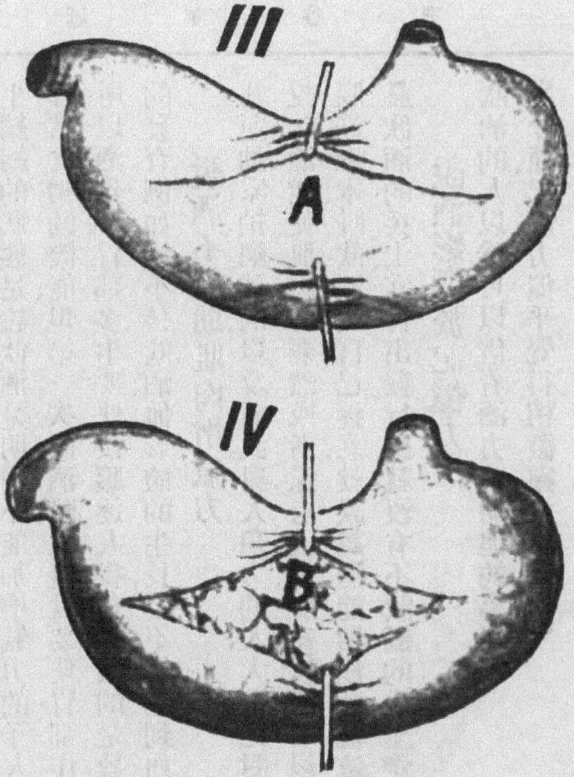

以上的圖、就是割開一個康健人的胃、現出胃裏的紅膜、那個狀態如同III圖的A處。凡嗜好飲酒的、日久他胃內紅膜被酒毒所害、發生紅腫往往顯黃色潰爛的形狀、這形狀如同IV圖的B處、所以酒徒常有胃痛食滯等等的毛病。

發育[illegible]在胃部上不是消化液用以不消化[illegible]不是食物所以到食道以後便不消
化、又不改變、流到血裏、還只是酒、酒在體內流行、經過的臟腑各部份、都遭酒力的損害、發生綑縮的狀態、足證飲酒是明明不能加增氣力的了、人在脾胃健全時、自然有消化一切尋常食物的機能、但第一次飲酒時、大概就要使胃部作惡嘔吐、因爲胃看酒如仇敵一般。所以酒到了胃部、多半要快快驅逐、人得食物、爲的是發育軀體、酒能反對發育、或阻碍人的發育、例如使小孩飲酒、他形體的生長、必不能達到如沒有飲酒的孩子同樣的程度。

說酒不能助肌肉增氣力

凡運動家、拍網球的、以及練武、與人角力的人、大概絕對不飲酒。近世各處的醫學家、也都說飲酒能使肌肉孱弱、然或者還有人說、覺得飲酒可以增加氣力的、這是因爲酒力能使腦筋癱木、叫飲酒的自己迷惑、就誤認酒能助他壯健、這是在交戰時、屢次證明的。凡是早晨飲酒的兵士、當日出發、行路就沒有不飲酒的兵士走的遠。

說酒影響於記憶力

飲酒的人、以爲可以借着酒力幫助他的思想、還[illegible]幾分鐘、記憶力似乎覺得稍微靈活、思慮也[illegible]的地步、不是沒有飲酒時的原狀了。就是[illegible]

一定要與平常的態度相反。平常雖是不多
來的意識、他的言行、全出乎禮貌以外了。人在
就想要安靜些、最後就身體疲倦想睡、這沒有別
位醫生、試驗得腦子受酒力工作的影響、記在下面。這
三兩、到第十二日、覺得智能比沒有飲酒的時候差多了。因他省
分鐘內加四十個數目、後來因爲飲酒三兩、到十二天後、每行每分鐘只可加廿四個數目。
又在他沒有飲酒時想記詩一句只要兩分鐘、等到飲酒十二日後、定要六分鐘、纔能記憶。
飲酒項傷腦力眞是極明顯的一個見證。而且尋常足以容易發現的事、就是癲症。

說酒之影響品行

人都有天生的良心、用他分辨是非、但酒的魔力、很能消滅這種能力。請看世人所犯各樣的罪惡、如毆鬥殺人、姦淫等等、以致作了囚犯的、大半都受了酒的害。刑事審判廳記事錄上所寫的、很多的罪犯定了極刑的、他的罪案、多是受了酒的影響。

美國堪色司省、因爲飲酒的影響、很損人民的道德及社會中普通的幸福、所以訂律禁止製賣酒類。律法定後、很收良好的效果、現在引證在下面這個律法由堪色司省法部在一千八百八十年分通過宣告戒有居民十萬人、五方雜處、品類不一、內中普通的工人很多。

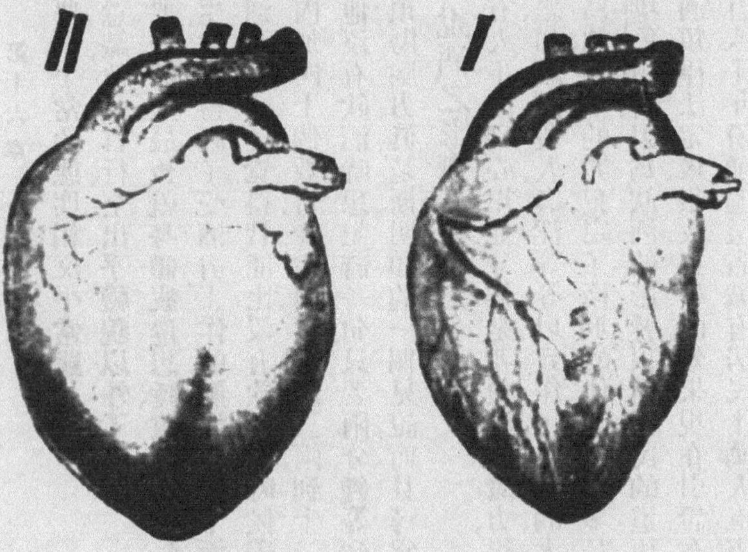

以上的第一圖、就是健康人的心臟、心臟本是紅肌肉。人若嗜好飲酒、心臟大受酒的虧損、就把鮮紅的肌肉、因被酒的緣故變成一種黃色油脂類質、如第二圖上所畫的狀態一般、

在先前法律沒有頒行的時候、城中酒店有二百五十六家、賭博場二百六十所、妓院六處。現在這三樣營業都沒有了、城裏的市面比從前興盛多了。並且這律法成立後、人民存儲銀行的欵子、較律法未頒行以前、每年多金洋七十五萬元上下。各級學堂肄業學生的數目、也勝過往年。就是城內銀行所存貯的貧民恤欵、現在也已經減少了三分之一。從前這城用作供給巡警起訴罪犯的欵子、每年需金洋二萬五千元左右、目前所用的數目已經大大的減少了。設在城內、及省中的很多監獄、大概都空了、沒有許多的罪犯。在從前准許人民製造酒類、以及晏飲為樂的時候、這些監獄內常有擁擠不開的景況、真有一天一地的分別。

說酒能致病

飲酒的人以為每天少飲一點、未必有大害、但若能夠使他看見自己的肝、腎、肺、胃、與血管、他就曉得這些器官都已漸漸損壞了。人體中本有一種抵抗疾病的力量、這種能力、酒能消滅、或破壞他。既被酒力消滅、那末體內的器官、已失落了健全的效用。所以好酒的人、容易患肺炎、肺癆、霍亂、瘟疫、腎病、以及痢疾等等。老實說一句、就是好酒的人比平常人(即不飲酒的人)容易得病、既有了病、痊愈的機會、又與平常不飲的人差的很遠。

飲酒的人、不但是身體受害、而且也連累子孫。查瘋人院中所養的呆兒、在一百人中、竟有四十一人、是因他們的父母飲酒、遺毒與他們的。

說酒能促短人的生命

各國人壽保險公司、查凡飲酒的人、所享的壽數、沒有不喝酒的人壽長。他曾說同是一樣的人數、以飲酒的與不飲酒的相比較、在飲酒的人中患病的數目、要比不飲酒的多一倍。又同是一樣的人數、飲酒的人中死亡的數目、比較平常不飲酒的人、也多占半倍。例如有飲酒的人一千、另外又有一千人、平常是不飲酒的、兩下的比起來、那死亡的數目、凡飲酒的人中死了三個、不飲酒的人中、只死了兩個。這是實在的事、乃是憑世界各大保壽公司的報告而說的。由這樣看起來、人因飲酒的緣故、就要減短四年或到十年的壽命不等。

酒是有益的藥品麼

醫生用酒治病、已幾乎成爲醫道中的老法子了。然在目下醫生少有用作內服的了、因爲酒並不能治病、且有很多樣的病、反因酒加重的。平常把酒作爲有益藥品的計畫、不過用他摩擦皮膚、療治某種外症。新聞紙上常有某牌的酒、可以開胃益元、這話眞是荒唐已極了。要想保病人得安全、頂好是除掉一切酒類。

如何可以戒酒

戒酒頂好的方法、是住醫院、由醫院設法戒除。但人的情形、常有不同、也有不能這樣行的、也不能說這是不能改變的辦法。但是緊要的關頭、就是在乎人有決心、纔能戰勝這個惡習慣。所以假如有一個人、專心求上帝的扶助、要改了這個習慣、自然不難、因爲上帝能給人力量、使人戰勝酒的嗜好。

我們要知道飲食裏有多少種類、能引起人的酒慾、就是各種的肉食、以及重加香料的食品。人要想戒酒、首先當戒除這些食物。還有一件、是戒酒絕對需要的事、就是停止吸煙。因爲細查各種飲酒的原因、多半都是因吸煙作他的導火線

對於飲食上要注意的、就是多吃水菓、多飲清水、不喝茶及咖啡等物。對於健身所要注意的、就是每日用熱水洗澡、洗完了再用冷水一小盆、擦洗全身、後來隨即把皮膚抹乾。還要常到空場多吸新鮮空氣、時間越長越好。再者每天要注意運動到出汗爲止。

酒不可放在家中、也不到賣酒之處、並要遵行以上所提的條件、如此好酒的心、即可除去。

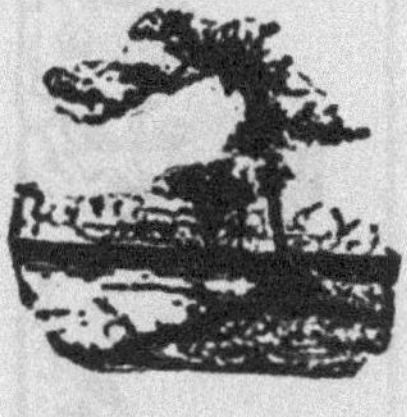

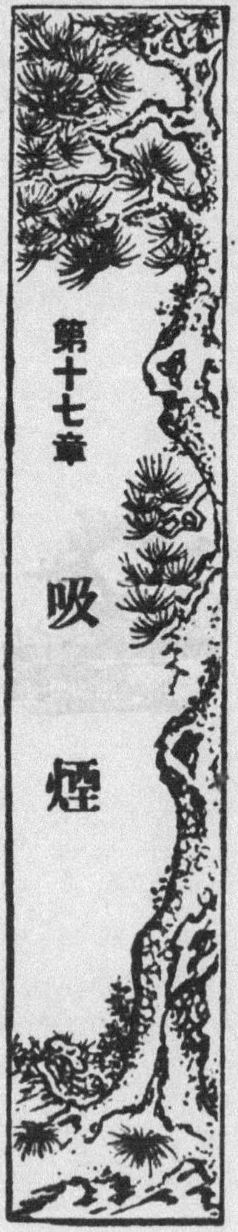

第十七章　吸煙

生長在世界上的植物、種類很多、有的是人類靠他生活的、有的是鳥獸靠他生活的、也有靠他作爲衣服器用的、然也有幾種除了靠他毒死有害的昆蟲及鳥獸以外、就沒有別的用處、然煙草就是此類植物的一種。這草的種植燃吸、有人說由美洲土人傳開的、也有人說在美洲土人種植以前、中國就早已種植吸用、誰是誰不是、沒有法子查考。然無論最初種吸的是那一國、或那一個人、但我敢斷定說到了如今、環球各處男女老少、貧富文野的衆人、少有不喜歡吸煙草的、卽南洋海島裏、不穿衣服、殘殺同類、吃人肉的野人、他種吸煙草、也與歐亞美三洲相同、這是我們確實知道的、現在全家老少人等、皆吸香煙、或是旱煙、也看見很多的了。無論到甚麽地方、想找一處沒有煙氣撲鼻的所在、那是很難。凡街上、車中、船上、都有吸煙的吐出煙氣如雲霧一般、把淸潔的空氣、都被他汚穢了、一切的動物、都不能使他吸煙、惟獨有這吸煙怪癖、不怕把自己的口鼻作煙囪的就是人或有人問說、這個煙到底與人身體是有益的、還是有害的呢。我就回答說、煙實在不是保持人身康健的東西。我常看見不吸煙的人、身體的壯健、壽命的長久、只有過於吸煙的人、卻沒有不及他的。當吸煙的惡習初傳到泰西各國時、那國的元首、都知道這是害人的毒物、就定了律法禁止、差不多像中國對於鴉片煙一樣。二百多年前、俄皇下過一道諭旨說、初犯吸煙的受鞭撻刑、再犯的就要割掉他的鼻子、三次犯的就要鎗斃他。波斯吸煙的都定沖軍的罪。這是他國的律例。然而各國從前律例雖禁止吸煙、後來元首官吏還是都染這惡習、律法就失了效力、竟廢除不用了、這眞是很可歎的事。

煙爲毒物

乾煙葉、每百兩中含殺人的毒質二兩。這毒質名叫尼哥丁、比砒霜更毒。試放一滴在兔子的身上、兔子就立刻死了。滴兩點在貓犬的舌頭上、貓犬也要死了。人因吞煙草而死、也是常有的事。如中國也有人因吞水煙管裏的水尋自盡的、乃因其中含有尼哥丁毒質的緣故、人平常初次吸煙、腦子就很覺受激刺、不爽快、像有重病一樣。這種種的現象、很能証明煙草是極毒的東西、是沒有甚麼疑惑的了。

煙草的製法吸法、雖有不同、但毒害身體是一樣的。有人說香煙比旱煙或雪茄煙的害少、又有人說水煙的害、沒有尋常旱煙厲害。當知煙這種東西、無論怎麼樣吸了他、到後來總是有損無益、多吸多受害、這是一定的理。不但是這樣、還有把煙嚼着吃的、也有吸進鼻中的、究竟這害處還是與燃吸相等。還有多少人無論吸甚麼煙、常時先使煙進入肺部、然後慢慢由鼻管呼出、這個吸法、比普通吸法害處更大、煙的毒性透到血管裏去更多了。

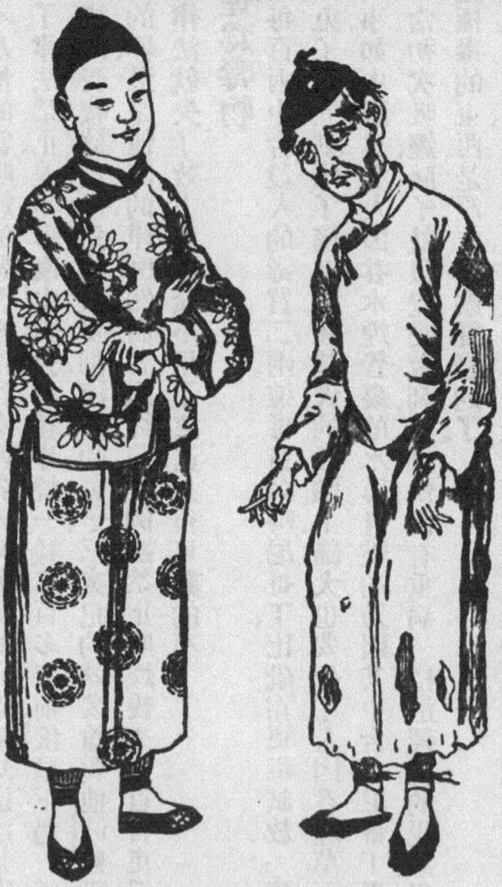

此圖是表示一個家道小康的某少年、他在沒有沾染煙癖的時候、面貌壯健清朗、等到後來習慣時髦、喜吸香煙、就變成圖右的醜陋瘦弱狀態的人了。

人民何以吸煙

煙害與鴉片、果果精是差不多的、久吸沒有不成癮的。人在第一次吸煙的時候、每覺不爽快、到第二次那不良的功效、就不像第一次顯而易見了。等到幾次以後、只覺得爽快的功效、越久越難戒除。人在困倦或憂慮中、燃煙吸下去、就覺身心很爲安適、殊不知困倦憂慮一點也沒有減掉。這覺得比前安適的緣故、是因爲知覺力被煙所醉、都失掉了。煙能使人腦筋麻木不仁、凡是心中憂慮、身體疲倦、吸煙後就不覺得、乃實在因爲腦及腦筋已經麻木不仁、所有身心的痛苦、還是存在、不過他自己不覺得罷了。

吸煙的人何以不盡速速死亡

假如我們所吸的煙、其中毒質不在燃吸時燒過、那末、吸煙的人就都要死亡了。然雖是焚燒過了、這毒還是沒有完全熄滅、還有大部份、計百分之三十至百分之九十五有差、仍留存煙裏、吸到人的血中、你看可怕不可怕呢。

人身習用毒物慣了、受毒常常不知不覺、好比習慣與傷人的物類相接觸而不覺痛一樣。如繅絲廠打盆的、他的手習慣在熱水裏、久而久之、雖放在滾水裏、也不覺痛、人身對於有害的物類、暫時雖可相安、但決不能說這是與身體無傷害的證據、此理是不可不知道的。

吸煙爲飲酒之導綫

凡吸煙的人、鼻子咽喉、是常熱的、因此常有咳嗽。鼻內的膜子、被煙所毀、所以嗅官不很靈敏、舌頭被煙薰灼、喫普通的食物、就覺得少有滋味、吸煙的人常喜香燥味厚的食物。口與咽喉受煙薰灼、又被香燥味厚的食物所逼迫、他的乾渴、不是水所能制止的了。制止他這樣的乾渴、只有醇酒。所以吸煙而不飲酒的人、真是很少很少的。

吸煙的人患氣喘

無論男子或小孩、吸煙的必定容易患氣喘症。因爲他的肺與心、已受了煙的毒害。那賣肉的店家、嘗製一種肉類、叫作薰肉、方法是用肉一方、放在濃煙裏、肉受煙氣薰灼、就變了黃色、質也很堅韌的、味很苦劣。就是蒼蠅也不喜停在那肉上、但是煙對於肺、也與這肉相同、煙毒害肺部、不但使肺不能盡尋常吸養氣呼炭氣的職守、而且更容易使人染病。

因吸煙而成心疾

心受煙毒效果頂容易看出來、凡多吸煙的、往往有煙心病、這病發現時、病人的心、起頭跳躍極快、忽然停跳一二次後、來跳躍的很慢、人若染了這病。就容易氣喘。運動家以及練習健身術的、所以多不吸煙、就是因這個緣故。青年人愛吸香煙的、多有這種心病、幾年前美國官府考驗海軍學生、在四百十二人中、有二百九十八人不蒙收納、這都是因爲吸煙、使他們的心、以及別項重要器官、都受了毒的緣故。

吸煙阻礙軀體之發育

人靠食物營養生長、但食物定要能夠消化、然後纔能養身。這消化的職守、都由胃腸作主、上文第三章已說過了。然煙實在是傷害胃腸的、所以吸煙的人、胃腸不能夠消化食物。結果對於軀體的資養料、一定缺少。身體正在發育的時期內、被煙毒所麻木、發育就受阻礙。正如放冰塊在正値生長的植物根邊、那植物被寒氣逼迫、就停止生長、假如冰塊不多、植物雖然還能存活、但是望他日見發長、那是一個很難的事了。

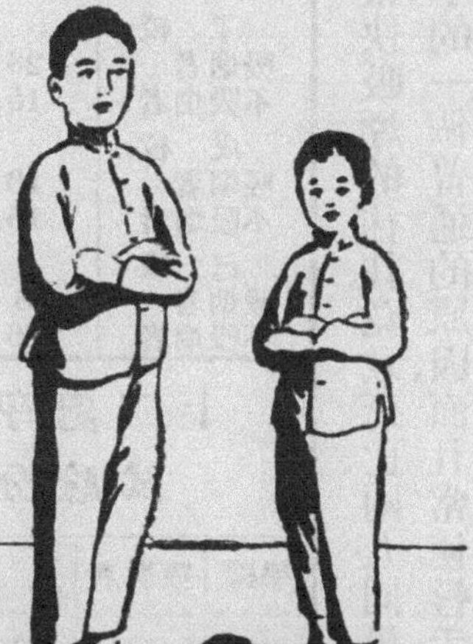

這圖上畫着某學堂的兩個學生、年紀都是十四歲、在右邊的形容枯瘦、好像只有十一歲、因爲他五歲的時候、就吸香煙、所以身量短小。在左邊的學生、從來沒有吸過、所以他的身體健壯高大。可見香煙能妨害人身的發育了。

本章圖中有兩個學生、都是十四歲、身體大的是從來不吸煙的人、小的是因爲五歲的時候已起頭吸煙、所以他的年齡雖然到了十四歲、但是他身體的大小、不過只能同十一歲的童子相等。

吸煙短人的壽命

美國某大保險行、從六十年來、報告保險的十八萬人中、詳細調查。知道吸煙的人壽命、比不吸煙的人壽短些。例如有兩羣人、一羣是吸煙的、一羣是不吸煙的。那不吸煙的一羣、在四十歲死亡的只有四人。那吸煙的一羣、在四十歲死亡的、有了五人。又據外科醫士說、凡

六處學校足球試驗比較表

六處學校	考試之人數	錄取之人數	平均錄取者之百分數
甲校			
吸煙者	11	2	18
不吸烟者	19	11	58
乙校			
吸烟者	10	4	40
不吸烟者	25	17	68
丙校			
吸者烟	28	7	25
不吸烟者	17	14	82
丁校			
吸烟者	28	11	39
不吸烟者	15	10	69
戊校			
吸烟者	10	7	70
不吸烟者	15	12	80
己校			
吸烟者	6	0	0
不吸烟者	26	15	58

十二處學校諸生文學試驗分數比較表

學校	吸烟者	不吸烟者	學校	吸烟者	不吸烟者
甲校	65.2	69.8	庚校	74.0	75.0
乙校	64.7	74.6	辛校	75.2	79.4
丙校	78.8	81.1	壬校	81.6	88.4
丁校	75.8	77.6	癸校	78.5	81.3
戊校	84.6	84.8	子校	74.0	84.6
己校	69.6	71.3	丑校	77.3	77.6

不吸煙的、因病開刀、恢復的很快。吸煙的往往竟致死亡、兩人同患一病、醫治好了的功效不同。再者吸煙更是製造瞎子的一個普通的原因、而且常使唇舌咽喉發生毒瘤

烟能毒害人的思想能力

凡人困倦吸煙片時、就不覺困倦。凡憂慮的人、吸煙幾分鐘、就忘了憂慮。皆是由於烟毒麻木腦筋、使他失了感覺。上文已經說過、因此凡吸煙的男女兒童、學業的進步、慢的了不得。我看見大小學校中、吸煙的與不吸煙的同班肄業、吸煙的程度、必比不吸煙的低百分之二十。在美國某大城最大的學校調查出來、假如同班肄業中、吸煙與不吸煙的、各有二十人、就發現反常的事如下。吸煙的二十人中、或是神經系有病的十四人、或是愚鈍的十八人、不吸煙的二十人中、神經系有病及愚鈍的只有一人。吸煙最大的害處、就是使兒童變成說謊竊物爲非、因爲兒童吸煙往往詭言欺人、或偷竊東西、謀求得煙吸。雖然這煙害在兒童比成人更甚、然無論甚麼人、一吸了煙、他的身心及道德所受的影響、都是一樣的。

如何可戒除吸烟

凡不吸煙的、不可學吸煙、已經吸煙的人、若要想做一個快樂有用、壽命長久的人、要趕快戒除。戒除的方法、應當立刻丟掉不吸、並不可說慢慢的減少、還存着猶豫的念頭。因爲想要立刻戒除、非有堅忍强毅的決斷力不可。本書所說戒煙的方法、對於戒煙、若能採用、也可得着補助。還有一個頂好的法子、就是每日使週身出汗、使身子裏頭所有一切的煙毒、趕快驅除淨盡。

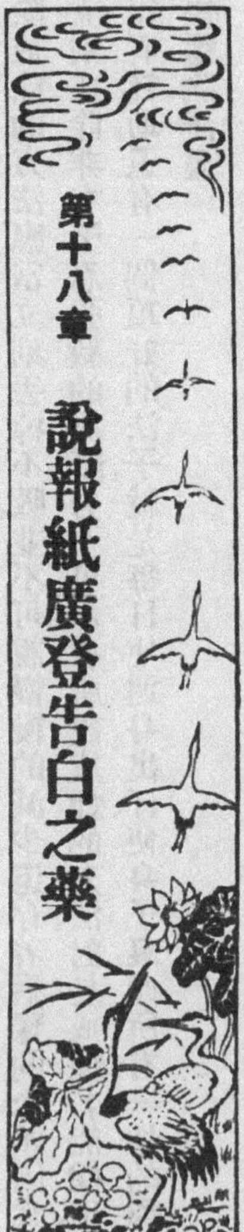

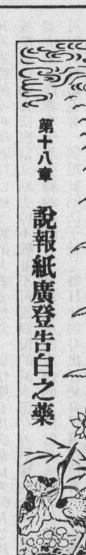

第十八章　說報紙廣登告白之藥

近來新聞紙上、墻壁上、所貼的廣告藥品、比別的還多了。最新出最靈驗的藥品廣告、天天在報紙上發現。這個原因、都是因病人的心理、以爲吞服某種藥品、就快把病治好了。賣藥的人、就利用這種心理、特爲製造一種假藥欺人。幾百年前、人沒有開化、就是醫生也不知病的性質、及病原。所以人以爲病的發生、都是由一種鬼魔作祟。既不知病的性質、與病原、那末、對於療治的正當方法、自然也沒有夢見。所以那時人要想作醫生、並不必進甚麼學校、研究甚麼科學、如生理解剖等事、只要從他的祖父稍習一二秘密配藥的方法、就可行醫、爲人治病了。因爲病人卽深信病的發生、是由鬼魔來的。所以治病的方法、越是秘密、他們必越信爲靈驗、這是古時人民的舊思想。現在亞洲還有不少的人民、還有這種思想深印在腦中、不能破除、這是很可憂的。

從實在說來、藥能治的病是很少、所以如今各國極精明的醫士、替人治病、用藥很少、他們的方法多半用清潔的食品、與新鮮的空氣、並良好的看護等等、恢復病人的體力、使自己的身體自行戰勝疾病。因爲人的生命、全在血裏、血很能以治病、所以若有甚麼東西害血、使血治病的能力受阻礙、病就要加重了。查藥物吞入胃、大半都流到血內、傷害血輪。病人既不知道自己身體的構造、和器官的職務、又忽然買不知甚麼配製的丹藥吃下去、眞是呆到極處了。若明白這個理、那末凡人有病、就應當擇一個有高明的醫生主持的病院就醫。醫生對於各症、都已深加研究、他必能用良好的方法醫治你、倘若照着自己的思想、用報紙上的廣告所賣的藥品、以爲可自行醫治、這實在是愚拙極了。

製造各報廣告所載藥品的人、深知每人常患頭痛、或背痛、或咳嗽等症、所以就用各種方法愚弄人。使人自行想到有這病象、就算重病的根原、就忽然信他的話。然後他們又說有某種藥品靈驗的很、必定能療治這病、藉此法術騙人的錢。

報紙廣告所登的藥方、大半都是極低廉的物料配成的。比如值一角錢的酒精、用水摻和染出顏色來、再加以香料、放在瓶裏、起一個驚人的名字、物料連瓶、不值角半錢、但賣出的價錢要每瓶一元。若有人問這樣藥料的成本及賣價、怎樣曉得的呢。就是從前在美國一個賣丕魯那藥的人所說出來的。所以凡見廣告所載的假話、信他是真的、而去買一瓶來試試的人、沒有不上當的。因爲在一切登廣告的藥裏、大半有酒精、或嗎啡、或果果精、人吃

第十八章　說報紙廣登告白之藥

這藥、初覺爽快、然不久就能成癮、有了癮、就時常想吃這藥。賣藥的人更有狡計、曉得人吃了第一瓶、必吃第二瓶、往往先贈送第一瓶引誘人。照這樣看起來、人人要小心、不要被他所愚、也不要信他的保証書、因售藥的也能用別樣的法子、引誘人假作保証書。雖然如此、但也有時有真服這藥鳴謝的保証書、只是我能決定、這人若不服他的藥、他的病恐怕還要好的快些。幾年前有人到歐洲調查、查得有很多的成人、及兒童、因吃這種有專賣權的藥、受了毒害的、是很不少。假如有一個病人從黑暗中到藥室的藥架上摸取一瓶、不管是甚麼藥物、吃下去、人必說他愚昧而且冒險。但吃報紙上所登廣告藥品的人與這人有甚麼分別呢、何況由一次又加增到幾次呢。

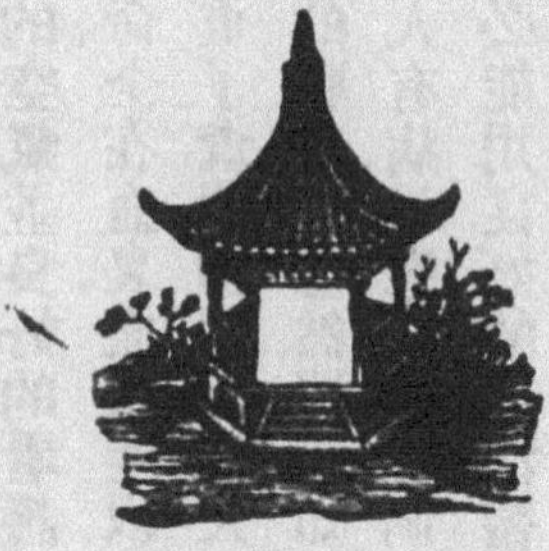

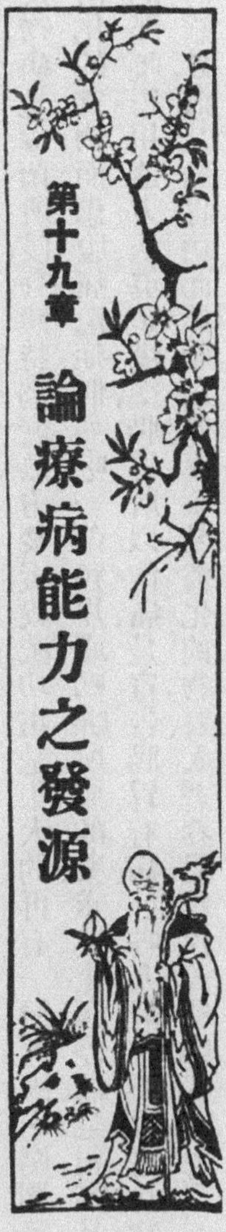

第十九章　論療病能力之發源

中國現在實在有病人一千二百萬人。這些病人都想要早早痊愈、所以治病的問題、實在是現在極重要的但是要想治病、必先研究致病的原因、纔能除去這個病。

要療疾病必先研究致病之原因

現在的人、多有深信不管甚麼病、若能夠得着一種丹藥或丸藥吃下去、病就好了。這是大大的錯謬。也很是不幸的事。因爲這樣的人、有這迷信他對於自己所以致病的原因絕不注意、只隨便叫人到藥店裏買藥吃想他的病馬上就好了。你看他呆不呆呢。所以現在的良醫知道疾病爲丹丸等藥所能療治的很少。查疾病全不是由鬼魔邪怪所釀成、大半是由於毒菌或名微生虫侵入人身所致、上章說的很明白了。所以無論病源是怎麼樣但十有八九、是可避免的。不過染病的人、實在是因爲違反了衛生的公律所致。總而言之、無論甚麼疾病、首先要除去病的原因、是一定不移的道理。

天然之警告

假如有人手被刺所傷、受毒發紅發腫、痛苦的很、這人雖笨、也不至於相信不先去刺、手上的痛苦就能免去了、疾病也是這樣、例如胃痛、有時作嘔、眞實的原因、是因爲多喫了沒有煮爛的食物、又沒有細嚼的緣故。有人以爲吃幾劑藥就好了、這不是愚昧已極了麼。人當知不考查病源、就不能治胃痛、也與不先去手上的刺、不能治手的腫痛一樣。老實說、刺既除去、就是不用藥物、手也可以不痛了、患胃病的人、倘若把所吃的飯、蒸到極爛、然後慢慢的吃、細細的咀嚼、以後再咽下去、就是不吃藥、也自然能痊愈了。這就是俗話所說、不服藥的、爲中醫了。

以上所論的、不但對於手痛胃症是這樣、對於別的疾病、也都是這樣、先去了病源、除下治療的功夫、血輪就能辦到了。凡人有痛苦、或是紅腫、或是寒熱、就是爲自己身體警告有疾病的証據、人須要設法探求病的原因、而除去了、纔好病人身體發熱、這熱實在是療病的良物、病是毒菌所侵、身體特爲發熱力焚毀殺滅、功用是很大的、再有一層、人因吃腐爛難消化的食物、而患腹痛瀉症、假如吃一劑鴉片或嗎啡所製的藥、求其止痛停瀉、是很容易的。那曉得用這方法、眞是糊塗、腸胃所以作痛、是宣告腸胃有病、好叫人靜睡、不再吃食物的意思。瀉是腸胃藉此排除腐爛、或不易消化的物質、人若吞服鴉片或嗎啡（凡報紙廣告所載止痛停瀉的藥物皆有嗎啡鴉片） 腦腺就被他麻木、雖有痛苦、也不覺得了腦筋倒被他麻木、瀉症自然停止、以後人還照從前操作、還喫往時喜吃的東西、腸胃就受害更深胃中腐爛難消化的物的毒質、就時時侵入血中、等人停服含有嗎啡鴉片的藥物後、那病必比從前更重、勢必臥床醫治、幾星期纔能治好、或每有因病加重、不能醫治的嘗見有人因他守夜的狗狂叫不歇、不能睡着、就起來把狗打死、到了天亮、纔曉得家中的財物、被賊所竊、纔曉得狗叫的緣故、因為有賊進來竊取財物、狗死了、賊無所懼怕、財物就失去了、事後懊悔遲了。人吞吃嗎啡或鴉片、要求制止腹痛泄瀉、也是這樣。

創造人身者之能力卽醫治人身的能力

人的身體、能夠自療疾病、這是天然的方法、假如有人無意把手的外皮削去一片、若傷輕、並沒有致病的毒菌侵入血中、雖不用藥物、傷痕不久自然平復了。不但如此、假如人的臂骨偶然折斷、倘若我們把臂扶直、使斷處兩下接合、再用綁帶纏好、大約過了三星期、斷處就能完全復原。臂骨斷處、雖內裏沒有吞服的丹藥、外面沒有調敷的藥品、他自然會修整的、這不是我們體內自有療治的大效驗麼。上文第六章曾論到操療治修整能力的、就是血、運消化的食物及養氣到身體各部的也是血。修整的原料、就是由消化的食物及養氣組織成功的。身體的生命在血裏、血的生命在賞賜生命的上帝。因為上帝是創造萬物賞賜生命並呼吸與衆人的。

〈我的心哪你要稱頌耶和華、不可忘記他的一切恩惠、他赦免你的一切罪孽、醫治你的一切疾病。〉(詩一百零三篇二三節)

亞洲西南境、有一古國的王大衛常說、〈你要稱頌耶和華、不可忘記他的一切恩惠、他赦免你的一切罪孽、醫治你的一切疾病。〉初想到那位創造萬物管理世界的上帝、怎樣可以替我們治病、這不是很希奇的麼。不知上帝所以這樣作、實有絕大的緣故、他是我們身體的大匠師。人身所需要的、他都曉得、不管身體那一部份有病、他就知道怎樣治理修整。有人說、上帝爲甚麼肯作這等的事呢。我可以回答說、他所以這樣待我們、正是表明眷愛我們、時時看護我們。所表明的眷愛與看護、比父母對於自己的兒女、還要加多。不但是這樣、上帝愛護我們的身體、治療我們的疾病、還有一個緣故、就是要想藉這個機會、引導我們依靠他療治我們靈性上的疾病。老實說、就是要我們依靠他、赦免我們的種種罪惡。世人無一個是沒有疾病侵入的、也沒有一個人的心、是常常善良沒有絲毫罪惡的。所以我們不但是要時時依靠上帝、保持我們的身體、生命、及康健、就是我們靈性上的生命康健、也常靠着他保全。

從前上帝的兒子耶穌住在世上、與人同處的時候、有一患癱瘓的、叫人抬到他跟前、(此事記載救世教之聖經路加福音五章十八至二十五節） 這病人信心很堅固、主耶穌看見他就說、你的罪赦了、又說我吩咐你起來、拿你的褥子回家去罷。那人當衆人面前立刻起來、拿着他所躺臥的褥子回家去、歸榮耀與上帝、衆人都驚奇。也歸榮耀與上帝。照這樣看起來很能証明在天的上帝能療治我們的一切疾病、無論是身體、是靈性的疾病、他沒有不能爲我們醫治的。

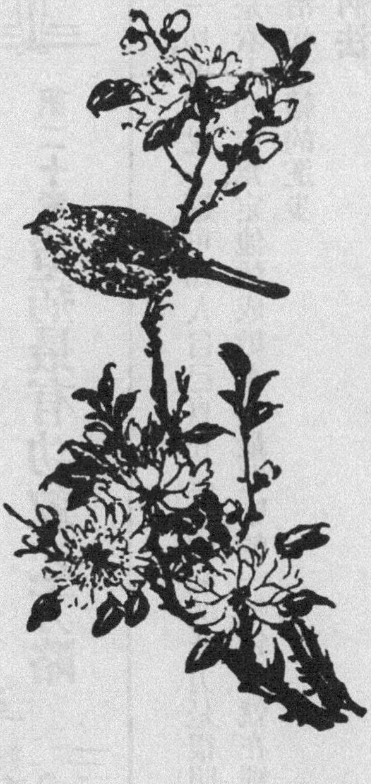

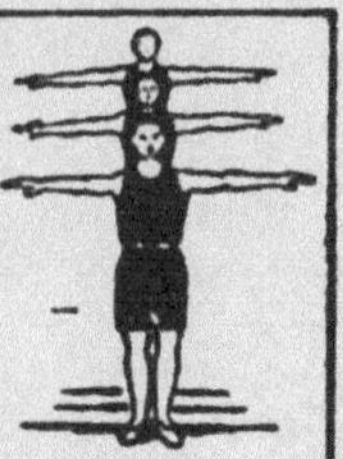

第二十章治病最有功效之方略

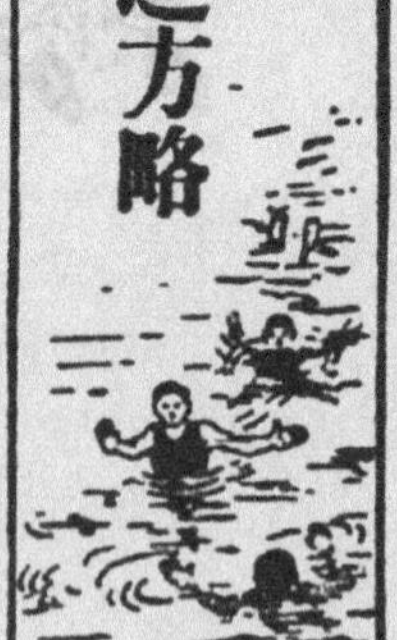

看前章所論的一切、再細說一遍、可知人自己實在沒有療病的能力、是很明確的。然而療治的手續、大半是看人的作爲、定他的成敗。本書最要緊的一個宗旨、就在細論種種方法、如何可以幫助治病手續的進步。

天然療病法

本章所論的療病法、功用很大、對於療治無論甚麼疾病、沒有一處不能收扶助的效果、所以就給他起個名字、叫作天然療病法。此法不用毒質藥料、乃是用人身靠着得天然體力健康的物品。這些物品雖是尋常廉價的東西、然他的功效是很大的。試細論於下、

（一）日光

日光於人身的健康、大有關係、你若不信、試看動植物、在不得日光後的現象、就知道了。假如把日光裏的植物、移到黑暗的地方、不久就要變黃枯乾了。無論甚麼動物、若禁在暗處、

使他不接近日光、不久也要軟弱生病。瑞士高山中有深狹的山谷、每日只有幾小時的日光射照、山谷裏的人民、都染很重的瘰癧症、及別的毛病、而且多數的人都是愚蠢。那住在稍微高些山旁邊的、又不是這樣、因日光既多、人也强健。

日光使人身發達、與使植物繁盛、是一樣的。因爲各種致病的毒菌、(即微生物)若被日光一曬、馬上就死。人身上常顯露在外面的各部份、患皮膚病的不多、各醫院的病人、凡住在洋台上、及向着日光的房子內的、比住在日光不足房子裏的復原更快、這是一定的。而且療治肺病、日光更不可缺少、爲人所共認的。所以無論甚麽疾病、總要住在日光充足的房子裏、若能住在房子外面、用幔幕遮蔽風雨、那是更好。因爲太陽是世界上一切光、熱、力、三種的原動力、能生活萬物。所以我們的住處要設法使各屋得充足的日光。凡住在黑暗或日光不足房子裏的人、頂容易生病。

(二)新鮮之空氣

假如把我們空氣的供給斷絕了、不過幾分鐘就要死了。好比火如不得空氣的扶助、就不能燃燒。人若不時時呼吸新鮮空氣、身體上就不能發全身所必要的熱力、保持他的健康了。病人比沒有病的人、所要的空氣更多。本書第五章、常注重新鮮空氣的供給、且須要源源不斷、說這事很爲要緊的、就是這個緣故。

（三）水

水是世界頂尋常的東西、價值公道、但是無論甚麼動植物、沒有水、就不能生活。查人體中水的重量約佔三分之二。假如把一百五十磅重的人、放在壓榨機器中壓了、再用秤稱他、所壓出來的水、足有一百磅、這是一個明證。所以人在每日所進的飲食中、倘不得滿足的水份、體力必衰弱很很快。本書第八九章已說人要多喝清水、以扶助皮膚、使腎排洩身上各部份時常發生的毒質。清水使身體內部清潔、就如在盆裏洗澡、使身體外部清潔一樣。水對於療治擾人的各種疾病、差不多都有效用。作爲療病的物品、比別的還好。也比現在所發明無論甚麼藥料爲有用。就是從前沒有發明用藥治病的時代、也已經以用水治病爲最相宜。成年的人、每日宜喝水自五磅至七磅上下、用作飲料的水、要煮滾後再喝。惟獨深到百尺、或幾百尺、穿石層出來的井水、就不必拘定用這樣的辦法。凡太冷的水、或是冰水、都不宜多喝。病人宜多喝開過的清水、倘有寒熱、要喝滾過的涼水、是更要緊的。胃痛、或口吐酸水、喝熱水、可以減少痛苦。嬰孩每日也當喝煮滾的溫水幾次、因爲小孩啼哭、常有因爲渴了、想要喝水、並不是只爲餓了、要想求吃的。

如何用水療治疾病

療治疾病的是血、第七及第十九章、已經論過了。因爲血能保持身體的熱度、能殺致病的毒菌、能修整體內有病或受傷的部份。所以想要治那一部份的疾病、必要使血在那一部份暢行、沒有絲毫的阻礙。不管身體上那一部份血的流通、都可以用冷熱水來調劑他。因爲用冷熱水輪流加於人的身體上、血液的流通、必能顯然加快。若不相信、試把熱水放在身體的一部份上約二分鐘、那受熱的血管就漲大、別部份的血、就要流入使他充滿。然後再換用冷水、放在原處、約十秒或二十秒鐘。那受熱漲大的血管就縮小、這部份的血、因受壓迫流入別處的血管。若用冷熱水輪流互換、就成了一個眞正的噴吸法。使那身體有病的一部份、流行的血量、大爲加增。

熱罨法又名熱敷袱法俗說用熱布燙

用水療治疾病、熱罨法也是最有功效的一事、用作熱罨布的物料、最好用厚法蘭絨、以法蘭絨的毯子一條、能做熱罨布四塊、若不用法蘭絨、就用不拘甚麽羊毛布也可以。這個布要長寬約三尺、纔可應用。

做這熱罨法時、約要開水半桶、桶頂好是白鐵、或洋鐵製的、放在小炭爐、或煤油爐上、使水不斷的滾開。要想收極大的功效、宜用熱罨布三方、尋常兩方也能夠用、方法用乾布一方、鋪在檯上、或榻上、另用一方摺疊三層、兩頭用手拿着、浸在開水裏、等浸透後提出、在桶面上把兩頭各向一方力絞、絞後再拉直、如此兩次、(看一百零八面下插圖可知)布就絞乾、兩手也不致被熱水燙傷、然後把這絞乾的熱布、包在檯上或榻上所鋪的乾布中、敷在患病的部份上。在初次敷布時、在人身上要襯法蘭絨兩層等病人的皮膚受熱慣了、一層也就夠了。但要注意、不要燙傷了皮膚。熱罨布含水越多、病人越熱。若熱罨布是放在脊背上、那布須要六寸寬、八寸長、若放在胸膜肝胃等處、就要把布摺疊成短方形、倘病人

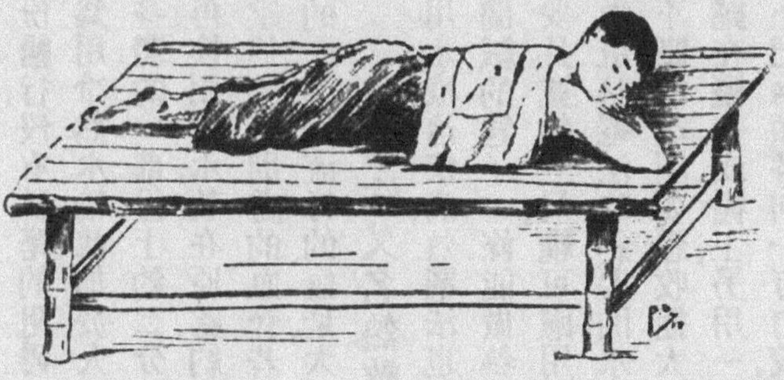

此圖就是行熱敷袱時的形狀、如有一人或患腰痛、可脫去上衣、露出患處、鋪上乾布一方、如1字處、後即行熱濕敷袱法在上面、隨用乾布裹緊、貼在患處。

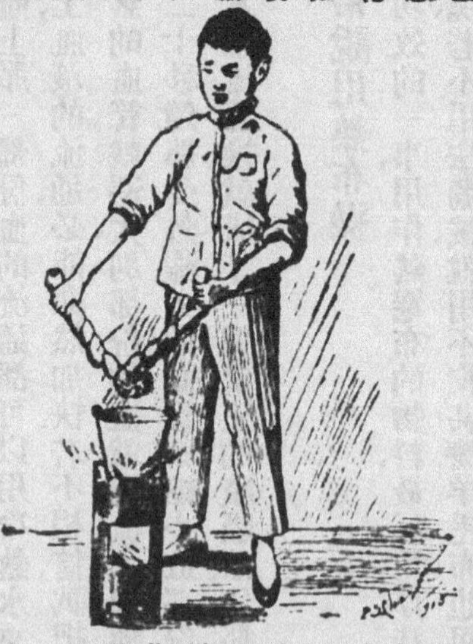

這圖是顯明熱濕敷袱法、用開水半白鐵桶、放在炭爐上、使水常滾、隨把敷袱摺好、放在裹頭浸濕、用兩手握着兩頭擰起、再濕再擰、後摺作三疊、放在另外一方乾布上、貼在病人的身上、

覺得熱布太熱、可把布略爲舉起、另用乾手巾放入、擦乾皮上的濕氣、然後再把布緊貼患處、一點都不要移動、等病人覺得安適暢快時、纔把濕布拏去、把乾布展直放在患處、一面再把濕布照前浸濕絞乾後、照舊安放在患處。

總而言之、熱罨布、每三分或五分鐘、要更換一次。安貼在患處的時間、自十五分至三十分鐘上下。若用作減除疼痛、就必要安貼三十分或六十分鐘的工夫。但無論甚麼熱罨布、總要極熱才能有效。

凡各種痛苦、用熱罨法、都能減輕、又極穩妥、比各種膏藥或塗敷的藥、遠勝幾十倍。若是用這法以後、再用冷布敷貼片刻、效果更大。此法用薄布一方、或手巾、或小毛巾等、摺成雙層、浸在冷水中、取出略爲絞擰、放在曾貼熱罨布處、約幾秒鐘、然後移去擦乾、再用熱罨法如前。無論治療甚麼病、頂好在用熱罨法後、用冷布放在患處、約幾秒鐘後、用毛巾擦乾。本書各章所論到療治各種疾病、甚麼宜用熱罨法、業已詳細說完了。那熱水洗脚法、坐浴法、及灌陰道等法、也當詳論於後。

熱水燙足法

熱水燙足的傢伙、或用木桶、或用盆、都可適用。但是倒水的深量、要過了脚踝子骨、初時的熱度、只須法倫表一百另五度、因爲脚最容易覺得熱的緣故、等到脚浸入熱水以後、可把熱水常常加入、使水的熱度漸漸增高、直達到病人的脚、所能忍受的熱度爲止。燙脚的時間、約在十五分至二十分鐘上下、凡用熱水燙脚、要預先用絞乾的冷布放在病人額上、時時更換、免得有頭痛頭暈的現象。熱水燙脚到了十五或二十分鐘上下之後、極能使病人發汗。果然要想得這功效、應當在脚侵入熱水中的時候、可把絨氈或被子圍裹病人的身體、並給他熱水或加有檸檬汁的水喝。然後叫他安睡在牀上、蓋上厚被、使他接連的發汗。用熱水燙脚法、療治頭痛、極有神效。若用作療治初起的身熱、及身體的寒顫、或用作催汗、俱有奇功。

用研細的芥末一二茶匙、攪和熱水中、也能增添熱水燙脚的功用。若是病人身體發熱、或精神衰弱、就叫他睡下也可燙脚。

坐浴法

用尋常的洗衣盆施行坐浴的方法、這盆用木質的爲合用、坐浴水的熱度、尋常在法倫表一百另五至一百十五度爲最合宜。時間的長短、大概在五分至十五分鐘上下。當坐浴時、病人的兩脚、要浸入熱水的小桶裏、另外用衣服或絨毯護在身上、再用冷濕布放在額上。凡有因子宮、卵巢、陰戶、或膀胱炎腫、發生痛苦的人、用坐浴法療治、很能止痛、或婦女月經流行前後、覺有劇烈的痛苦、用這法療治也很有效。若要用這法催經、那就要接連施行幾天。甚或要每天施行幾次、纔有效驗。若是兩臂疼痛、用這方法也很是有效。舉行這個方法以後、凡身體浸在熱水中的各部份、要快用冷濕手巾摩擦、然後再用乾手巾擦、直到擦得極乾燥爲止。

冷水摩擦法

舉行這法、用冷水一桶、或一盆、再用粗洋毛布或粗麻布所製的手套一個。(凡中國所製的各種粗布也可用)方法把手套帶在右手、用左手握病人的手、把手套放在冷水內浸潮、稍微擠乾、隨即從病人的手指起、到肩膀止、來回快揉一遍、再趕快的摩擦兩三次、纔另外拏粗乾布擦乾。這一個胳膊做完了、再做那一個胳膊以及胸腹、兩腿、背脊等處、頂多行十二分至十五分鐘爲限、須要行遍病人的全體各部份。這法功效的大小、大半以用這法的手段快慢爲準。若病人患熱症或腸症、不能擦摩腹部、切記切記。

就着常例說起來、在舉行冷水摩擦法以前、當先用熱敷袱法幾分鐘、功效更大。這兩法若能接連行用、每日一次或兩三次、對於多數的病人、眞有起死回生的美效。

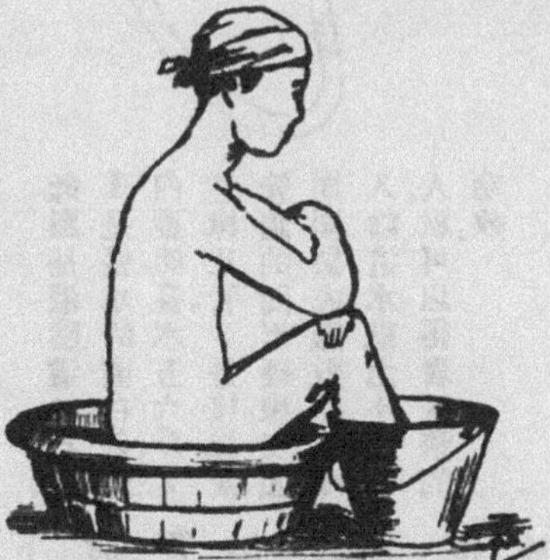

這是顯示坐浴的方法、在大盆裏有熱水、小桶中也有熱水、坐浴人的頭上戴冷水浸濕的布。

凡斑疹病、或皮膚等症、不宜舉行一切摩擦法。

凡不慣用冷水的人、或年老體弱的人、初時最好用溫水（用法倫表八十度爲佳）摩擦。然後漸漸減低水的熱度、每日減低一度或兩度上下。

灌陰道法

用洋鐵或白鐵的盛水器具、口徑大約五寸、高約十寸、或十一寸、靠近底下開一小孔、孔內揷一小管、管頭接着長四尺上下的橡皮管、管的末尾附上一個玻璃、或硬橡皮管子、（參看揷圖）舉行灌陰道時、使病人仰臥在浴桶裏、或取灌洗盆放在他臀下。然後把這長六寸上下、兩旁有小孔的玻璃管、或硬橡皮管揷進病人陰道。但揷時定要把管子靠近下陰壁、向下朝後、慢慢的揷進。貯水的器具、要放在離臀大約高

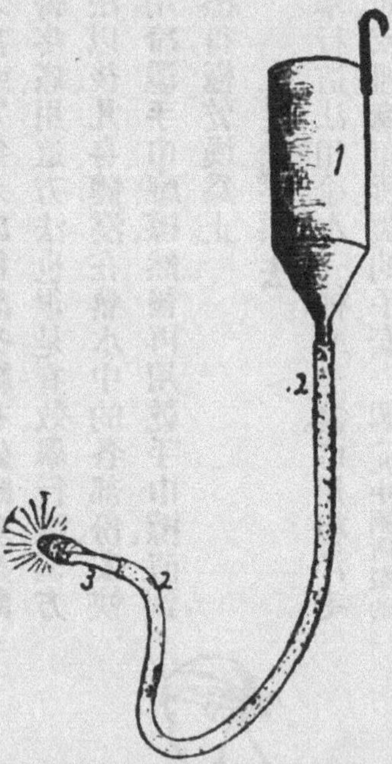

此圖是灌陰道的器具、1是盛水的圓白鐵瓶、內裏能盛水五六斤、2是橡皮管、3是接橡皮管端的圓形硬橡皮頭、周圍製成無數小孔、揷入陰道、水就由小孔射入、就可以得着洗滌的功效。

三尺的地方。

若是只因洗濯穢濁起見、可用法倫表約一百度的溫水、若用作減輕丹田的痛苦、可用一百十度至十五度的熱水、這水至少要用六斤多重

倘用作整理經期用法倫表一百另三度的溫水、每日舉行兩三次、就能見效。

冷熱水輪流浸溺法

假如人手足的部份生有膿血的瘡毒、不管是尋常的瘡、是癰疽、治法頂好輪流用冷熱水浸。方法用極熱的水和冷水各一桶、把生瘡的那一部份、或手或足、先浸入熱水中、過一分鐘取出、再浸入冷水內約一二秒鐘、照樣輪流着浸約有三十分鐘的時間。每日舉行三次、對於無論甚麼癰疽的療治、必收奇異的功效、倘在二百分的熱水中和入來蘇[illegible]分、那功效更要加增了。

若是患傷筋、或受創的、用這法子也很有效、但熱水裏不必加來蘇。

灌穀道法(或說灌腸法)

這法子的功用、在乎洗濯大腸下段、使他清潔、舉行時要預備[illegible]水器一個、揷入肛門的玻璃管長約四寸多、如筆杆的粗細、這[illegible]一些的玻璃管。凡灌射的水都要預先煮滾、病人頂好仰面睡[illegible]

第二十章　治病最有功效之方略

行灌法的宗旨、若是只在洗去汚穢、可用斤半、或二斤以上清水器中、把盛水器掛在離臥榻約三尺高的地方、握緊了橡皮管、不要使水滴出用凡士林或清油一些兒、塗在玻璃管上、然後把玻璃管向病人背部、從肛門向上插入腸內、等插進去二三寸以後、就把橡皮管放鬆、使水流進去。若是病人覺得腸痛、可再把橡皮管握緊、把水關閉、等腸痛停止了再放。假如病人覺得要大便、也必須忍住、等大半或全量的水都灌

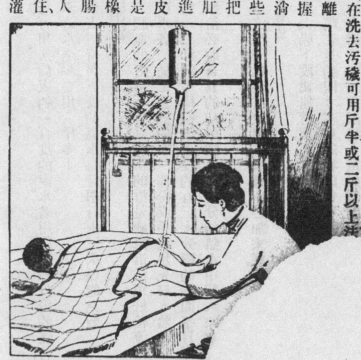

運的是一個約有四寸長的玻璃管、與筆杆一樣粗細、可以插入肛門、此插玻璃管在各西藥房中、均有出售。

進腸內、然後大解。水進入腸內以後、用手加力摩擦肚腹、使水深入腸內、把臟腑裏的穢物、可以格外洗滌潔淨。

對於拖延日久的大便祕結、或須日行一次。至於須行幾日灌腸法的疾病、可用法倫表七十度至八十度的涼水、（水量要略少些）更有益處。

如有猛烈寒熱的疾病、如肺炎如傷寒症、用法倫表七十度的涼水灌腸法、接連行使幾分鐘的工夫、極有減少寒熱度的功效。每隔四小時舉行一次、若是腥紅熱症、寒度熱度很高、可行八十度至九十度的涼水灌腸法。只有嬰兒不能行冷水灌腸法、凡久瀉症、可用一百十度至一百十五度的熱水灌腸法、惟獨患傷寒症的病人、就是瀉肚也不可用熱水、須用法倫表九十度的涼水、或在每次大便後舉行、或一天行幾次都可以。

熱水袋

用橡皮袋裝滿了熱水、這水的熱度、能保持很多的時候。所以病人若用潮濕的法蘭絨一方、包裹這袋、就能替代熱罨布。總而言之、潮濕的熱氣、比乾燥的熱氣、更加有效。凡療治背脊痛、牙痛、經痛、腹痛的毛病、熱水袋是少不了的。

方法、用開水裝在袋裏、裝滿了三分之一、不要太多或太少、再把袋子塞緊、使空氣及蒸汽都在袋外、再把袋頂用螺絲旋緊、使水不能漏出。若把袋放在足部、要用法蘭絨把袋包好、若是病人失了知覺、更要小心、不要燙壞了皮膚。如沒有法子得着這樣的橡皮袋、可用玻璃瓶、或白鐵做的盛水器具、也可以。

不用冰之濕冷罨之製造法

濕冷罨（冷水浸濕的布）的功用、本章已屢次說過了。世界上不能得冰或冷水的地方很多、那末可用左列的方法。

用薄布或小毛巾一條、浸濕了水、不要絞乾了、只要用兩手拿布或手巾的兩角、將他懸空、來回擺動、用力行使約十次、或二十次、那個手巾或布就變冷了。

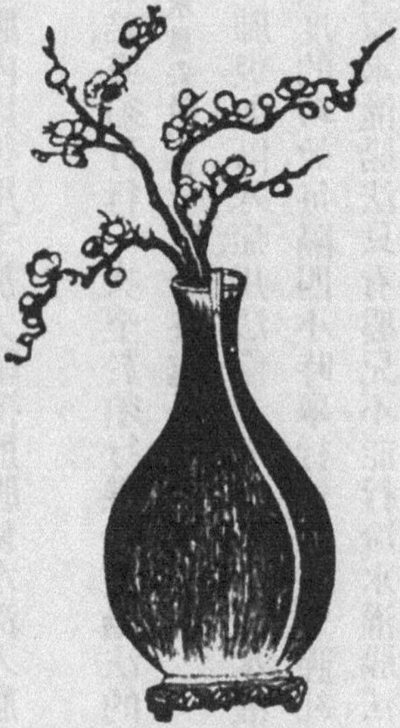

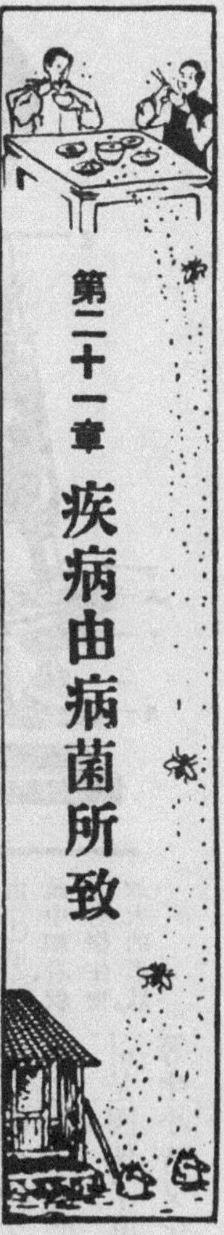

第二十一章 疾病由病菌所致

人類最危險最巨大的仇敵、就是一種形體極小的動物。假如某村莊聽說有吃人的猛虎來了、那裏的居民、必都要驚慌懼怕、若預備有刀鎗的人家、一定要出來把這猛獸治死。若是沒有刀鎗的人家、就要把門關上躲避他。但在我們人類每一城鎮及村莊中所潛伏的仇敵、比這猛獸還兇狠、數目也是極多、這是我們不可不曉得的。那是一種甚麼東西呢、就是病菌（又名微生物又名微生虫又名種）考查猛虎的害、盡他的量、不過齩死兩三人、就逃跑了。至於這潛伏在每一城鎮及村莊中的極大的仇敵、又不是這個樣子、他來來去去、無了無休、每有死亡的、一百個人當中、因受病菌的害而死的、占有九十八個人的數目。

何爲病菌

論到病菌這個東西、本書第一章已經論過了。這種病菌、又叫作微生物、此微生物非用顯微鏡就看不出來。世界也有別種微細的物、比方以生在池中的浮萍、與生在池邊的柏樹相比、就覺得浮萍很微小了。又試以跳虱與身高六尺的人相比、更覺跳虱的微小了。那曉得還有無數種類微小的動植物、生存在天地間、就是這種頂微小的微生物。這物形體極其細小、假如用一千個聚成一團、所占的面積、還不能比芥菜子的大小呢。照本書一百十九面下所畫的幾種微生物的形狀、是已放大了一千倍的、有圓形的、有長形的、各式不同。微生物卵化的很快、例如種一蠶豆、等到發芽長大結莢、都要幾月的工夫。但每一微生物、若在溫暖的地方、他在三十分鐘內、就能化生完全的微生物兩個。再等三十分鐘、那化生的兩個微生物、又各化生兩個、共計是四個了。再等半小時、又化

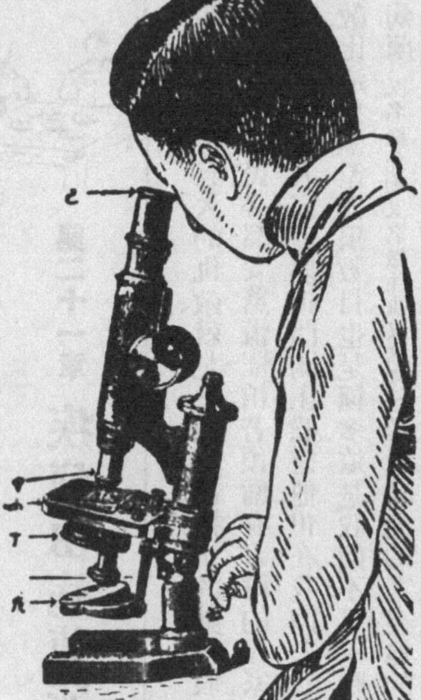

此圖是人用顯微鏡察看微生物方法、就是把含有微生物的膿、抹在玻璃上面、如(乙)即由(己甲)二鏡中細看、就見有微生物放大的形狀。

成八個了。照這樣推算、可以知道微生物的卵化、每一個能在十小時內、可以化生百萬。凡是溫暖稍微潮濕的地方、都能生長微生物。但是溫熱潮濕又黑暗的地方產生的更多。世界各種動植物、大概要靠日光纔有良好的發育。但病菌不然、反要藉暴烈的日光纔能除掉。腐敗的菜蔬獸肉等類、也是病菌產聚衆多的所在。照普通的法子論起來、潔淨光亮的處所、病菌比較起來、自然是很少的。病菌這個東西、既是這樣的細小、卵化又是這樣的迅速、那末凡一切物品的內外、大概都能產生。所以我們不能指那裏沒有微生物、就是人口鼻裏、皮膚上、每日所喫的食物、每日所喝的水、那裏沒有微生物呢。推廣一步說、我們住屋的地板上、墻上、灰塵中、沙土面上、以及池水、井水、河水、我們呼吸的空氣中、都是這物隱身的地方。除非高山的空氣中、極深的泉水裏、纔能沒有這微生物。總而言之、人類聚居越多、微生物發生的也越多。這微生物雖然不是全然有害、但能害人的也不少。人要想得着安全、就應當預防微生物侵入。

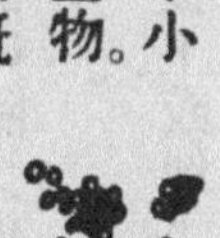

生腸点形之微生物

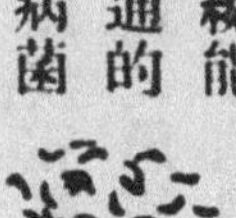

霍乱吐瀉症之微生物

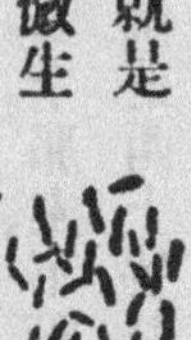

痨症之微生物

以上三種均放大一千倍

病菌何由致病

病菌害人的各種症候、如霍亂、天花、虛熱、喉痧、痨病、瘟疫、疔瘡、腥紅熱、痲疹、楊梅、白濁等症。

因爲世界有一等植物、如含毒的籐子及草、都能吐發毒質、人要碰着他就要受毒、後來發現斑疹寒熱的現象。病菌侵入人體生長時也能發生毒質、害處與籐草吐出的毒質、差不多。病菌發出的毒質能使人發寒熱、頭痛、憂悶、痢疾等症。這樣看來人身的痛苦、不是從病菌中得來的嗎。

說微生物之來路

病菌不是人身體裏所造成、乃是由外面侵入的。大概都是從病人、或病獸的身上散布出來的。比方有一人害霍亂病、這人定有致霍亂病的毒菌在他身上。那末不管甚麼時候、這病人所用的碗筷器皿、都有他口裏手上所傳的微生物在那個東西上。要是沒有經過開水燙洗以前、又由別人使用這器皿、那傳在器皿上的微生物、免不了要吞食到肚子裏去。因爲病菌能在胃腸裏卵化、所發的毒質不久能使人發寒熱、痢疾、霍亂等病。還有一件事、也是霍亂病微生物傳佈的大路。就是人由大腸內所排洩的糞。凡患霍亂人的糞內、都有充滿的霍亂病菌、要是把這糞倒在池內或河中、或靠近吃水之井的地上、這糞中的病菌、就要接連卵化、以後人若喝以上被污的水、勢必把病菌傳到體內、隨又傳近食道、過不多時、這個人也必患霍亂病。

有肺病的人所吐的痰、也不知含的有多少微生物。痰吐在地板上、或地上、等乾了以後、就與灰塵混在一處、到灰塵飛揚空中人在呼吸空氣的時候、就把致病的微生物吸去了、有多少人把這微生物吸進體內、倘若素來身體不甚强健、微生物在裏面卵化的很快、不久就患肺病。以上兩種立論、已繪圖說明。可知道微生物是從那裏來的了。以外還有幾種疾病是由獸傳染的、也要說明。例如人有患狗瘋症、(俗名瘋狗症)是由狗所傳染。鼠疫、是由老鼠傳染。痨病有時也出六畜傳染。再有幾種皮膚症、如金錢癬、也是由貓犬傳染的。

病菌是從甚麼地方進入人體的

病菌侵入人體、大約可以分出三個門戶來、就是口、鼻、及傷破的皮膚上。由口部進入的、是從飲食內混入的。人有時用不潔淨的手、取食物吃、小孩口含手指、或把銀錢放在口裏、這都是使病菌侵入的機會。病菌由鼻孔進入的、是從呼吸空氣時、隨灰塵吸進的。凡人沒有損裂的皮膚、實在是我們阻止病菌侵入的保障。若是一經破損、那微生物就乘機侵入、好比我們屋頂的瓦片移去後、雨就漏進來了。有時人的皮膚、偶然被刀或刺或針傷損破壞了、使皮面成一小洞、但是這刀或刺或針上、原含有病菌、就隨同傳入血內、這病菌既在這洞裏卵化、不多時這受傷的皮膚就變成紅腫、再等一兩天、更有膿水在內、這不是別的緣故、乃因病菌侵入受傷的皮膚、所以有這個現象。

還有一件、也是病菌侵入皮膚的門路、就是被虫咬時傳入的。如一切蚊子、跳虱、白虱、臭虫、等類、咬人時、這虫吸了滿肚子的血、倘若被咬的人、是一個患瘴氣的、咬這人的虫、就把這種病症的微生物、吸入體內、等一會兒又另外咬一個沒有病的人、這虫就把剛纔吸得的疾病、傳染了這個人、這就是多數危險病症傳染的情形。

我們當以何法免去此病菌的傳染

人既曉得病菌的來路、和怎麽樣的生長、怎麽樣的情形、卵化的怎麽樣的快、又曉得從那裏進入人體。如此、怎麽樣抵抗他的方法、我們也要用簡單的話說明。

既然病菌大概是由病人散佈出來的。那末、我們第一件要事、就是乘病菌一經脫離病人的身體、卽應當全數把他消滅、不要讓他蔓延、免得散佈到我們飲食器皿裏受傳染。凡遇患霍亂、虛熱、喉痧、紅痧、瘟疫、各症的病人、應當叫他另住一處。若附近有隔離病院、頂好送他進院醫治。但是不管甚麽地方、有了病人、都要使他獨住一室、除看護人以外、都不准進去。病人所用的器皿、要放在屋內、每經病人用過一次、就要用開水煮洗過了。再用看護人、要切記勤洗兩手。不可在病人屋內吃飯、病人排洩的大小便、要摻和消毒的藥水後、纔可倒出。這方法可看本書第五十章。病人的痰沫、及由鼻子出來的穢物、都含有微生物、所以病人吐痰、都要吐在紙上、然後把這紙用火燒了。

人要防病菌的傳染、(防他侵入體內)定要切記、不喫一切不潔的東西。有很多的生菜、吃了有很多危險、因爲這生菜、是從不潔的泥土中生出來的所有從河、池、井、裏取來的水、都有病菌混在裏面、定要煮滾後再喝、一切水菓、若不是從樹上採下來的、就當先要用滾水燙洗過、更要把外皮削去再吃。

人要小心保護皮膚、不要使他受傷、如果遇着受傷的時候、快用碘酒塗上、所有衣服牀鋪、務要潔淨、時常洗濯、免得臭虫、跳虱、乘機附入。如有蚊虫的地方、必要用帳子把牀遮嚴密了、免得蚊虫傳毒、雖這樣週到的防備、但是微生物隨時侵入的恐慌、還是不免。幸有創造人類的真神、賜人身體上一種機能、倘若有微菌侵入、人靠着這個機能、能把他消滅了。查這種抗病消毒的機能、全在血裏。所以人若沒有適宜的食物營養、和呼吸清潔的空氣、或工作太勞、連接不息、或飲酒吸煙、或色慾過度、皆足傷害我們的抗病消毒力。照這樣看起來、我們若要防免病菌的侵害、首先要得適宜的食物、呼吸清潔的空氣、每晚有七八小時的安睡、切不要飲酒吸煙、行爲更當高尚、潔身自愛、照着這樣的法子行、身體自然強健、隨時侵入的少數微生物、血就自然可以消滅了。

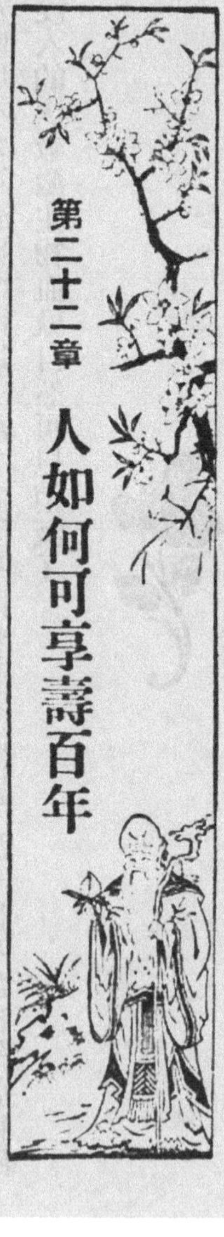

第二十二章　人如何可享壽百年

俗話說、人本不死、乃自殺之、這眞是很多人致死的實在情形、然而這個話雖然不錯、但究竟旣是個動物、就沒有不死的、所可惜的、就是人類能享足天賦壽數的沒有多少。試把死亡的人的壽數平均計算、查得西方各國人民、享壽約在三十至四十五歲、在亞洲各國平均人民所享的年歲、多有不滿二十五歲的。有無數科學家估計人類天然的壽數、實有百年可活。照這樣看來、可見得人民生存享受的時期、還沒有達到三分之一的年數。所以人民沒有到死亡時期死的、要稱他爲自殺。不然人總可以活到百歲、或百歲以上。查每一地方記事錄登載的、曾聽見過大壽人的名、能活到一百多歲、但他所以能享這樣大壽的原因、實在因爲在早歲的時候、就注意衞生。

人的生命可以比方一隻蠟燭、若燃在穩靜地方、自然是循着次序燒、應當燒到幾點鐘的工夫。從反面說來、把這蠟燭兩頭同時燃燒、而且放在迎風的所在、那末這燭勢必不到一小時就要燒完了、人類也是這樣、若是好好的保養、生命的能力、可以支持到百年。換一句話說、就是可以活到一百歲。人若保衛疎忽、喫不相宜的食物、或飲酒吸煙、甚至或任意放蕩、就好比蠟燭兩頭都燒、這樣生命還能長久嗎。

把銀錢存放在銀行裏、也可與人的生命作一個比方。有銀錢存着、自己儉省用度、自然不要向銀行提取存欵、若是浪費無度、揮金如土、勢必今日提取一些、明日又提取一些、久而久之、就把存欵用完、豈不是變成一個窮人了嗎。照這個例子推想推想、人的健康、也像存欵在銀行裏一樣。人的經濟、果能謹愼節省、不但不至于日見減少、而且能日見加多。人若對於身體無論那一部份、因疎於保衛、受了傷損、就如同浪費的人提取銀行的存欵、沒有分別。因爲人的健康、每日若受了些微的損傷、不久就要失去了。成爲虛弱的病夫、這病夫、就好比那窮人一樣。

大概少壯的男女、在身體强健的時候、有人警告他、不要作侵害健康的事、他必要笑着說、我很强壯、作了也與我無損。當知道凡人的一切行爲、有因必有果、不要看輕了。比方農人種麥、後來必收麥、種豆、後來必收豆、都是一定的道理。所以青年人、若習染惡行、就是把病種子播在體內。後來收成就是疾病、萬逃不了的、不過時候有早遲罷了。本書第十四十五十七等章、已經詳論色慾過度的害、以及遭遇疾病、是浪費精神的結果、並且促短壽命、以致多用藥物、如鴉片、酒、煙草等等、都是種種疾病的原因、又減促壽數。讀我這書的人、大半青年時期已過去了、已經受了幾種病痛、他們一定要想問說、我們在從前眞是疏于保衞、不曉得還有長壽的希望沒有。我要回答說那末、要看這人受傷的輕重爲標準。但無論是誰、如能快把傷害健康的事破除、向長壽的道路上走去、沒有不可以延壽的、這裏有很多例証、可以証明、例如年已四十、或年紀更高的、並有病體的人、一旦能把不良的習慣改革、他竟能活到七十五、或八十多歲。

欲活百歲之人必須

凡事節制

長壽的根本、就是人能凡事節制。考証歷史上、凡活到百歲的男或女、都是棄絕一切的嗜慾、就是對于飲食、也是很淡然的、而且論到節制之中的事、更要

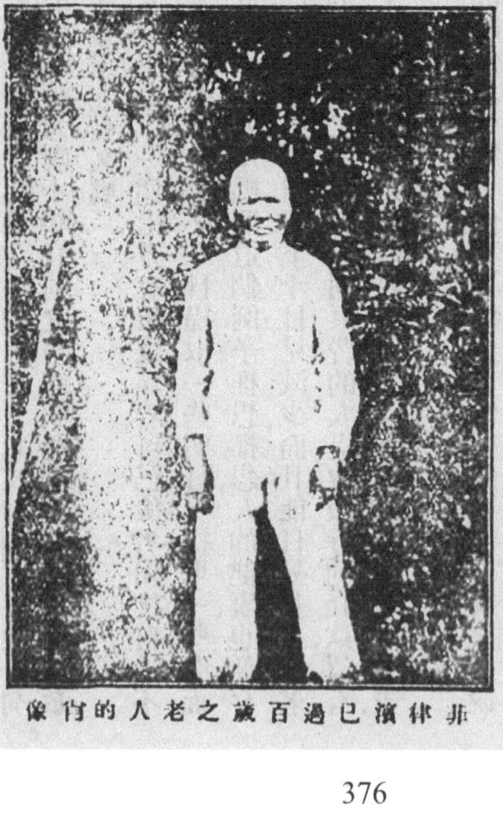

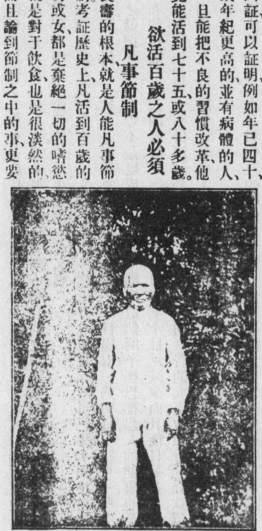

非律濱已過百歲之老人的肖像

節制怒氣、如一切震怒妒忌悲痛的事、與身體都有不好的影響、能夠減短壽命。所以常懷溫和知足思想的人、沒有不長壽的。再者人所作所思的、能夠都遵造物主的旨意、那就與生理的原則、不致反對、豈有不延年益壽的嗎。

查有曾經享高大壽命的人、對養生命的方法、簡單的了不得。美國有一婦人、已活到百歲以外、常有人問他每天喫些甚麼、他囘答說、我吃的不過麵包蕃芋和玉蜀黍。又有一敘利亞人活到一百十三歲、他所常吃的、只有麵包、無花果兩樣、所喝的只有清水與牛乳兩樣。有人常想到人的年紀老了、要多用酒肉、或肥濃的食物滋養、這眞錯誤到極處了。因爲吃這種物品、不但是消化機關受了損害、而且把無數毒質存留在體內。這個毒質就足夠促短人的生命。

食物與運動

老年人最合宜的食物、頂好是煮嫩的雞蛋、及烘到兩次極鬆脆的麵包。如牙齒壞了、可把開水泡這麵包成了軟糊、然後再吃。總要不吃肉類爲妙、常吃水菓也好、如能買着價廉長熟的水菓、也可生吃。煮熟的水菓吃了、也很有益。只是餅干糖食等物不宜吃。

逐日運動、是想求得延年益壽的要訣。人身好比一種機器、日久不用、定要生銹。人沒有不知道生銹的機器、極容易毀壞。要知道人如不運動、身體就變成不靈活的。老年人倘若不稍微運動、骨節不久就要變硬、不能用腿步行。有曾享高年的有希望的幾個人、習慣運動、一生不忘他們年紀雖在極高的時期、還要每日往新鮮空氣處、步行一次。人的心理也要如身體的運動、人若年歲稍長、就學別的老年人的作爲、那末他的少壯氣概、必日見減少了。

預防受寒

老年人要切記不可受寒、冬季所需的衣服、比青年人多、老年人受寒、也比青年人容易。老年人宜常常洗澡、洗完了、更要用乾布把皮膚快快摩擦、這是預防皮膚受寒的一個方法。

長壽之法則

英國有一個著書的人、享壽最高、他寫出規則幾條、當作想享長壽的指南針。

(一)每日至少須有八小時的安眠。

(二)要把睡房窗戶大開、使房裏有通暢的新鮮空氣。

(三)每日早晨洗澡一次、水的溫度、要與人身體的熱度差不多、洗後要用布細細把周身擦乾。

(四)少吃肉類、或是偶然吃了、必要燒煮極爛再吃。

(五)必須留意不要喝不潔的水。

美國有一班科學家、都是很有才能的、曾寫出左列幾條、錄出以作研究衛生、及延年的指導。

(一)住房必須空氣通暢。
(二)在戶外動作及游戲。
(三)如能睡在戶外更好。
(四)作深長的呼吸。
(五)不可吃的過飽。
(六)少吃肉類及香燥的食物。
(七)食物須細嚼後緩緩咽下。
(八)每日須大便一次。
(九)坐立及步行身體須要挺直。
(十)每日要把牙與舌及牙根肉用刷刷淨。
(十一)不要使毒質及微生物侵入體內。
(十二)不宜工作太勞、如覺疲倦、就當休息。自量體力所需、每日須安眠七小時至九小時。
(十三)不宜震怒、或遇事厭煩。

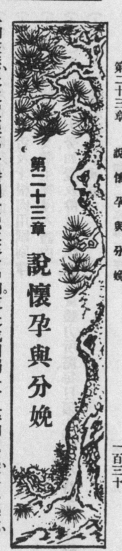

第二十三章　說懷孕與分娩

人的來歷、是從聖經第一卷創世記裏查出的。這是我們獨一可靠的記述、這記述說、〈上帝說、我們要照着我們的形像、按着我們的樣式造人、使他們管理海裏的魚、空中的鳥、地上的牲畜、和全地、並地上所爬的一切昆蟲、上帝就照着自己的形像造人、乃是照着他的形相造男造女、〉〈耶和華上帝用地上的塵土造人、將生氣吹在他鼻孔裏、他就成了有靈的活人。〉所以人讀創世記中所說的話、就知道世間每一種牲畜、都是天賦的孳生能力、使他種類永遠不絕。人類造物的主、曾說、〈要生養衆多、遍滿地面。〉主能創造滿世界的人類、正如創造最初的二人一樣容易、但他願把生有的能力、分授與世人、那末世人怎能把這孳生的能力、作爲縱情肆慾的器具呢、定要看這能力是上帝授特別的權能、毫不妄用、那就是正當的辦法了。

交孕

男子成親後、對于房事、應當力戒過度。本書第十四章已經論及、雖說夫婦交媾是天然正當的事、但總要以不越法律與原理的範圍爲限。簡單的說、房事應當有節制、可用人的飢渴作個比喻、按飢渴本是人天然的常性、但解飢渴的方法、要適當、要聰明。世人都知道任情狂飲、成爲酒徒、恣意飽食、成爲老饕、都不相宜。如此可知成親以後的男子、以爲可以作他自己所要作的、甚至任情縱慾、成爲好色一流的人、也是大不相宜的。

婦女屢屢懷孕、產兒大概不能健壯有力、又與兒母衛生上有重大的損害、這也是房事必須節制的另一個原由。如此、或有人問、已經婚嫁的男女、想守着適中的法則、要怎麼樣呢。回答說、要按着天然的情況行去。例如婦人天癸月行一次、準照平常的規則、這時有一熟卵運到子宮、等候精虫會合成孕、這乃是天然的事。從此可知房事行在經期前一星期內、或切近經期後十日內、無論甚麼時候、成孕的功效、比平常交媾容易。所以房事舉行在其餘的七日中、勢必把受孕期的距離延長。若照這樣行、產兒必比普通的嬰兒優勝、並可使他有良好的發育。凡要循規舉行房事的男女、都當照這限度而行。還有一層、更要公衆都知道的、就是凡房事沒有完滿舉行、或用法阻止懷孕、足能使男女間發生惡感。事後遲早間皆要引起重大的憂患及損害來。

說胎的發長

婦人懷孕後、孕卵就開始發長、初時比一粒芥子還小。（卵的大小約有一英寸直徑之一百二十五

第二十三章　說懷孕與分娩

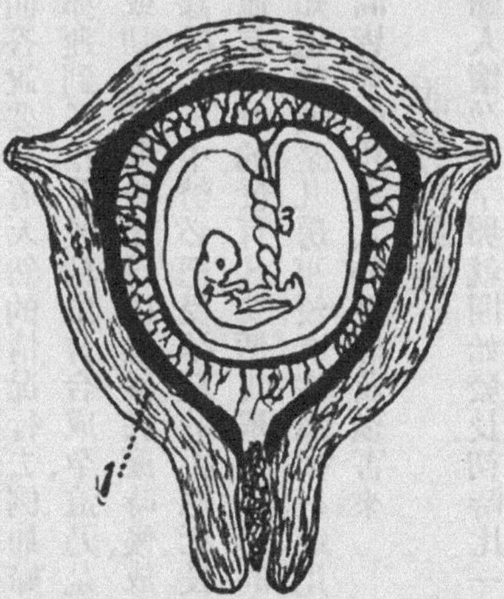

此圖是婦女懷孕兩月把子宮居中剖開顯出內部的圖式、1是子宮的肌肉、2是從母的子宮運血養胎兒的血管、3是臍帶、4是未成形的胎兒形狀。

份之一）過幾天形狀的大小、約同一粒桑葚、等到四星期、即大如鴿蛋、到第二月秒、即大如雞蛋、從這時候起、就變成人形了。孕婦子宮裏的胚胎、曾與子宮裏的血管相通、這血管運輸食後消化的物質、滋養子宮的胚胎。（請看附圖可見胚胎在子宮中的形狀）看着如桑葚子大小的體質、能夠發長成一人體、內具骨二百零六塊、筋五百餘條、有耳、目、心、腦、各物、真是非常奇異的事。上帝創造人類、能從微小的體質長成一完全的人體、另外有一証據。古時有一智慧的國王名大衛、他說、「我要稱謝你、因我受造奇妙可畏。……我在暗中受造、在地的深處被聯絡、那時、我的形體、並不向你隱藏。」婦人懷孕到了四個月秒、胎兒約有五英寸長、到了六個月秒、重約有兩磅半、若在這時（即第六個月秒）生產、這嬰兒只能生存幾天之久。胎孕到了九個月秒、重有四磅、或六磅、長約十八英寸、若在這時候產出、能夠小心看護、就有生存的希這圖是把婦女的軀幹從上到下劈為左右兩半、就顯出子宮的位置、7是脊骨、6是腹內的大小腸、1是膀胱（俗名尿胞）在那尿充滿的時候、就從2連尿外出、5是大腸下段剖開的形狀、4是子宮、3是陰道、若把此圖與書前的解剖圖詳細比較、當然更覺得清楚了。

是若懷孕到了十個月後(懷孕時算起二百八十日)生產那胎兒已生長完全當有六磅或十磅的重量長約二十英寸。

孕期

婦女的孕期約有二百八十日、到生產的時候、可用下面所說的法子計算。就是照上回天癸第一日算起、算到九個月、(西歷九個月)再加七日爲止、就是應當生產的時期、假如上回天癸的第一日爲一月一號、那末生產的時期、可望在十月八號。

還有一法、是很容易推算的。就是從孕婦上回經期的第一日、數到二百八十日止就是了。比方孕婦在沒有得孕以前、末次經期是六月一號、就從這日算起、數到二百八十日、那嬰兒產出的日子、當在第二年三月八號。但這日期決不能說沒有遺誤的、因爲有時也許照所算的日期、或先或後、兩星期也是有的。

說得孕之先聲

或有人問怎樣曉得婦女已經懷孕呢、回答說、是有一定的憑據、很容易知道的、例如已嫁的婦女、天癸素來準確、到了行經的期限、忽然不行、就是懷孕的表示。但這表示還不是絕對靠得住的、因婦女有的還在乳哺小兒時得孕、也有上屆生產後、還沒有行經以前、又得孕的。大概的情形、婦女懷孕數星期後、就要患孕病(惡心乾吐)早上起來忽作惡心、反胃、開始嘔吐、每天一次、能拖延到幾個星期的長久、這就是懷孕的消息。懷孕到兩三個月、孕婦的雙乳、當膨漲起來、而且堅實、乳頭高凸。到三月以後、肚腹就漸漸膨大、等到四個半月以後、纔覺得子宮的胎移動。

孕婦之衛生

孕婦必須多食富有滋養料的食物、因爲要供給兩人的食料、就是孕婦本身、及子宮裏的胎兒。孕婦每日必須大便、是很有關係的事、若遇大便閉結、可照本書第二十九章方法施行。至於孕婦的睡房、更要空氣通暢。

孕婦要運動操練肌肉、是必要的事。不然肌肉必致軟弱、而且使嬰兒身體軟弱沒有力氣、到生產時、加添了多少艱難。

孕婦每日宜多飲開過的清水。

孕婦須忌用烟酒和檳榔等物。

孕婦須勤洗澡、使其身體清潔。

婦人懷孕後、不宜在孕期內舉行房事。

生產之籌備

當生產臨近時、應當把專爲預備生產所用的房間、打掃潔淨。一切的東西、及懸掛在墻上的、都要搬出去。用石灰把墻壁粉刷、地板擦抹乾淨。要是泥土地、更要切實的掃除。然後把石灰撒在房裏的各處、以及器具底下。除臥牀桌椅以外、一切物件都要搬到外面。如產婦的家、只有這一間房子、可在牀前掛一個清潔竹簾、使他與室中的餘地隔開。

生產需備之應用品計開於後

(一)食水棉(即西藥房所賣的棉絮)一磅或稍多、用作收受產兒時的血、及產後用他貼在產婦的陰道門。

(二)預備新棉布兩三條、要結實的、長約三尺半、闊約八寸、產後用他綳紮產婦的肚腹。

(三)預備舊布幾方、都要在開水裏煮洗過的、墊在產婦身下、吸收產血、及別的流質。

(四)預備法蘭絨、或別種柔軟布一方、也須用開水煮洗潔淨、用作包裹產生的嬰兒。

(五)預備兩條布、計四寸寬、二尺長、也須在開水裏煮洗過的、用作綳紮嬰兒的肚腹。

(六)也須預備肥皂一塊、小毛刷一把、用作洗刷看護婦或收生的人的兩手。

(七)預備來蘇(Lysol)幾兩、用半調羹來蘇、加入十二兩水中、洗濯收生人的兩手。

(八)預備硼强酸粉(Boracic powder)一兩或二兩、用作散置割斷的臍帶頭之用。

(九)預備已在開水中煮過的乾淨布幾小塊、每塊約需三寸長、三寸寬、中間剪一個窟窿、大小要足夠穿過臍帶為度。

（十）預備四兩或六兩重的硼强水一瓶、（參看第五十三章第一方）用這水滴嬰兒的雙目、及洗產婦的乳頭。

（十一）預備半兩阿基羅兒（Argyrol）用他滴入嬰兒的眼睛內。（參看第五十三章第四方）

（十二）預備白花士苓（Vaseline）幾兩、等嬰兒產出後、用作淸除嬰兒身體上的垢汚。

（十三）預備安全針（即鈕針）若干、作產婦及嬰兒肚腹綳帶之用。

（十四）預備潔淨布若干塊、用作嬰兒的尿布。

（十五）預備五寸長的棉紗帶兩條、此帶可用棉紗線十條、或十二條搓成、作紮嬰兒臍帶之用、並要預備消過毒的快剪刀一把、以備剪臍帶之用。

上開各項物件、宜及早預備。一切布、都要用開水煮過、以後用淸潔布包好。凡沒有用水洗過的手、不可摸這布、爲產婦及嬰兒所製備的衣服、以及床上的被單、均須淸潔、備齊後要好好的收藏、不要使他染了灰塵。

一切物件務宜淸潔、是最要緊的事、無數嬰兒死亡、在出世沒有兩星期、這原因、大概在產出時、沒有注意淸潔的緣故。有很多產婦患病、及產後久患寒熱、也因爲他在分娩時沒有把各件事物、整理淸潔的緣故。

孕婦既知道快要到生產的日子、就應當把牀鋪預備好、被褥上須鋪油紙幾層、免得受濕。

紗布再鋪上被單也應用不潔的布鋪在床上收受產血

預備清水兩桶、用潔淨的器具煮滾了、一半留在清潔的盆內、或大瓶裏、上面用乾淨布蓋着、等他冷了。還有一半、須要保存水的熱度、房中須備小桌一張、把各種需用的物件、放在桌上、再備洗盆一兩個、先要用熱水、肥皂、洗過再用。

分娩

分娩的消息有兩種預報、一由陰道裏洩出血色的水、一就是產痛。照着普通程序、約隔十五分、至卅分鐘、作痛一陣、起初作痛、相隔的時候稍長、等到產勢的進行越快、產痛的次數也越多。如能請得良醫更好、不然、請一專門看護婦也可以。因爲能請得良醫、應當行的事、他全曉得。本篇所說各項臨產時的辦法、專爲作產婦不能請得良醫時的用處。

不要使來客進入產房、房中除看護婦、或收生的人以外、頂多不得過兩人。產婦應用熱水洗身體、生殖器的四周、應用熱水、肥皂、洗淨、臨產時、須要小便隨時排洩乾淨、如在臨產將近的六小時、或八小時、沒有大便、就應當用熱水灌腸法、把腸內所積的穢物掃除。（參看本書二十章灌腸法）

當產痛初起時、產婦或坐、或臥、聽他隨便、等到作痛劇烈時、就可以睡在床上、把兩腿縮起、習俗在這時使產婦坐立、是有損無益的舉動、而且不能使產出的嬰兒清潔。看護婦或收生的最要緊的事、把手臂洗淨、兩臂應露、到肘節、並把指甲修齊、指甲裏的泥垢宜剔除潔淨、他的手不但是要用肥皂熱水洗過、還要用小刷子細細的洗刷、身上應穿清潔的衣服、如用大而潔淨的布一大方作圍身之用、那是更好。

臨產時、不必使產婦服一切藥物、以爲可以帮助他的產力、殊不知他不要藥物、自能完善產出。臨產不可用人工迫壓、因爲瓜熟蒂落、自有天然的運用、如果是難產、當請精於醫道的、替他施術。看護婦或收生的、不可用手探入陰道。因爲如此能使產婦傳染微菌、產後有患熱症的結果。

產水胞破裂後、就可見嬰兒的頭、由陰道口產出、如嬰兒產出的方位、循着規矩、面部當朝下、就是面對產婦的背、頭頂最先顯露。然而若是嬰兒的頭產出太快、使產婦的陰道門必致受裂過甚。那末一等到看見嬰孩的頭部顯露、在產婦每作痛一陣時、收生婦應用手指把嬰兒的頭向下緊壓、使嬰兒的頭灣轉、緊貼胸膛、叫他容易經過陰道門。產婦在產痛間斷的時候、他的肌肉當然鬆些、這時收生婦應當知道停壓、隨他從容產出。照這個秩序收生、產婦的陰道門、當少有損裂的害處。

平常嬰兒頭已露後、身軀當等一下子就要產出。這時應當用手指在嬰兒的頭頸摸探一周、看有臍帶繞在頸項上的沒有。有臍帶繞在頸部、不要驚慌、宜將嬰兒頭先拔出。有臍和清潔的布一方、揩抹嬰兒的雙目、並把他的嘴弄開、用布在口內揩擦、等嬰兒產出後、卽包裹在法蘭絨、或柔軟的布裹、不要使他的面部泡在血液中。收生婦應快用五分之一的阿基羅兒（Argyrol）水、一滴（卽清水五分內攙阿基羅兒粉一分）滴入嬰兒的兩眼中、如沒有這藥水、可用硼強酸水數滴點在嬰兒的兩眼中、多少嬰兒成了瞎子、就因爲產出後、沒有用這藥水滴入眼睛的緣故。

嬰兒產出時、在旁邊帮助收生的婦人、應當快把手放在產婦的丹田上、緊握子宮、這時當覺得丹田的裏層、如有一硬塊、這帮助的人、可緊實榨壓、一點兒也不要放鬆、這榨壓的作用、爲要使子宮收縮、停止流血起見。

等到臍帶內的血管跳躍停止了、應當把臍帶繫緊、隨卽割斷、和早已預備的棉線兩條、如法施行、這線及剪刀、先要放在小盆裏、用開水煮過幾分鐘、還要放在盆裏、等臨時取出來、棉線帶所繫的臍帶、應當繫的很緊、凡沒有用開水煮過的剪刀、及別的器物、萬不可用作剪斷臍帶的器具、綁臍帶的棉線、也要用開水煮過的纔能用、凡未經煮過的東西、用來剪斷或綁臍帶、毒菌就乘機侵入身體、後來新生的胎兒、致有發生至病的危險。無數小兒出世後七日、至十日死亡的、都是這個毛病（俗名臍風）這病的形狀、就是嬰兒產出七八日、忽患抽搐、牙關緊閉、等等症狀。

臍帶一經剪斷、應用硼强酸粉、散佈在臍帶頭上、（請看第五十三章第五藥方）隨把臍帶頭放在一塊方布上、這布是預先籌備好的、並在開水裏煮過幾分鐘、的臍帶頭須從布中央所剪的小洞內穿過。然後把布摺叠、隨用繃帶一條、圍在嬰兒腰身的四周、把包臍帶頭的布、圍裹在內、免被擦傷、收生婦在察看產婦時、可使嬰兒向右手一邊、臥在乾燥溫和之處、嬰兒既已產出、一會兒衣胞自然落下、不可在臍帶盡頭處拖拉。以及結縛物件在臍帶上。人說產婦若把臍帶縮進、是危害產婦身體的、這話謬妄的很、只要在旁邊緊握子宮的人、接連榨握、不要丟手、衣胞就自然出來、但不必用力太猛、因這樣舉行、足可阻止流血、並助衣胞的排落、衣胞落下後、應用厚繃帶一條、寬約十二寸、緊緊縛在產婦的肚腹上、繃帶的兩頭、可用藏鋒針（或名鎖針）鎖扣、或用線縫也好。

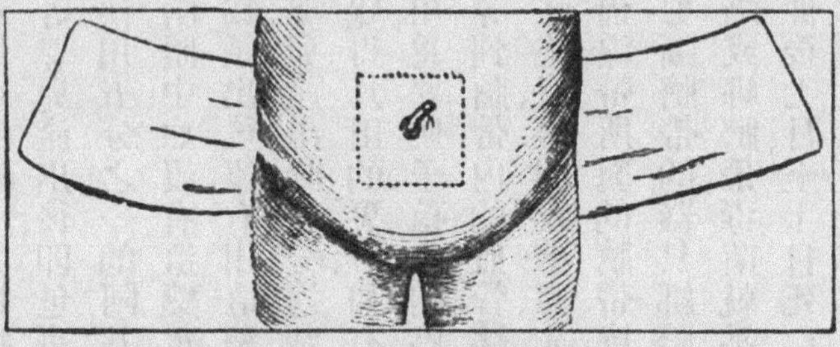

這是顯示裹小兒臍帶法、就是預備有孔的小方布一塊、將臍帶從孔中穿出、來撒上硼强酸粉、再把方布摺轉一端蓋好、後再用繃帶裹好。

嬰兒洗淨穿好衣服後、照普通的法則、把他放在產婦懷裏、因爲產婦一經嬰兒吸乳、子宮就縮小而且堅實了也是阻止子宮流血的方法在紮縛肚腹的綳帶以前一切不潔的衣服被單、都要移放在別處。所有產婦身軀各部份、如有血污、當用溫水洗濯揩乾、然後用吃水棉花製成的墊布一方或用幾層厚的布、墊在陰道門的外部、收受污水。(此布要經開水煮過的)再取長二尺寬三寸棉紗布一條。把墊布裹着、這棉紗布的兩頭、一頭拴在前面的肚腹綳帶上、一頭拴在後面的肚腹綳帶上。

產婦宜靜臥在床上、無論怎麼樣、他應當在床上幾天的工夫。墊在陰道門外的墊布、必要隨時更換、陰道門更要隨時多洗。

產婦在產後六七小時、須小便一次、若到這時候不能小便、可用大布一方、疊成幾層厚、在熱水裏浸濕、敷貼在陰道門外、並丹田一帶。這個方法、常能幫助產婦的小便、產婦在產後當日應大便一次、若不想大便、可服瀉藥一劑、服法如本書第五十三章十六藥方也可以用得。

產婦產後卽可用尋常的飲食、最好在這一兩天內、不吃冷東西、不喝涼水、當吃煮法良好又有滋養料的食物、如米飯、雞蛋、牛奶、麵包、山芋、(蕃芋)魚、及熟水菓等物。

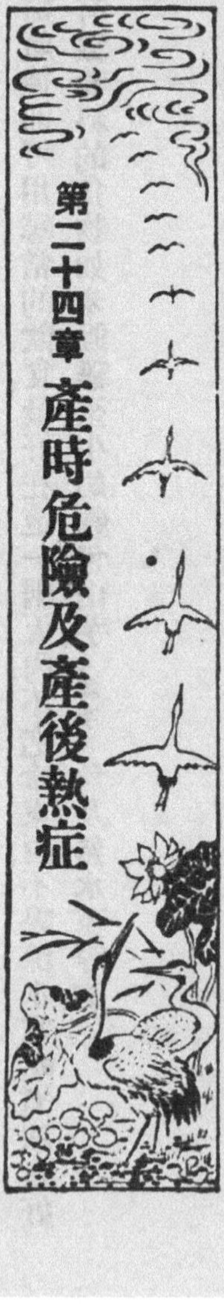

第二十四章　產時危險及產後熱症

說產出之嬰孩不卽呼吸如何料理

嬰兒纔產出後、照例就要啼哭及呼吸。假如旣不啼哭、又不呼吸、只睡臥沒有一些動靜、或只有微微的喘息。那末、就要快快設法使他呼吸、一切手續越快越好。法子用一食指包紮清潔的布、先把嬰兒的口及喉、揩抹乾淨、再把大指及食指用薄布包裹、把嬰兒的舌頭夾着、輕輕拉縮、拉縮的度數約一分鐘十次、在施行這法的時候、另外用一個人手拿一塊布、向嬰兒的臂上拍打、或把布用冷水浸濕、打他胸膛的外皮也可以、這種方法、常能使嬰兒開始呼吸。等到一經有了呼吸、快用預先烘熱的布把嬰兒包裹起來。

假如以上方法施行三兩分鐘後、而嬰孩還是沒有呼吸、就要快將臍帶割斷紮好、隨用人工呼吸法、本書附有圖樣、表明人工呼吸法是甚麼狀態。呼吸的速率不可太急速、每分鐘不得過十至十二次。或用溫水一盆、熱度在華氏表一百零五度、在施行呼吸法時、將小孩

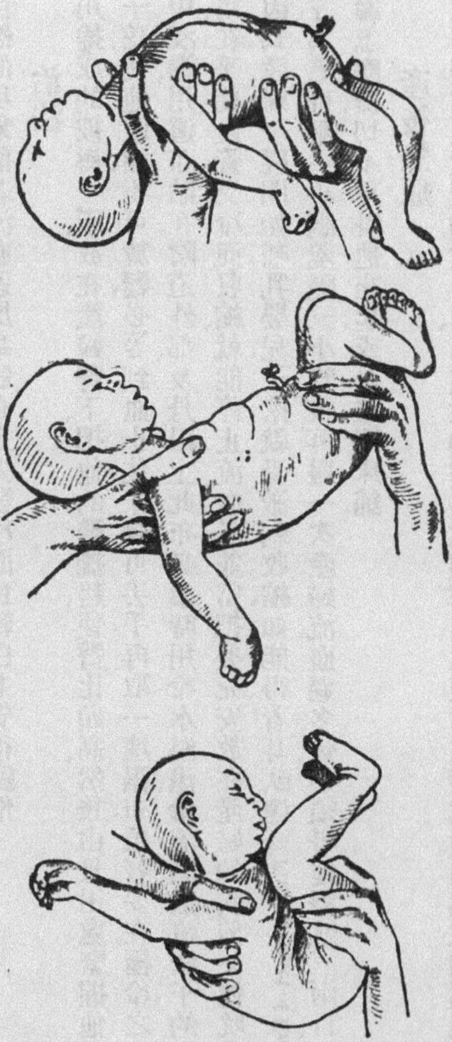

此三圖表示嬰兒初生、不能呼吸、怎麼樣便他回轉呼吸法。就是先要照着廿三章所講的方法、把臍帶趕快割去纔、好用兩手照第一圖式、把小兒托起、再照第二圖式、使小兒身向前屈、隨屈隨又變勢、即照第三圖式、如此就把小兒肺裏的氣逼出、隨即轉回如第一圖、如此施行、每分鐘約十六次（因平常呼吸每分鐘有十六次、可以作爲標準）

第二十四章　產時危險及產後熱症

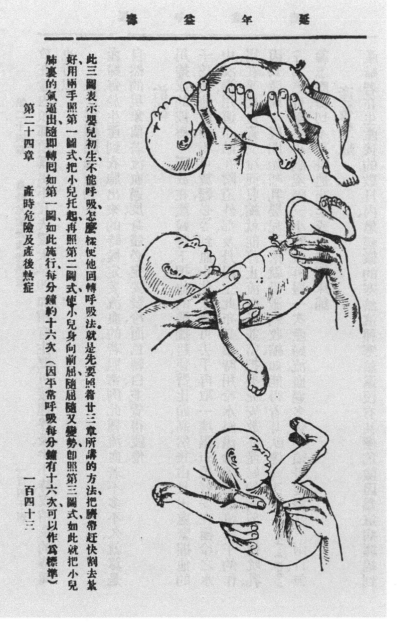

放在盆內、頭部須露出、不宜失望太早、卽如稍有生機、可接連呼吸、半小時、或稍長的時間也可以。•

產後期痟(卽血崩)

產婦每於生產到衣胞出來的時候、定要流血的、若照常例、此種流血若不多不久、就算是自然的現象。倘若流血過度、身體必定要發冷、面色轉白、並覺得疲倦。

治法

用捲成的被褥一床、放在產婦臀下、把他的臀擱起、使臀比頭高、然後由丹田處緊握他的子宮、使他收縮、不可放鬆、必等到血止住了、纔可丟手。再取一塊濕布、頂好要在極冷之水中浸濕、用這布貼在陰道外部、及丹田上。此布必須時用冷水浸濕、輪流貼敷、這法子的作用、在乎使血管受冷而收縮、就能停止流血了。並當把嬰兒安放在產婦的胸前、使他吮乳、因爲產婦一經開始哺乳嬰兒、子宮就受激刺收縮、如能得着耳臥達膏Fluid extract of Ergot(了葛膏)可服一小調羹、隔三小時後再服一次、產婦流血過多後、必須叫他靜臥三兩日、無論怎麼樣、切不可叫他坐起、或是離開床鋪。

產後熱症

產婦若在生產後的數日內、患輕微的寒熱、這種寒熱、還沒有甚麼危險、因爲這病纏綿到三四天的很少但是在產後第三四日若發熱升就危險的很了當他身熱時脈跳很都快。(尋常脈數每分鐘廿七次)而且病起時還發寒戰、若照平常情形而論、他的丹田下部、應當還有疼痛、用手壓上痛的格外厲害。這時頭也患疼、大概患這寒熱在起初的一兩天內、從陰道淌出來的污穢水、漸漸的減少、後來就變作膿了。

治法

若在分娩的時候、對於一切的事物、都能夠謹慎潔淨、一定可免了這種熱症的害。這個病原、乃因爲收生婦人的手指不潔淨、把微生物(俗云毒或云瘋)傳進子宮的緣故。或因用污穢的布、墊在產婦的陰道門下、作收排洩的產血及污穢的血所致。收生的用手、或器物、放入產婦的陰戶內、就是微生物侵入子宮的媒介。後來就使產婦有產後熱症的結果、本病的療治法、首先要服瀉藥、如鎂鑛養最爲合宜。在丹田部每三小時舉行熱敷袱法一次。(方法見本書第廿章)又每隔四小時施行灌陰道法一次。用法倫表一百十度的熱水六斤、內攙來蘇五小調羹、如法施行。(灌陰道法詳本書第廿章)倘有良醫可請、必須請求診治、或將產婦送入醫院、那是更爲合宜的。

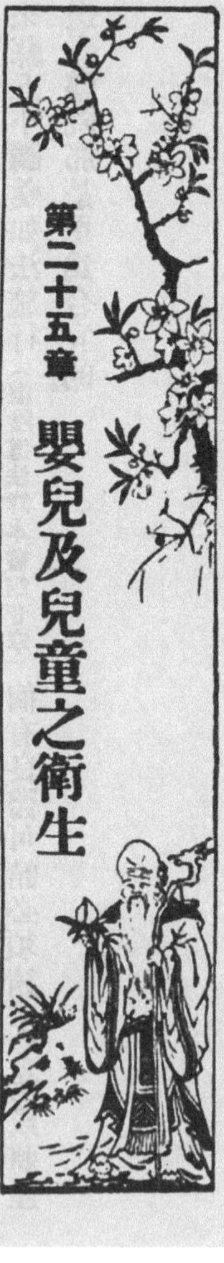

第二十五章　嬰兒及兒童之衛生

聽說在有一處大城市的地方、每產生的一百嬰兒中、在不到週歲前死亡的、佔了七十一人之多。但是又查得鄰近的某城市、在所產生的一百個嬰兒中、在週歲前死亡的、不過只有五個。考查兩處嬰孩死亡的數目、所以有這樣大分別的緣故、就是我從前所說、在一處城市中的嬰兒、他們的父母沒有施行適當的看護。那鄰近之某城市的嬰兒、是得着適當看護的。現在論到中國所產出的嬰兒、不到十二月夭亡的、大約有了半數、這種生命上可怕的損失、爲甚麼不藉人力阻免他呢。我所說阻免的方法、就是阻免各種傷生的道路。若是嬰兒產出時、在料理上、若缺少清潔、或出世只有幾個月、就餧他堅實的食物。甚至餧他肉食生瓜菜蔬等等。又或所餧的食物、曾有蒼蠅等虫飛集、染有病菌（即微生物）或無論甚麼時候、嬰兒啼哭、就餧他食物、或隨兒童把污穢的食物放在口中、這都是傷生的緣起。唉、這麼多的嬰孩、既是因此而死、救濟病的方法、不能說是沒有、而作父母的何以竟不研

說合度之嬰兒

合度的嬰兒產出時秤了當有六磅、或八磅上下、也有重在八磅以外的、但嬰孩在產後第一星期內、並不加重、在頭六個月裏頭、平均計算、每星期約加重四兩、到後六個月、每星期所加平均的重量、大約比四兩少些、等到第二年的一年內、那就大約可另加重六磅上下。

嬰兒當在甚麼時期出牙、本書第四章已經論到了。

嬰兒長到十個月、兩脚應當能以站立、等到十二個月、應當能以略爲行走。

初生嬰兒的頭頂有軟穴兩處、一在前額以上、一在頭後。在頭後的一穴、約在第二月底、就當閉合。若嬰兒長到兩歲後、這兩個軟穴還沒有閉合、那是因爲沒有得着充分食物的營養、或患有軟骨病所使。

生育合度的嬰兒、每天必要啼哭幾回、雖然沒有饑餓、沒有甚麼緣故、也能啼哭、這是藉着啼哭操練身體上的肌肉。倘若有時並不啼哭、那末一定是有病了。因爲嬰兒按時啼哭、是他的天性。他母親萬不要每遇嬰兒啼哭、把食物餧他、恐怕後來成爲習慣。

看護嬰兒及小兒

天花、(卽痘症)乃是最烈的災禍、每年不曉得死了多少小兒、所以每一個嬰兒出世後三

個月裏頭。一定要給他種痘。若遇天花流行的地方、在出世一二星期內、就當種痘。（閱本書

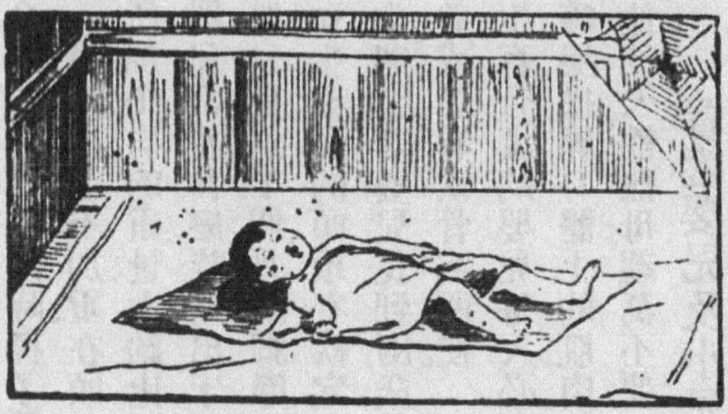

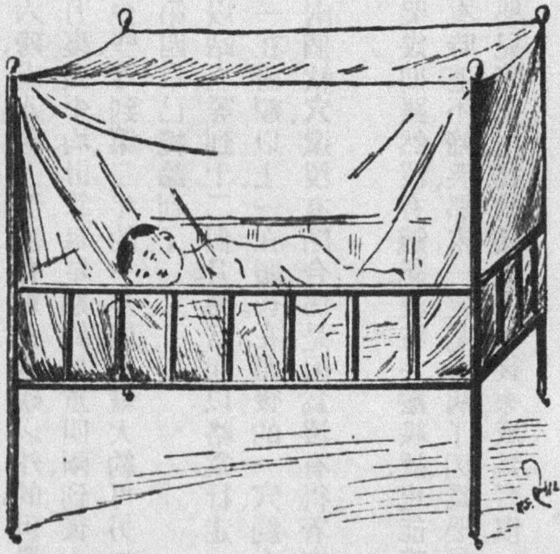

上圖是小兒睡時不用蚊帳致蒼蠅飛集在小兒眼口等處以致患紅眼、泄瀉痢疾各症、又被蚊所咬、更要使小兒皮膚發生膿泡、以及往往的患了瘧症。下圖是表明小兒適宜的眠睡、床舖密遮紗布的帳子、蚊蠅都不得侵入、不但是可得着安寧的眠睡、而且又免了很多的疾病。

四十一章）强健的嬰兒出世後、在起初的幾星期、一天到晚、多半時間要眠睡。所以要做一

作安睡的床俾他安睡如大竹籃去取好的臥具籃上可用蚊帳務須免得蚊蠅停在嬰兒的面目上。嬰兒害眼、皮膚生瘡、瀉肚等症、多因蚊蠅傳染。初生的幾個月裏頭睡時不要使他常睡一邊、免得頭部變形、睡時不要用被遮蓋着頭而且最需要的、就是新鮮空氣。所以睡時在床上既有了蚊帳就不要另外掛着床帷、還要把窗戶打開、或使他睡在能蔽日光的廊下、

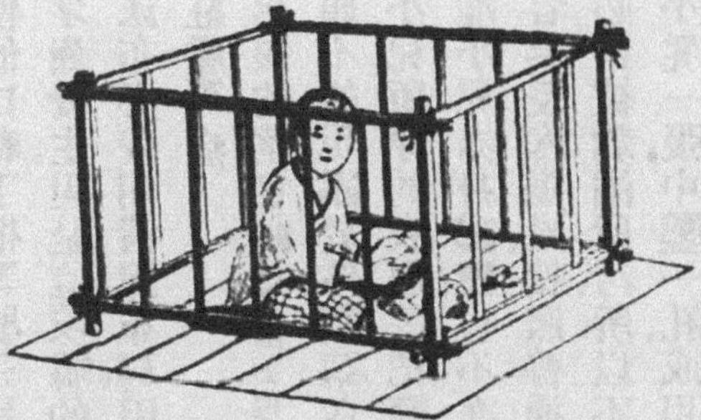

此圖就是小兒能夠爬行的時候想防免他不潔淨的危害、用草蓆一張、鋪在地板上、四周圍着活樺的竹欄杆、把小兒放在裏面、一切的玩具亦放在裏面、自然就不致於爬到別處、去沾染了汚穢。

小兒宜時常洗澡、使他清潔、凡啓於看護兒童的母親、每日必給兒童洗澡一次。若不能將他的全身每日洗濯、也要把他身體上、凡是大小便、沾汚的部份、每日洗濯乾淨。

地板或地上汚穢之處、萬不許小兒坐臥。常時看見小兒坐臥在那裏用手撫弄、以致兩手沾染汚穢、後來又放在嘴裏甚至拾地上的髒物、啣在嘴裏、小兒瀉肚、生蛔蟲的那些毛病、都是從以上的原因來的。若要放嬰兒在地上頑要、須要舖一條草蓆或蘆蓆、若小孩生下已有七八個月能夠自己爬行、須要做一小欄杆圍在蓆子的四

面、使他在內爬行、最爲穩妥。

不要使嬰兒啣假乳頭。(假乳頭是橡皮製的如同乳母的乳一樣不要給小兒啣在口裏想他安靜)也不要使他口啣手指等。嬰兒長到五六個月、宜給他調羹一把或清潔的硬物、使他咬嚼帮助他牙齒發生。但是這咬嚼的硬物、必須常用開水洗淨。

尿布必要用清潔布料、因爲不乾淨、不但是臭味難聞、更使嬰兒生殖器、傳染疾病、及發生紅腫等症。

男孩的莖包頭、(卽陽物包頭)必須使他捲起、陽物頭宜常洗淨、如果莖包皮不能捲起、陽物頭不能現露於外、須請良醫替他施割、使他能夠伸縮。女孩陰戶的兩面陰唇也要常洗淨。

小兒所穿的衣服、要把臀部遮密、男孩的陽物、女孩的陰戶都不可外露。所以文明國家、不准小兒赤身露體、也不准穿露臀的褲子。因爲於道德上有存亡的關係。况且臀部露出、更容易受寒傷風、按照普通理法、這習俗沒有改變的緣故、不過以爲小兒穿整襠的褲子、勢必常被糞溺所汚、所以不大注意。那曉得解决這事、真是不難、兩三個月的小兒、可以製備小凳一張、中鑿一孔、或用箱子做成箱子、下面放一磁器、接受便溺、嬰兒早起第一次餧乳後、就使他坐在凳上、或箱子上、引他大小便。晚上再行一次、日裏隔幾點鐘、又引他小便一次。久而久之、嬰兒就覺得坐這箱子、就是大小便的時候了、等成了習慣以後、大小便自有

定時泥污褥子的事也就自然的免了

小兒之食物

要想小兒身體强健發育完全、必要餧他充足滋養料的食物。兒母也要多吃有滋養料的物品纔有好奶供給嬰兒的需用。乳母當吃的不但是米飯蕃芋、也當吃荳麥雞蛋等類。如不能得着鮮美雞蛋、及荳麥製成的食物、可以吃魚雞羊等肉。

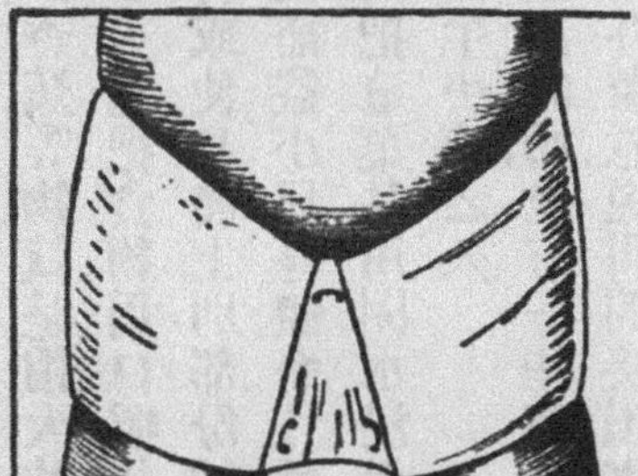

此圖是顯示小兒裹尿布的簡單方法、用二尺半方的布一塊、摺作三角形、把小兒的臀部放在正中、左右兩角向前、疊起中間一角、從小兒兩腿中間拉起、用鎖針鈎在先摺的左右兩角上、就成如圖的形式。

兩三月的嬰兒、每兩點鐘餧奶一次。時間不要過長過短、也不要任意多餧。晚上末次餧奶、大約在十點鐘、此後當到明天早晨再餧。餧奶距離的時間、可以慢慢的延長。等嬰兒長到三四個月後、每三小時纔可餧奶一次。夜間不要給他吃奶、若嬰兒在沒有餧奶以前啼哭、可給他喝一點溫開水。每天當給他喝清潔開過的溫水幾次。不然、嬰兒口部就要常有生瘡等事。

乳母在沒有餧嬰兒以前、須用清水洗淨奶頭。

不足七八月的嬰兒、除餧奶以外、不可餧別的食物。因爲他消化的機能、還不能勝過米粥、以及與這相類的食品。

六個月或八個月的嬰兒、母親的奶如遇有不足供給的時候、就可開始餧他一點米粥等到胃部漸漸習慣消化這種食品時、那末每天就可再餧煮了半熟的雞蛋一個、及炒焦的麥麵粥一次。雞蛋也可乘米粥熱時調在裏頭、煮粥的時間要兩小時。

焦麥麵粥的作法、把麥麵在鍋裏炒黃了、就取出篩淨和清水煮半小時上下、煮成薄麵糊的樣子、就成爲焦麥麵粥。粥內又須加入牛羊熱奶、或一點兒罐頭牛奶、等嬰兒稍長每頓可酌量加增、或烘或煮的蕃芋。

小兒不可餧他堅實的食物、如肉類、菜蔬、生瓜、香蕉等物。就是稍大的嬰兒、在沒有出牙能任咀嚼以前、也要禁吃生硬等類的物、兒母不可先把食物用口嚼後、餧入嬰兒的口內。因爲這樣常使嬰兒患口瘡、或使消化機能受害、或使身體上別部份的機關患病、切記切記。

熟水菓榨出的汁水、小兒吃了很有益處。不但補益小兒身體、而且免得大便閉結及瀉痢等患。頂好是橘子汁、小兒可每日喝些、但先要把這菓品用開水浸過幾秒鐘、免得傳染病菌。(即微生物)而且不可與奶同時喝、須要相距半小時之久。

兒母在餧兒的時候、若吃了瀉藥、那末他所生出的奶、也有一些藥力、嬰兒吃了、當受同一的影響。照這樣看起來、兒母一切飲食、必須格外留意、免得間接損害小兒。若兒母吸煙飲酒小兒受害更大兒母震怒與奶也大有妨害有時小兒無故得病考查這個原因不外由兒母震怒、致使乳中含有似毒的烈性所致的。

說奶娘

產婦產後、若有病、不能餧兒的奶、頂好須僱一奶娘。惟僱奶娘時、要小心選擇、不可僱用有肺癆、或患花柳病的人。若小兒吃所僱奶娘的奶、不能得優美的發育、應當另換一人。

說用牛羊奶等物以代母奶

兒母若不能餧嬰兒的奶、又沒有僱着奶娘、應當用牛羊奶代替。這奶要清潔爲最好、然在天氣燥熱的國度、能供給好奶的牛很少、而且不大清潔。這眞是一個難事、縱然有清潔的、但不久就要變味。因炎熱的緣故、所以不能常有好奶。不但是這樣、奶牛所供的奶、各有不同、奶質很有差異。因奶牛所吃的食料不能一律、所以就不同了。在氣候常熱的地方、所買的奶、必須買早三四小時內擠出來的纔好。買回來宜放在有蓋的淸潔器內、這器再放在大一點的盛水煮器之內、然後擱在火爐上、等水開後、再煮半小時取用。這乃是最短的時間。至於牛奶放在開水內小器皿之中、並不能翻滾、只要看他的熱度能殺微生物爲止。照這法子行、使奶熱半小時、再使他快快的冷、如果不能用這法子、就把牛奶煮開了幾分鐘的工夫、也可以用。若以牛奶、餧初生未滿一星期的嬰兒、倘重有八兩的牛奶、可加開水四

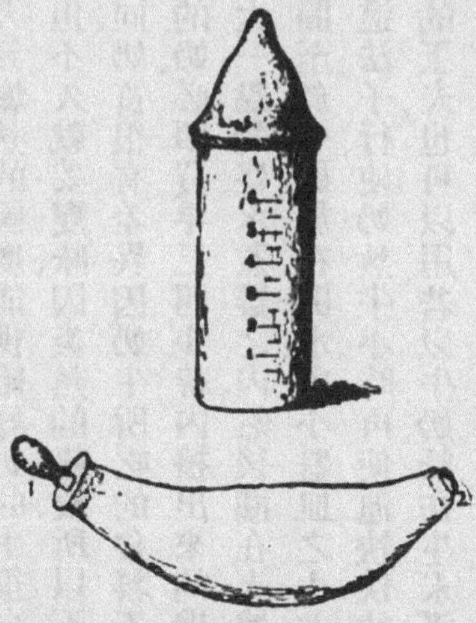

如兒母沒有奶給嬰兒吃、須用牛羊奶或別種特備的奶餧他、上圖乃兩樣的奶瓶、無論那一樣的瓶都很合用。

兩、石灰水半兩、另加牛奶糖七錢、攪勻了、配合起來、已夠一天的食料。這奶製成、當用清潔的大瓶裝入、放在冰箱裏。隔兩點鐘取奶一兩半、餧兒一次。若在極熱的天氣、要把下午留作餧兒的奶、在午間由瓶內倒出、再煮開一次。不然、恐怕還沒有到晚就變了味、嬰兒吃下去、就要生病。如買不着牛奶糖、可用一兩的三分之一的（約三錢）蔗糖替代、但是蔗糖有時對於小兒不大相宜。

嬰兒在初生的第三四星期內、每兩小時、約需奶料二兩。所以每天製備的牛奶、須十六兩重、配合的方法、牛奶九兩半、開水六兩半、石灰水兩調羹、牛奶糖一兩、（或用蔗糖半兩亦可）嬰兒既日漸長大、所需的食料、自然逐漸加增。所以嬰兒生時過了三月、每日約須乳料三十二兩、配合的方法、照上節所述各料加倍配合。

嬰兒長到第三個月後、到第六個月爲止、每次所吃的奶、約需自五兩至七兩、每日須餧七次、共須乳料四十或五十兩。配製這五十兩的乳料、內中應合牛奶三十兩、米湯二十兩、牛

奶糖三兩(或用蔗糖一兩半亦可)

嬰兒長到六個月後、至十二個月以內、所吃的奶料、每日約需五十至六十兩。配合法應用牛奶三十六兩、米湯二十四兩、牛奶糖三兩半。(或用蔗糖一兩八錢)

上文所述、只是牛奶應當怎麼樣配合的大概、想使嬰兒的食料相宜起見。嬰兒長到第三個月後、若是強健、那奶中所摻的水分、可照上節所定的重量、略爲減少。若買來的牛奶、質地稀薄、也可不要再加開水。照此法餧養、嬰兒若還是得不着美滿的發育、就須要請問良醫、當用甚麼食料。

米湯製備的方法、載在本書第五十三章中、附則第二段。現在把石灰水的配製法說明、這法子就是用石灰一塊、差不多有半個小雞蛋大小、放在一斤重的水裏、化合後、看看如同奶製的東西、這水頃刻就澄清了、等澄清後、再把浮在石灰面上的清水倒去、另加一斤重的清水攪和一次、再等澄清後、把水倒去、如是兩次、石灰中的渣滓、已剔除盡淨。隨後把這沉在器皿底下的石灰、分作四份、每份各放在一斤大的瓶中、滿注開水、塞緊、這瓶中提清的水、就是石灰水。(又名明灰水)

若遇有牛羊乳無法購買的時候、也可用罐頭牛奶代替。這奶有兩種、一甜一淡、巢牌、鷹牌金章牌三種、含糖份多些、乃是甜乳。天然熊牌、高山牌、婢女牌、花牌、含糖份少些、乃是淡乳。

這兩類的牌子、雖然有甜淡的分別、但也可以並用、沖和起來、甜淡也就均勻了。現在爲要使讀這書的容易製配、特把育兒指南所說的罐乳製配法、列表在後。

年歲	甜煉罐頭奶	淡罐頭奶	沸水	米湯	每次當食之分量	食物間隔之時間	每日一共之次數
第二日	一份	三份	六十份		半至一英兩	二小時	六至八次
第三日	一份	三份	五十份		半至一兩	二小時	八次
第四日	一份	三份	四十份		一兩	二小時	十次
第五日	一份	三份	三十份		一兩	二小時	十次
第六日	一份	三份	二十四份		一兩半	二小時	八至十次
第七日	一份	三份	二十份		一兩半	二小時	八至十次
一至四安息	一份	三份	十六份		二兩	二小時	八次
四安息至三月	一份	三份	十二份		三至四兩	二點半	七至八次
三月至六月	一份	三份			五至七兩	三小時	七次
六月至九月	一份	三份		十二份	七至九兩	三點半	六次
九月至十二月	一份	三份		十二份	八至十兩	四小時	五次

本書畫的餧嬰兒的奶瓶、是最合宜的、用時要洗淨、每次在餧兒之前、要把橡皮頭拔出、瓶的裏外面都要刷洗的一點奶跡沒有爲止。橡皮頭也要洗、法子先把奶瓶和橡皮頭、包在乾淨的薄布中、放在一個器皿內此器皿須裝凉水、水須淹沒乳瓶、然後燒滾了、約幾分鐘爲度。若是每天照着這個法子作、每天洗濯一次、也就好了。尋常嬰兒長到十至十一月多有習慣用調羹餧食物的、無論是調羹是碗、保護小兒的、都要注意使他清潔。

大便閉結

論到身體强健的嬰兒、平常每日大便約一次至四次、兩三個月後、每日須要大便兩次、若沒有一兩次大便、就是大便閉結、要赶快醫治、不要躭誤、因爲這個結果、很能使嬰兒的病勢加重。下面有幾種治法可以並用。

(一)食物裏面多加油料。

(二)使嬰兒多喝開過的溫水、水須要清潔。

(三)每日給嬰兒橘子汁、或別種水菓汁喝。

(四)取硬肥皂一塊(洗衣的黃皂不合用)切的好像竹筍、上尖下圓、嬰兒若果大便閉結、每早在一定的時候、把這尖頭肥皂、用花士苓油擦上、揷進肛門、約留一半在外、等過幾秒鐘、隨他自行排出、用此法、嬰兒的大便就自然通暢了。

腹瀉

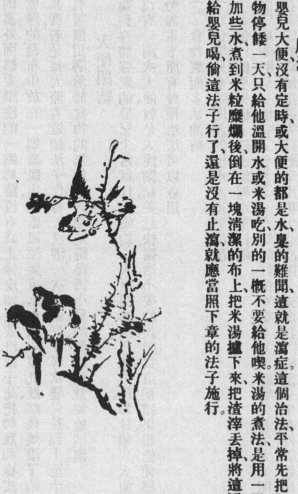

嬰兒大便沒有定時、或大便的都是水、臭的難聞、這就是瀉症。這個治法、平常先把嬰兒食物停餧一天、只給他溫開水或米湯吃、別的一概不要給他喫。米湯的煮法、是用一點米、多加些水、煮到米粒糜爛後、倒在一塊清潔的布上、把米湯擠下來、把渣滓丟掉、將這淨米湯給嬰兒喝、倘這法子行了、還是沒有止瀉、就應當照下章的法子施行。

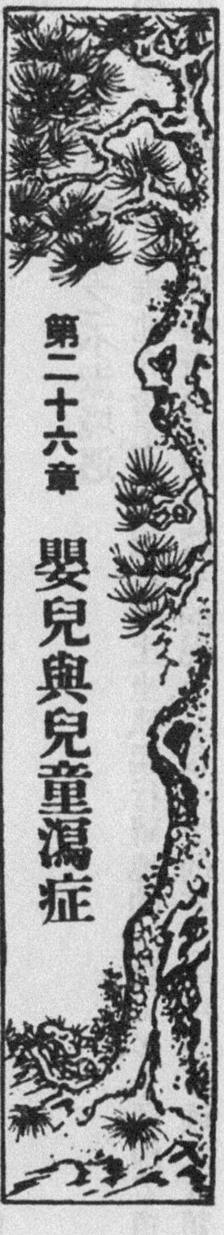

第二十六章　嬰兒與兒童瀉症

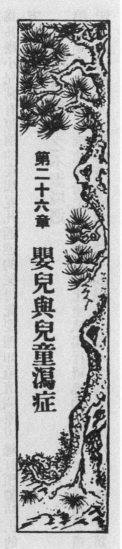

嬰兒及小孩子、所常有的病、很有幾種、惟獨腹瀉是最多的。所以平常消化不良、嬰兒吐瀉等症、病原與治法相同的很多、本章特爲再行詳爲統論。

嬰兒所患的瀉症有幾樣、瀉的狀態雖有不同、每年因各樣瀉症而死的、也不曉得有多少。考查這症起頭的原因、無非是從傳染病菌得來的。(即微生物)嬰兒的消化機能、是極薄弱的、消滅病菌的能力很少。例如嬰兒吃了不多的毒物、比成人死的更快。照這話比較起來、成人吃下一點不潔、或腐壞難消化的食物、後來的影響、不過是輕微的腹瀉而已。假如使嬰兒吃下去、肚子必瀉得很重、或且因此使他喪命。平常人對於這事、多不小心、常隨意餧嬰兒的食物、好像他覺得成人能吃的、嬰兒也能吃。

另外還有一個原因、小兒常患腹瀉、就是因爲日常所吃的、大半是牛奶、米粥、若是微生物一經傳染到裏頭去、卵化就快的了不得。再加上平日向牛奶棚買來的牛奶、每有很多的微生物、充滿在內、這眞是買牛奶時不可不注意的事啊。

細想小兒常有腹瀉的、也實在是因爲容易受感冒、既受了感冒、腹瀉就算是結果、這是第三個理由。因小兒雖然在極熱的時期、感冒也很容易、爲此夜裏須要把小兒的肚腹、用絨毯或被單蓋好、免得中了寒涼。

小兒的生命支持力是很小的、所以腹瀉後死的很快。他在腹瀉時所吃的食物、並不消化、也不能得食物裏的滋養料、進入血內、生出熱力來幫助身體的發育。單是由食道裏經過一次、不但得不着食物的滋養、甚至耗去身體上原有的流質很多。所以小兒腹瀉排洩的糞很薄、像水一樣、就是這個緣故。

照此種種的事實看來、小兒若患腹瀉、萬不可看輕、應當用各種最有明效的方法治理。

預防瀉症

爲甚麼小兒常有腹瀉的疾病呢、凡通達的父母、先要深知道這個原因纔好。預備防止的方法、說明在後面。

說小兒所處之不潔境遇

第一要禁止的事、不准他在街道、或污穢地板上坐臥爬行。磚地的污穢更多、上頭鋪着頂污穢的灰塵。行人來往由街道或廁所踏來的泥土、是很不少的。若是屋中養了雞犬等類、

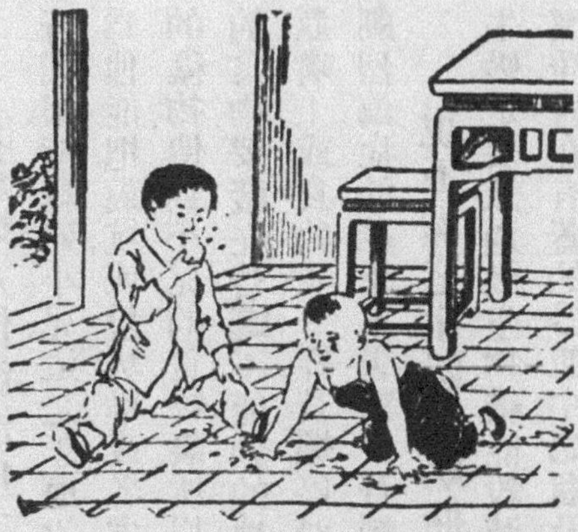

此圖表示小孩或坐或爬在地上、兩手沾染一切污穢、又用手送食物到口裏、又有蒼蠅從外面飛來足翼等處、都帶有微生物、飛集在小孩臉上、就要患痢瘧吐瀉痢疾等症、凡有小孩子的人家、應當以這圖爲警戒。

那地上的污穢就要多、凡是污濁不整理的人家、小兒腹瀉、是常常免不了的。所以屋內定要整理清潔、凡地上牆角器具之下、都要掃得清潔、若是泥磚地要用石灰散布牆根及器具下。屋內不可養鷄犬、更不可隨小兒在地板上大小便。地板的下面、也須要治理清潔、不可把洗物的污穢水倒在裏頭天井內、也要時常洒掃凡糞坑垃圾堆、(就是廢物堆)陰溝等處、都是千百萬微生物出產的地點。所以小兒若爬行在天井裏、最容易與微生物接觸。若任小兒爬行在有污穢塵土的地板上、或庭院裏、兩手必然沾污。後來又把手放到嘴裏、微生物就乘機侵入小兒的腸胃裏。所以教導小兒、除吃飯以外、無論甚麼東西都不准進口、小兒在未進食物以前、若不洗淨兩手、他拿食的手、頂少也有若干的污穢、從食物帶進胃裏去了。

小兒喫食物的時候、若把食物落在地下、或污穢的街道上、這食物至少也有一方面沾了汚穢。若不用開水洗過、也不把染汚穢的一方面削去、被小兒吃下、如此與吃落在糞坑裏的食物、有甚麼分別呢。也差不多如吞服毒物、後來傷了生命一樣。因此小兒患胃腸病、是勢所必然的了。

說蒼蠅乃傳染瀉症之媒介

蒼蠅很能殺死小兒、這是怎麼說呢。就是因爲他能把糞坑、或垃圾堆、或各處汚濁所在的穢物、傳到小兒的食物裏、所以預備小兒的食物、要藏在蒼蠅不能到的地方。餧奶的瓶嘴上、或食物上、一經蒼蠅停過了、馬上就沾了汚穢及毒菌。等到小兒咽下去、立刻就發劇烈瀉症的結果本書對於蒼蠅的問題、及殺滅的法子、在後面第五十一章說明了。

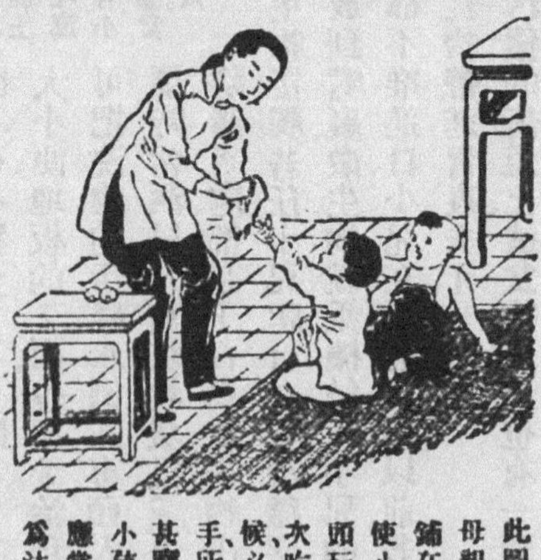

此圖是小孩的母親、先用蓆子鋪在地上、然後使小孩坐在上頭玩耍。小孩每次吃食物的時候、必須先洗兩手、所以就沒有甚麼病了、凡有小孩子的人家、應當用此圖作爲法則。

說不潔之牛奶及奶瓶

牛奶定要煮過、微生物纔能殺滅、本書二十五章已經說過了。小兒的食料、必須煮過、使他潔淨、盛在有蓋的器皿中、奶瓶及吸奶頭、宜常用熱水洗淨、那就可避免了無數的腹瀉、及是還要危險些。

說食物之不相宜及餧食之無程序

給小兒甜物糖果餅乾生瓜生麵生果等物吃、雖然暫時止住啼哭、但後患是很大、或使他腹痛腹瀉、反引他多時的啼哭、這乃是意料中的事。而且這個結果、常有使小兒喪命的。蒼蠅也喜歡糖果生瓜等物、在他飛來吃的時候、就射出他體中的穢物、及足上由別處沾來的汚穢、傳在所吃的食物上了、請問髒不髒呢。況且糖果各物、不但因蒼蠅的緣故、使吃的人有害衛生、還因爲街道上的灰塵、工人的兩手、都能使果物不得乾淨。如此萬全的方法、若想要把這種性質的菓物、給小兒吃、除了糖食要小心選擇以外、所有瓜果買來後、須在開水內煮過、再給他吃。若不是這樣、就不要給他吃、免得受極厲害的害處。每次給小兒食物、要有一定的時候、在那定時或兩餐相隔的中間、切不要另外給小兒甚麼東西吃。餧奶的嬰兒、若患重瀉症。病原或因兒母患病、或曾服了甚麼藥、或常吃甚麼特別的食物、或是飲酒、以致乳質改變、使嬰兒受了影響。所以懷抱吃奶的嬰兒、無論患甚麼瀉症、要想療治得法、必要先考查兒母患病沒有、服藥沒有、吃過了使嬰兒腹瀉的東西沒有、這是要緊的程序。

說療治小兒之瀉症

想要得有療治小兒瀉症的明效、有三件事略述在下面。

(一)瀉症未好以前、要停止乳食。

(二)多喝溫開水。

(三)病兒的腸胃必要清除。

除這三件治法以外、還有幾件別的治法、也能並用。不過這三件是頂要緊的、若小兒還在吃奶時期、傳染了瀉症、至少要停止乳食一日。因爲小兒旣有了病、腸胃能力、不但不能消化乳食、而且食道已經滯積、若再加食物、不過白白的供給瀉菌的滋養料、反幫助毒質的生長。

停止嬰兒乳食的時候、可喝米湯、或雞蛋青冲的湯、及橘子汁。（看本書五十三章）無論怎麼樣、在腹瀉沒有全好以前、不可吃奶、就是病纔好了、起頭的時候、要比平常所吃的分量、大大減少些。小兒瀉症、必須多喝流質的緣故、因爲他每瀉一次、消耗體內的流質很多、這種流質、是從血裏出來的。所以要多喝溫開水、也可喝米湯代替淸水。

患吐瀉的人、表明食道裏有損害的物質、身體要把他排出去。總而言之、小兒食道滯積、有不消化、或腐敗的食物、就發現吐瀉的現狀。好比放胡椒在眼睛裏、就急要淌眼淚、沒有甚應分別因胡椒在眼睛內眼睛快要驅逐胡椒出來清除腸胃的方法每隔半小時喝溫開水一次、能多喝更好、因爲水份經過小兒腸胃能把毒質隨水衝出、所喝的溫開水、每一斤攙食鹽半調羹。小兒每瀉一次、就舉行灌腸法一次、照本書廿章舉行灌腸水的熱度、照法倫表一百零五度、在施行療治以前、可先服蓖麻油一調羹、四五歲的小兒可服兩調羹、每三小時再在他腹部舉行熱敷袱一次。要使病兒靜臥床上、無論怎樣不要他隨便起坐、因他肌肉若稍爲勞動、很能加添他的病勢。

照以上各種撮要的療治法施行一日後、又每三四小時舉行熱漿灌腸法一次、再照本書五十三章第八藥方、每四五小時給他服一調羹、製備灌腸熱漿的法子、先把麥粉或米粉、藕粉、幾調羹和涼水攪勻、煮開了、如同牛乳的厚薄、纔合灌腸的用處。這漿灌入腸內以後、不必赶快排出、越久越好。但熱敷袱法、還要接連的舉行、如同第一天療治的情形、所喝的水、可以比第一日稍減些。

小兒患瀉症、要用輕煖的衣料遮蓋他的肚子。若再要受了寒涼、病必加重、這是很要謹慎的。

小兒要時常洗澡、床舖當整理清潔、床的四圍、要用蚊帳遮嚴、免得蒼蠅侵害、不可使別的小兒在這屋裏用病兒所用的調羹碗盞、凡病人用過的東西、應當用水煮過。

瀉症因爲腸中有毒性質的東西滯積、這就是一個病源。凡新聞紙廣登告白的藥、切不可冒昧買來喫、因爲這藥雖能把瀉症快快停止、但是沒有除了病根、毒性物質、還存在腸部、不久就要復發、病勢比前次更重。所以療治疾病、獨一的方法、總要除去病根、即須把腸中致病的毒性物質掃除盡了、纔算穩妥。

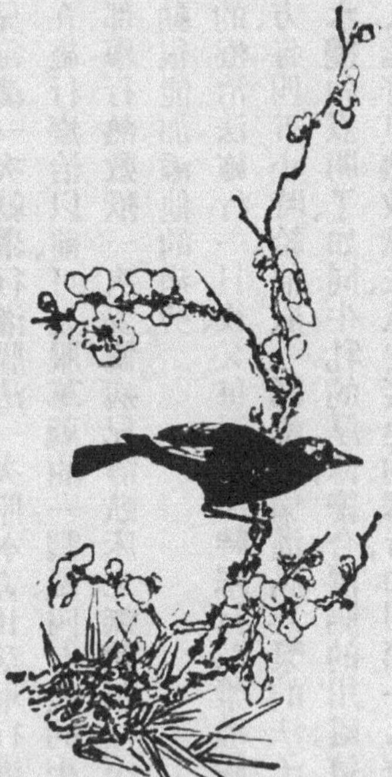

第二十七章 嬰孩與小兒普通的病

說生口疳（又名爛嘴）

嬰孩還在吃奶的時候、忽患口瘡、是常有的病。這個緣故、是因兒母沒有把奶頭或奶瓶洗乾淨所致。嬰孩的嘴在餧奶以前、或餧奶以後、都要洗乾淨了、法子用淨棉紗、或薄布一方、包在指頭上、在硼強酸水裏浸濕、把他的嘴細細的擦淨。（硼強酸水看五十三章第一藥方）有幾種口瘡、若是一週歲、或稍大的嬰兒患了、用灰綠養 Potassium Chlorate（見第九藥方第二段）鎔化在水內洗口、效驗很好。倘若嬰兒嘴裏起有白色的小泡、可用明礬燒成灰敷上。（看五十三章第九藥方第一段）

說患絞腸痧

嬰兒若患絞腸痧、病初起時、時常忽然大聲哭叫、但是他的哭聲忽起忽止、大概以肚子痛疼、加重或減輕為定。這時嬰孩的胃腸部、裝滿了氣、肚子摸着很硬、作痛的時候、兩腿拳起、高過肚子、得這病的、大半是餧牛羊奶、代替人奶的嬰兒占多數。凡是餧食物過度、或食料太甜而不潔淨、或沒有煮透、都能使嬰兒常患這種病症。

治法

嬰孩患了這種病、可用調羹或奶瓶、使他喝開過的溫水、如此常能消殺病勢。再把一塊布或被單烘熱、貼在嬰兒肚子上、使他溫煖、也很有功效。若行了這樣的法子、還不見好、就要舉行熱水灌腸法用熱水一斤、熱度按法倫表一百零五度、高水中放一調羹鹽、又和甘油Glycerine兩調羹。(即一兩)除舉行這法以外、同時再服蓖麻油若干、使腸子的上半段、一併掃除潔淨。倘若這病時常發作、可服本書五十三章第八藥方(第一段)一調羹。每日服兩次、連服三兩天。

既曉得小兒喫的不相宜、或是不潔淨的東西、以及能使小兒患病的一切食物。作父母的就要首先注意、應當餧清潔合宜的食物、可預防受這種疾病的侵害。

說瘛瘲(即驚風症)

嬰兒患瘛瘲的病原很多、例如喫了難以消化、或不好的食物、或患嬰骨軟症、大腸生虫、或瘴氣侵害身體、以及霍亂等等、都能使嬰兒起驚風病。當嬰兒起驚風時、手面的肌肉、常有抽搐、臉上的顏色忽然轉白、眼珠朝上、頭向後仰、雙手緊握、兩腿朝上拳起、顛抽搐的樣子。

要趕快預備熱水洗操、越快越好。水的熱度、要按法倫表一百零五度高、把嬰兒放在熱水中洗浴、再用布一方在涼水中浸濕後、敷貼嬰兒的頭顱。因爲起驚瘋的緣故、是由於嬰兒腸內積的有難消化、及變壞的食物。頂好等洗浴以後幾分鐘、舉行熱水灌腸法一次、再服蓖蔴油一調羹、稍多也可。所以預備小兒的食物、須要格外注意。本書已經反覆論及因考查瘛瘲症起病的原因、都是喫了難以消化而敗壞的食物所致。嬰兒有了這病、就要停止喫牛羊奶、另用罐頭奶、或是專爲小兒製造的食品代替。這時要格外留意病兒的腸部、必須預防他大便閉結。

說嬰兒骨軟病

這病常發現在沒有合宜乳食的嬰兒身上。就是發現在喫牛羊奶、及藥房裏的代乳粉、以代替母親的奶的嬰兒身上。患這症的、又都是生長到六個月或十五個月的嬰兒。看他的樣子、縫骨是已到了合攏的時期、但還沒有合攏。腿骨彎曲、全身的骨多半細小、肚腹膨大、身軀細弱、長短不能同年紀相稱。

治法

考這個病原、既是因嬰兒不能得合宜的食物所致、可知食物中的滋養料、若是太少、就不足供給嬰兒身體上發育骨骼的用處。所以頂要緊的、當用好奶餧養小兒。每日除把水菓汁給他喝了以外、還可以給他一點焦麵粥。(焦麵粥炙法看本書廿五章)

說傷風與咳嗽

傷風咳嗽、是小兒大多數常有的病、這種病原、也雜的很、要說無論那一種的咳嗽、一種藥品都能療治、真是呆到極點了。新聞紙廣登告白的咳嗽藥、都有嗎啡鴉片的毒質、大人服了有很多的危險、更不可貿然給小兒服、小兒咳嗽適當的治法、要去掉病根。所以小兒若患鼻喉濾羅、喉門柵發炎病、及腭(卽小舌)過長等症、也能發生咳嗽。凡遇這種病情的、必須就良醫診治。再者小兒若受感冒或肺癆等情、也能咳嗽。總而言之、無論甚麼病、最要緊的是除去病根。若遇不能確實察出病原的時候、可照本書第五十三章第十八藥方第二段吸藥氣之法舉行、很是有效的。

說傷風

傷風的病狀、不要多說了、因爲是人人所盡知的。

治法

先用熱水灌腸法淸他的大腸、再服蓖麻油一調羹。(小兒服蓖蔴油時可再吃橘汁或他種果汁越快越好)然後再食熱湯、或用煮熟的水菓汁、頂好用一兩杯熱水、和香櫞汁、或橘子汁給病兒用藥汽吸法治療。(如上所述至此小兒的食料可節減幾日)等出汗後、就用溫濕的手巾擦抹全身、務要擦乾。如果咳嗽還是不止、就要在他胸前行熱敷袱法、約歷十五分鐘的工夫、這樣每日行兩次藥汽吸法、熱敷袱法、必須不斷的施行、到完全好了為止。因為傷風、若不盡力療治、恐怕慢慢的變成了極重的肺病、這也是常有的事。

說遺尿(俗名尿牀)

大半小兒長到兩歲後、小便應當可以自理了。凡三四五歲的小兒、為母的當教他在臨睡的時候、先行小便。夜裏還要叫醒、使他小便一次、若小兒不能自理他的小便、在睡夢中遺尿、這並不是平常的事、為父母的應當注意。

小兒夜間遺尿的原因很多、但有幾個緣故是顯而易見的。(一)是因有數處地方的風俗不好、隨小兒赤身露體往來行走、或者只用一塊布片遮着他上身、小兒既不穿衣裳、那就不管在甚麼地方、任意撒尿、並不練習忍住小便的方法。(二)尿中多酸素、或者是因膀胱發生激刺性所致。(三)大病之後、肌肉虛弱、尿道沒有關閉的能力。(四)受肚臍或陽物所感受的激刺、以及肛門內有寸白虫、或陽物作癢等原因所致、另外因為男孩的陽物包頭皮粘連、也能使他遺尿。

治法

遺尿的原因、既是這麼多。醫治卻不能確定一種方法、就可以統治各種的病情。大概像這樣的病、可請良醫診治、那纔能探着病原、除了病根、這是根本上的解決。

若是尿中酸質太多、應當教小兒多飲清水、這是適當的治法。每日飲小蘇打三次、Bicarbonate of Soda（即小蘇打）每杯水內可含小蘇打五厘、若多飲檸檬橘子香櫞等汁水也很有益。無論小兒因甚麼緣故遺尿、最好使他在上午多飲清水、從下午到臨睡時、要少飲水。

小兒至少每日須大便一次、若到夜間還沒有大便、就應當行灌腸法。不要叫小兒仰天眠睡、防阻的法子、可作一個核桃大的硬結、繫在小兒的背上及腰間、使他背臥不寧、自然就改成側臥了。

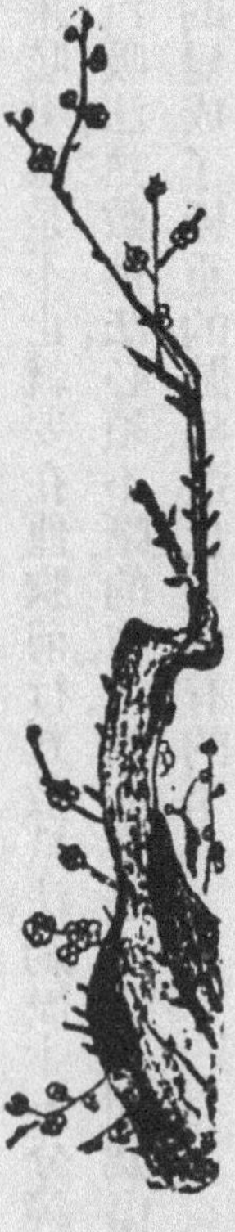

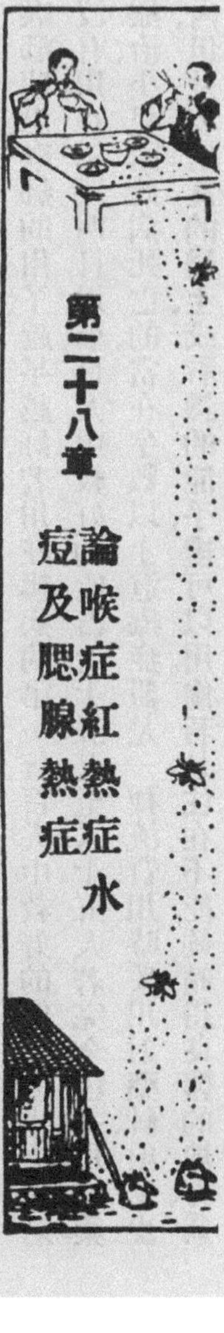

第二十八章　論喉症紅熱症水痘及腮腺熱症

說喉痧

小兒忽患喉痧、這是極危險的一種病症、病原乃由傳染喉症的毒菌所致。這菌滋生在病人的喉鼻裏、爲害的劇烈、不但使患處疼痛、也使心受毒。

小兒遭遇這一種傳染病、是因爲接近患喉痧的病人得的。因爲別人新患喉痧以後、喉中還有毒菌沒有全消。遇着咳嗽或打噴嚏時、小兒接近了、就因而受了傳染。

患喉痧的人所用的杯碟器皿、用過了沒有經開水煮過以前、小兒若取用、也能受傳染。病兒的玩具、凡放在口內玩弄的、如吹的小喇叭等物、別的小孩若去玩弄、也是傳染的媒介。

小兒若把手指、或各種器物、如鉛筆、銀錢、線繩等類、放入口內、這習慣是很髒的、結果不但是傳染喉痧、也能傳染別的病。所以小兒在幼小時、應當禁止他把各物放在口內的習慣。

患喉痧的小兒在咳嗽、及打噴嚏時、必有無數的毒菌噴出、飄揚在空氣裏、接着這個原因、若有別的小兒、進了這屋、必要受病菌傳染了。所以凡有患喉痧的人家、務必把病兒移避他處。若在喉痧流行的時候、最好不要叫小兒到街上去、或與別的小兒頑耍。

病狀

平常的喉痧、第一期發現的狀態、覺得喉痛、這狀態發現在起病的第二日、以至第七日內、若鄰近有患喉痧的人、小兒覺得喉中作痛、萬不可輕看、須快快察看他的喉部。察看的法子、卽用清潔長方式的薄竹片一塊、把舌壓住、就必看見喉內的情形了。初起時、喉的患處、只見有深紅色、等到第三日、靠近喉門柵、卽發褐白色。（看本書附圖）那小兒嚥物、覺得很難、而且身體發熱。

治法

等到一曉得小兒已染了喉痧、應當快請良醫診治、萬不可以爲自己能治、以致誤事。能治這病的藥、只有一種名叫攻穉毒質。Antitoxin（敵毒盟）這藥是療症盟、功用能專門攻除喉痧菌、患喉痧的用了、越早越好、若用在起病的第一日、百人中救好的能占九十九人、若沒有用在第三四日以前、百人中救好的、能占七十五人、至八十五人。若完全沒有用這藥療治、小兒因此病死亡的、當在半數以上。這療症盟、是一種流質、用時要用射藥針、射進皮內、但是要精良的醫士、或看護的能手、纔可以用。倘若是住在不能夠請得良醫的地方、爲

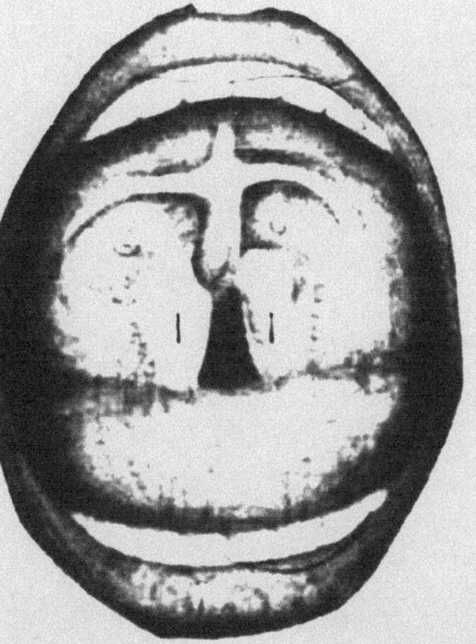

看上面圖式、就知道喉痧的眞狀態、小孩患喉痧、舌根兩旁的喉門櫥（又叫做扁桃腺）就要發腫、上面又生長灰色的假皮。就是圖上的｜｜兩處、此種灰色的假皮、有時也生長在小舌上頭、或是喉門櫥的四圍。

父母的、不必坐着等小兒死亡。也可自己買這種藥設法注射、或可救了小兒的生命。射藥針及攻穉毒質、可往西藥房裏買來。現在把這藥的用法、說明於後。這針在未用以前、用開水煮幾分鐘、再把裝攻穉毒質的小玻璃瓶、浸在火酒裏約一分鐘、以後把瓶頭除去、用針向瓶內吸這質進入針內、又用熱水及胰皂把左臂或右臂約離肩膀下三寸多向外的皮洗乾淨、等乾了擦上碘酒。Tincture of Iodine 隨把皮用大指及食指揑住拉起來、用手拿藥針、與皮面相平、揷入皮內約有一寸使這針揷入的地位、只在皮面及皮下肉的中間、就把藥由針內漸漸的射出、射入的量數、可自三千或五千度力（此盟不論分量乃論力量所以量的法子以度力計算）爲斷。若射入後、約十二小時、還沒有顯著的效驗、可再注射同一的度力一次。若是病狀劇烈、就是一天射三次、也沒有不可以的。小兒患喉痧症、若一經察覺了、就應當叫他獨住在一個屋子裏、萬不要叫別的小兒進入、除看護病兒的兩三人外、別人一槪不准入內。裏頭看護及餧病兒的人、要穿寬長的外衣、把常穿的衣服遮密了、等出去的時候、脫去這罩衣、放在病室內、且在離開病房以前、又要把手臉洗乾淨、恐怕出來與別人授受物件、傳染病菌。凡一切玩具衣服等、不可拿到病房外面、或任別人取用。病兒所用的碗盞等物、必須留存病房內、每次用過、須用開水洗乾淨、食物以湯水薄質等品爲合宜、不可吃堅實乾燥的東西、病兒的涕唾、宜用紙或舊布接着、以後把這紙或布用火焚燒。

病兒當在床上靜臥、切不要呌他坐起或行動、直到痊愈爲止。因爲患喉痧的小兒、心已受毒、行動時或能使他忽然的死了。病兒的喉部、每過一小時、須用本書第五十三章第十或第十一藥方措抹一次。第十藥方的藥、可用一橡皮注射器輕輕射入鼻管。看護婦在察看或措抹病兒的喉管時、須用清潔布摺叠幾層厚、遮密自己的口鼻、防微生物侵入。咽喉的前部・及兩邊、若用敷袱法、可以減輕痛度。病兒也須每日舉行熱水灌腸法一次、並要儘量使他多飲溫開水、及水菓汁。

小兒若一經患了喉痧、家中各人須快用攻穢毒質(卽敵毒盟)注射。因這藥不但可以治喉痧、而且可以預防這病。從來沒有患過喉痧的小兒、應射的度力、自五百至一千爲限。成人自一千至二千度爲限。若一個月後、喉痧還是盛行在鄰近、必須再用這藥注射一次。恐怕一月後這盟的預防力已經消散的緣故。等到小兒喉痧症愈後、衣服被單等件、都要用藥消毒、防備傳染別人。(消毒方法看本書第五十章)

當喉痧流行時、這攻穢毒質常有缺乏的事。萬不得已想防傳染、可用鹽水漱口三次、也有效驗。鹽水的成份、卽在一斤水內、加鹽四調羹。且更要用棉花浸了鹽水、措擦小兒的喉部、這方法就是用棉花縛在筷子上、或鉛筆頭上、伸入口內、擦淨喉部。

說紅熱症 俗名紅痧又名猩紅熱症

紅熱症、是最容易傳染的病、也不分甚麼小兒成人、病勢重輕不一、有時能致人的死命、有時並不要緊、傳染的來路、是從患這病的人的口、鼻、喉嚨、出來的津液、或由皮上脫下的鱗片、侵染別人、就發生這病了。

病狀

平常患這疾病的隱期、（隱期就是人已染有毒菌、在身孵化的數目不多、還沒有發病的能力）爲兩日至四日。小兒患這病、忽覺寒冷、或作嘔、及有瘛瘲、熱度升高很快、皮膚乾熱、舌苔現白色、並隱見幾個小紅點。

平常這症初起的第二日、或以前、有小紅疹發現、初見在頭頸、前胸、後就發現於全身。熱度升高很快、病兒或至氣塞、或口發譫語、兩三日後、紅點漸漸散淡、等到一星期、皮鱗也漸見脫落了。

查患紅熱症的、有兩大危險的結果。（一）病人的腎受劇烈的損傷、（二）也能使病人的耳朵變聾。

治法

治小兒的紅痧症、與治喉痧症、沒有甚麼大分別。（看喉痧症治法）這病傳染很容易、所以須使病兒獨住在一處、別的小兒都不准進去。屋中除床、桌子、椅子、小茶几、每樣一件外、別的東西一概不要、都須搬出去。須儘小兒的量、使他多飲溫開水。初次下手治療、可用重一斤或二斤的熱水、舉行灌腸法一次。（看本書廿章）同時並服一調羹或稍多的蓖麻油、再喝些熱水。又把他的兩脚浸在熱水裏、也能收效。若病兒熱度很高、應當每三小時、用手巾浸溫水擦抹一次。每日更舉行涼水灌腸法兩次。若是熱極發暈、可用涼水浸濕的被單、將兒包裹在內、隨時再用涼水灑這被單、使涼度不致減少。又用冷濕的手巾一方、貼在病兒的頭上、治紅熱症、另外有一個好方法、就是每日早晚用猶加列油 Eucalyptus Oil 敷抹兒的全身、接連舉行四五天、以後的一星期內、每日可敷用一次、如此就有良好的效果。病兒的口鼻、定要使他清潔、如同患喉痧的辦法。病兒的眼睛、每天每兩點鐘、須用本書第五十三章第一藥方洗一次。

在病兒脫皮的時候、每日要用熱水胰皂洗身、等擦乾後、可用凡士林油 (Vaseline) 或別種清潔的油擦在皮膚上。

患紅熱症的小兒、要多飲流質物、水菓汁中頂好是檸檬和香橼汁、喝這菓汁、比吃藥的功效還大。每日多喝幾次。若想預防腎部受傷、須在病兒的背後、施行熱敷袱法、每天兩次。（敷法看本書廿章）病兒的嘴裏和喉鼻裏排出的穢物、要吐在紙上、或舊布上、然後用火焚燒。患紅熱症的人、必須獨用一副杯筷碗碟、別人切不可用、而且用過了必須用消毒藥消毒、或用開水煮過就是所穿的衣服也要這樣消毒。（消毒法看本書第五十章）紅熱症是一種劇烈疾病、患這病的、要請良醫診治。

曾患紅熱症的小兒、病好了幾個禮拜、後來還能傳染他人。照這樣看起來、頂好使他在家、等到停止脫皮的時候、纔可以出去。

說痲熱症 俗名出痧子

這症是平常最容易傳染的、人多不大注意、但是小兒患這個病、必須要好好的調治。不然、恐怕別的劇烈的疾病、跟着痲熱症發起來了。

這症傳佈的很快、小兒若與害這病的人接近、十日或十二日內、也要患這症了。第一期的病狀是鼻泗炎、眼紅身熱、到了得病的第三四日、發生赤色的斑點、初發在面上、後來漸漸的全身都有。但這痧子參差錯雜、好像被蚤虱咬的一樣、用手指壓他赤色暫時消退。所有跟着這症發出來的病、可怕的就是耳病與肺部的病。

治法

療治這症的藥物、有極大效力的很少。只要看護得宜、等小紅點退後、自能痊愈。小兒患這病、要安臥在床。床上室內、宜整理清潔、身體更要使他燠熱。因爲患這症的小兒、若再受涼、是很危險的受寒後的結果、或致患劇烈的肺病、病兒屋內禁止別的小兒進去、免得受傳染。

第二十八章　論喉症紅熱症水痘及腮腺熱症

有多少患痲熱症的小兒、紅點沒有發現以前、不能斷定是患這病。遇這種病情的時候、可給小兒飲一兩調藥蓖麻油冉舉行法倫表一百零八度的熱水灌腸法一次。又取刷子一把、用本書第五十三章第十藥方、把口內刷洗乾淨、每天須刷洗幾次、病兒的鼻孔裏頭、每天也當用鹽水冲洗幾次、務要清潔、沒有污穢。鹽水的成份、水一斤放鹽一調藥、洗鼻的時候、如沒有噴霧的器具冲洗、可用一小擠水球、接連漸漸的射入。用這法把病兒的口鼻洗清潔後、可以預防氣管炎、與肺炎、以及耳聾等症。倘若病兒胸前作痛、及有咳嗽、最好用敷裓法、敷他的前胸、每日可行二次。

小兒患痲症時、應當善爲看護他的兩眼、每日宜用本書第五十三章第十藥方的硼強酸水洗幾次。關於看護小兒眼紅及眼炎等病、在本書四十六章詳細說明。請細讀一遍就可知道了。

痲熱症是很要緊一種很危險的病、作父母的須要切記、因這病死亡的小兒、也不知有多少。所以若知道痲熱症流行的所在、必要使小兒遠避。若是家中有一個小兒患了痲熱症、應當使他獨住在一處、免得別的小兒受傳染。

說水痘

水痘是一種傳染病、卻不是很厲害的。初起在頭皮、手腕、軀幹等處、形狀與天花相同、治法宜喝清潔開水、越喝的多越好。每日舉行熱水灌腸法一次、清潔腸胃（灌腸法看本書廿章）到了這痘已起了小膿泡、可用凡士林油敷上。（看本書五十三章第十二藥方）如泡上發癢、不可用手指抓搔。不然病好以後、就有瘡疤。病兒的兩目須用本書第五十三章第一藥方每天洗三次。

說腮腺熱症（有處俗名痄腮山脊核或名興陽核）

小兒患這症、第一期的病狀、常見他耳下作痛、或身作微熱、腮腺作痛、（即耳垂的前後及下方發腫）在吞食物或嚼食物時更厲害、或一邊腮發腫、或兩邊腮都腫、能長的很大、但過了幾天、腫就漸漸的消了、大概這病情約在一星期全好了的很多。

治法第一不要使病兒受寒、再用本書第五十三章第十一藥方、多多的洗口內腮腺之處。如用敷袱法、可減輕他的疼痛、病兒須與別人隔離、免傳染別人。

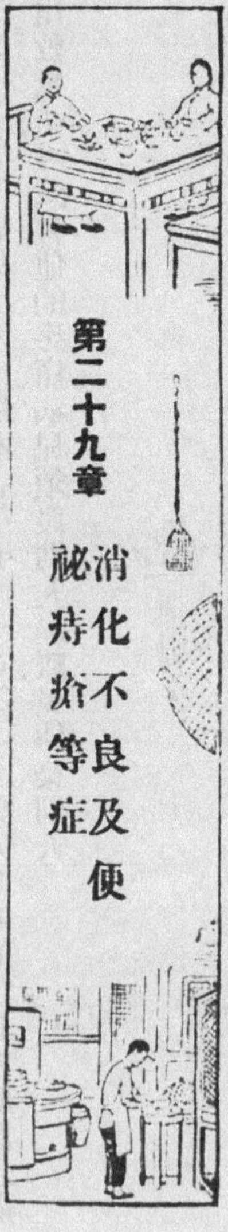

第二十九章
消化不良及便祕痔瘡等症

本章所論各種的疾病、不患一種的人、是很少的。這些病症、雖不如瘴氣症、腸熱症、（即傷寒症）的厲害、但人若患這病身體就受了很大的損害、因此也能使人接連生別的病

說消化不良之病狀及其病原（俗稱食滯食不消化及肝胃氣痛胃弱酸滯弱胃症）

患消化不良的平常現狀覺得胃部不舒適、或覺胃氣作痛舌苦不清口吐酸水、時常打欬、或頭痛作嘔、背脊與兩肩中間作痛等狀這皆是消化不良的現象胃痛時若再取食物吃下、照常例暫時雖能止痛、但吃過以後不多時又作痛、且痛的更加厲害病人的肝亦停止了應作的工、排洩下來的糞色、都是淺淡的。

這種病原、說出來很不容易現在說的是一件最平常致病的原因就是吃食物太快、沒有細細的咀嚼就吞下去、胃部

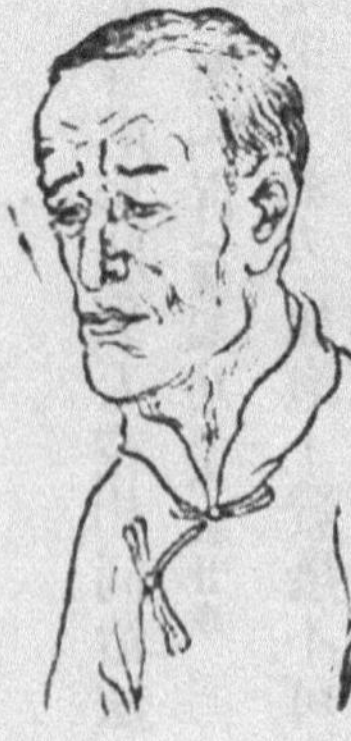
此像係胃疼之容

雖要盡他的機能消化、但因這大塊食物、發出過多的酸質、以致胃痛、並吐出酸水來了。有些人燒黄米做的或麵粉做的食物、不等煮透就吃、人吃了這半生不熟的食物、就使胃部的消化不良、成了食滯、這是必然的事。此外如吃的過飽、也是消化不良另外的一個原因。雖然所吃的是好物品、若吃的太多、也會傷胃。貧民中有些人也有患消化不良的、這是因爲多喫粗糙的東西、所致。如紅山芋、黍子、(即小米)黄芽菜青菜、以及鹹醃蜜餞的食物、或有食物中和有薑、椒、咖喱粉、熱性質料的、都是不相宜的物品、吃了都不合乎胃的消化。好飲酒的人、也有消化不良的病。這種人的食量很小、吃了食物以後、胃部往往作痛、或嘔吐、在早飯時更是厲害。吸煙的人的胃部受損、同飲酒的人的胃部、所受的損害是差不多的。所以這消化不良的病原、也算是平常原因裏的一個原因。

還有很多的例証、凡官員、學生、和商人、患消化不良之症的、都因爲每日身體上缺乏操練所致。所以創造萬物的大主宰、嘗說、「你必汗流滿面、纔得餬口。」我們想保身體的健康、是靠着食物、其實也要靠着勞動、若是吃了飯不動、那消化的機能、定要受損害。

消化不良的病原、除以上所說的各種理由以外、還有喫時沒有次序、也是病原的起因。今再說明出來、使大家曉得。甚麼叫做沒有次序呢、就是在兩餐中間、另吃零食、或在夜深的時候吃東西、這就是沒有次序、也是致病的原因。凡人所需的食品、甚麼有益、甚麼有害、本書第五章已經說明、請再讀一遍就曉得了。

治法

這消化不良的病症、無論如何、想要治好了、須先要除去病根、這是切不可忘記的事、就是新聞紙所登的各處所貼廣告上治各種胃病的藥、吃下去雖能暫時止痛、然而病根仍不能除、後來總要發作。因這個緣故、這種藥萬不可隨便買來吃、治本的道理、就是當先察明病原、這病原是屬於本章所說的那一種、更要停止煙酒、此乃不可不切記的。有胃病的人、胃部消化的能力、自然沒有健康的人好。所以要減少食量、改吃容易消化的東西、最為穩妥。下面所開的各項食物、病人吃了最為合宜、也很容易消化、如烘過兩次麥粉做的麵包、煮透的黃米粥。(煮法取米若干放在鍋內用微火炒黃後加水煮)焦米粥、(煮法看本書第廿五章小兒餵養法)煮半熟或極嫩的雞蛋、長熟的梨子、桃子、煮喫或生喫都可以。

最好不吃糖、或蜜餞的東西、凡在油裏煎炒的食物、也不可吃。

人若忽然患消化不良的症、可吃瀉劑一服、在廿四小時內、停止吃東西。無論甚麼體質、可停止一晝夜、不要吃甚麼食物、若不是病後極虧弱的人、決沒有傷害。因為禁止吃食物、能帮助療治一切的消化不良病、這樣可以使病人消化的機能、得有機會休息。

如遇胃氣痛、或口吐酸水、就要少吃糖漿類的食物。(含小粉質的米黍等)而用含有油質的食物代替。若覺得胃痛酸水很多、可服本書第五十三章第十三藥方的十厘或廿厘、倘更覺打出的欬氣味臭惡可用幾蘇 Creosote 或加播沏酸 Carbolic Acid 一滴、及糖一塊和水幾調藥服下。每日早起及臨睡時飲一些極熱的開水、也可助胃病快好。另外若遇攪胃覺着疼痛、可用熱敷袱法、每日三次、每次需廿分鐘也有奇效。

消化不良的病原、無論是怎樣起的、但每逢吃的時候、必須細細的咀嚼、慢慢的吞下去。這個緊要的話、是萬萬不可輕忽不聽的、人若想要消化機能的工作完善、更須每日操練身體、皮膚也須時常洗濯清潔。所有患大便祕結、並患消化不良的治法、應按照下文所論大便祕結一段療治。本書上文所論、消化不良的治法、恐怕不能盡合每一消化不良的症的療治最要緊的事、就是在病人自己審察、甚麼食物吃着最爲合宜、能夠培補病人的身體、就可使病人常喫那種食物、這是最要切記的。

說大便祕結

人每天至少須有一次或一次以上的大便、若兩三天只有大便一次、就是大便祕結了。又如每日須服瀉劑一次、纔得大便一次、這也是大便祕結。至於大便祕結之現狀、舌苔甚厚、口吐臭氣、常有頭痛、痛時常在頭頂及腦後兩處更重。又肚腸內也常覺得不舒服。查大便祕結的原因、是由身體的運動太少、喜歡喝茶與咖啡、及喜吸煙飲酒等等的習慣所致。

也有因特別的情形、而使大便祕結的。如腸子鬆弛、把腸中糞渣積聚在一處、也能爲患、也算是大便祕結的一種原因。至於常服瀉劑的結果、也能得極沉重的大便祕結。

强忍大便也是大便祕結的另外一種原因。但是這個原因往往以婦女佔多數。因爲婦女在旅行時很難找着一個合宜的厠所。所以只得勉强忍耐、就使已經達到腸臟下半部的糞穢、不能得自然的排洩。

治法

療治各種大便祕結的手續、大概必須改良錯誤的習慣、這爲一個主要的條件。因爲人若每日得適宜的食物、和適當的運動、就必收良效。實在比買服新聞紙廣告的各種藥物好的多了。每日應行操練身的運動、或散步、或往花園工作、或行他種運動肌肉的事皆可。還有一種特別練身術、行了是很有益的。方法、把身體臥在地上、背心朝地、用衣服或墊子墊在腰下、隨把兩腿舉起成直平線、每晨按這法行、把腿舉起放落各二十、或三十次的數目、在兩腿沒有舉起以前、每次可作一次深長的呼吸。等每次兩腿放下後、也是這樣舉行。後稍微休息一下子、再舉、每次舉腿時不可太快、不可使腿彎曲、就是兩腿放下時也須漸漸的下落。這樣運動、可以使肚腹的肌肉强健、也可以療治一切病原的大便祕結。

每早起來喝熱開水、或開過的涼水一杯、功用極多。但要慢慢的喝下去、有很多的人、所患大便祕結的原因、大半因爲每日未得充分的流質所致。照這樣看起來、凡患大便祕結的人、每日除餐時所喝的湯水以外、更要另喝清水五六杯、若常常這樣行、自然有良好的效果、若喝水菓汁代替一部份的清水也可以。

有幾種大便祕結症、所出的糞是發白色的、那就証明祕結的原因、是在病人的肝、沒有盡他的工作所致。要想鼓動肝照常作工、有甚麼方法呢。就是要肝部以外的皮膚上舉行熱敷秋法、每日兩次、每次約歷十五或廿分鐘之久、每日早起時、並服四分之一厘伊畢開克Ipecac一服。

通便的法子最好不用瀉劑、恐怕一經染了這種習慣、竟要每日用、不能間斷了、此真是很傷身體的習慣。洋菜也能夠通便、用這種東西代替藥物倒是最妥且最合宜。服法每日取洋菜半兩或一兩、用火烘過等一下子就可吃下、但不可用水煮食。

舉行灌腸法、雖是無論甚麼時候、可以把腸內的汚穢出淸、但也不宜每日舉行。適當的辦法、可一日或兩日、用一斤半或二斤的溫水舉行一次、用水略多、也可以使大便通暢。第三日可用一些涼水舉行涼水灌腸法一次、等到第四日再用更少一些的涼水、再灌一次。照這法行後、一兩星期內、大便自能通暢、不要灌水了。

有一個方法、已經証明、用來療治普通大便祕結、極其有效。這法、卽用一橡皮小擠水機、(看下圖)把冷清水抽進器內後、射入病人的大腸下部、射入的水量約兩三射、射過了約等幾分鐘、就可大便。射入的涼水雖然不多、但已足以鼓動腸部、使他排洩。這方法很爲簡易、也是屢見效驗的。

療治無論甚麼情形的大便祕結症、病人應當記得第一件要事、就是每日大便應有定時、頂好在每晨早飯後最爲相宜。每日到了這時、無論覺着要大便不要、總須到茅厠裏蹲一會兒、日久卽成爲習慣、每日到了這時、自然要大便了。

若有時必須用瀉劑、那末、頂好的瀉藥就是洋鼠李、Cascara Sagrada 每晚可服十五滴、或服五厘重的洋鼠李丹一兩粒也好。

說痔瘡

這種小粒瘡、恰恰的生在肛門口、生長的來源、是因肛門

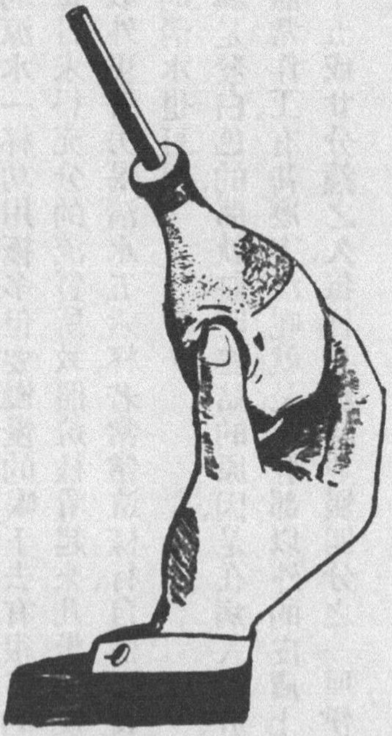

這是治小兒大便祕結所用的射水球。若是人有痔瘡、亦可用這球射水進入肛門、使大便通利。

的廻血管膨脹所致。查考主要的原因、都從大便祕結來的。凡患痔瘡、或肛門疼痛等等、或因大便後用粗糙的紙擦抹糞門、也能爲患。所以人切不可用粗糙紙抹擦糞門、免得因此發生一切的疼痛。

治法

療治痔瘡、必須先治大便祕結、這是最緊要的關鍵。通便的方法、本章上節、已經論到了、但還可以引用人若患很厲害的痔瘡、必須請一精良的醫士、爲他診察、因爲這種疾病、應當由專門學的醫生醫治纔能有效。本章下述的方法、用作療治輕微的痔瘡、也能見效。法子先買一個橡皮小擠水器、式樣如同上節所說。用作治大便祕結的射水器一樣、把清潔的水、抽入器中、然後射入病人的腸內、約射兩三擠水器的水就夠了。射過了約等幾分鐘、即可大便、每日大便須有一定的時候、最好在早飯後大便、大便之後、再用清潔的涼水射入腸內、約射一擠水器的涼水就夠了、射入後、可隨即把這水排洩出來。這是因爲想把肛門內所餘的小塊糞渣、洗除盡淨、也是療治上緊要的事。等到腸內的污穢出淸以後、用清潔的布一塊浸濕、把肛門的四圍洗淨。等乾了以後、可敷一些膏藥、此膏藥的配製法、列下。

用鉛醋酸二分 Plumbi Acetus 炭匿酸一分、Tannic Acid 顚茄油膏十五分 Belladonna Ointment 調勻即成膏藥、每日可用這膏敷在肛門內外兩三次、都可以。

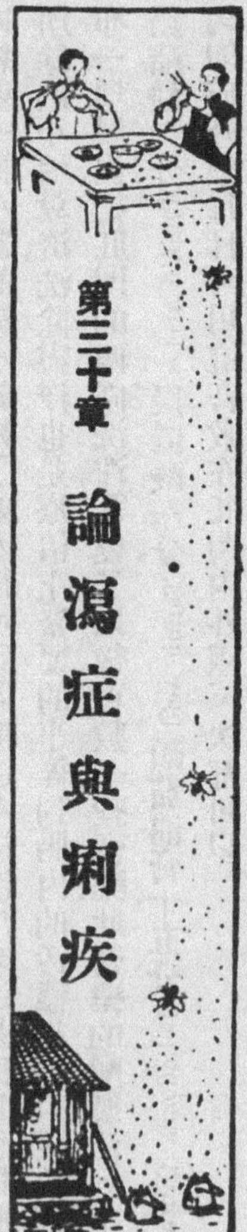

第三十章 論瀉症與痢疾

腹瀉是很多疾病中的一種病狀、假如近隣有患霍亂症的人、另有一人忽然患腹瀉、那就是霍亂症初現的病狀。

治法、應按着本書第卅二章所說的施行、若腹瀉接連幾天不止、糞色發紅、又有粘液的、治法應按着本章治痢疾法子療治。

患腹瀉症的普通情形、都因喫了不合宜的食物所致。若喫了難消化的東西、或是煑的法子不好、或是已經腐壞、或是不熟的水菓、以及蟚蟹乾魚等物、都能使人發生腹瀉。蒼蠅也是製造瀉症的大機械。至於喫飯太飽、飲水不潔、腸中生蟲、時常感冒等等、都是腹瀉起因。

治法

肚子瀉的次數太多、足可証明腸中有不能容的食料、急想排去。病人也要盡力幫助、掃除腸中不良的物料。這幫助的方法、可多喝熱水、再行法倫表一百零五度高的熱水灌腸法。

每瀉一次、可服瀉鹽或蓖麻油一些。所喝的熱水、要慢慢的吞下去、如不喜歡喝清水、可用稀薄的米湯代替。每碗米湯中放食鹽一小調羹。因爲飲水的作用、是要這水進經大腸、衝去腸中一切致瀉的原料。又每三四小時在肚腹上舉行熱敷袱一次、可以減輕痛度、催病快好。在舉行灌腸法及喝清潔的開水的一天以後、或可用下面的方法止瀉、等每次瀉後、可舉行熱漿灌腸法。(用法見本書第廿六章)再減少所喝的水量、每四小時可服本書第五十三章第八藥方一劑。

無論甚麼瀉症、病人必須安靜、最好安臥在床上、一切行動的事、都能加重這病、好比受傷的手足、把他搖動、必更覺疼痛。

在這個四十八小時內、除米湯雞蛋青湯以外、所有平常所喫硬實的物品一概須停止不喫、不到病完全好了以後、一點也不可吃。就是全好了的幾日內、硬實的東西、越是少喫越好。在瀉症將好未好的時候、只要喫一點兒肉食菜蔬、就能再發、實在是不可不謹慎的。

凡患瀉症的人所用飲食的器皿、如調羹碗筷等、必須清潔、每次用過、須用開水煮洗、喫的以前必須洗手、又須用法蘭絨一方、約十二或十五英寸、把病人的肚腹裹好、免得受寒。

說痢疾

痢疾的起點、實在是因爲臟腑受病所致。與瀉症的情形一樣。但在大便時、覺得大腸的下段絞結疼痛、排洩的次數多、糞很少、含有黏液物質、或全是黏液、或全是血。這病有時忽然而起、熱度很高。在亞洲各國中、有一種極普通的痢疾、名叫阿米巴痢疾、患的人極多。這阿米巴是動物類的一種、形體極小、由飲食中混入腸胃、作成這病。病人排洩的糞質黏而帶血、肚腹疼痛、排洩時大腸的下段很痛、下痢的次數每日或有二十次、或有多到一百次的、患的人身體疲弱、重量失去的很快。平常這症成爲長病、都是因爲患腹瀉若干時期、等幾天瀉症停止後、又忽然大便祕結、過幾天後、又忽然患更烈的瀉症。若接連患阿米巴痢久不見好、所進的飲食纔嚥下去、沒有消化、就能由大便中排瀉出來。

患阿米巴痢疾的多連累肝生重病。患肝病的人、在胸前右邊肋骨下部常作痛、右肩胛骨下、也覺疼痛。

治法

痢疾是一種沉重的病、最好請良醫施治、這病的種類不同、治法也不一律。必須對症發藥、纔能有效。所以要請良醫辨別病人是那一種類的痢疾。

病人要安臥在牀上、是第一要緊的事。第二須備辦一個牀上用的便桶、免得病人每次排洩、有起落的勞苦。痢疾的種類雖是不一、但是安臥在牀上、乃是治療中一種重要的法子、切不要忽略。凡新聞紙廣登告白有專賣權的痢疾藥、萬不可貿然購服。查得確能治好這病的藥物很少、普通瀉藥、服下有損無益。無論甚麼酒精服下、也是有害。切記不要用。治阿米巴痢疾、先要停止喫食物、只喝稀薄的流質物、又吃萆麻油半兩、或服瀉鹽、或服鈉礦養 Sodium Sulphate 數次、洗清大腸。至服萆麻油以後、更須服厄米汀 Emetin 一劑、這是專治阿米巴痢的藥。如病人請有醫生、他也或者要用射藥針注射此藥。若遇不能請得醫士時、可向藥房購買口服的厄米汀丸。(此藥寶威大藥房有配合現成的)每晚計服半厘、連服十日上下、每當服這藥後、不可再喫晚飯。因為喫了這藥、再喫別的東西、能使人嘔吐。

如買不着厄米汀、每日應服十厘或廿厘伊畢開克粉兩次、連服幾天。每逢服這藥前後、至少三小時內切不可吃一切食物。病人宜在牀上安睡、謹守停止吃食物和安睡的囑咐、這樣可免嘔吐。病人在病勢很重、肚腹作痛的時候、可在肚腹上舉行熱敷袱法、或用一薄石片烘熱、後用布包裹、放在肚腹上、也可減輕疼痛。再若行熱漿灌腸法、也能減輕疼痛。灌腸的漿宜薄、重約一斤、加四五十滴鴉片酒在內、又用法倫表一百一十五度熱的水灌腸、內加食鹽一調羹、能夠洗清腸中的污穢、並能減少下痢的次數。

如久患痢症、宜先服厄米汀或伊畢開克幾天、病人宜在牀上安睡、每日更須服萆麻油一些、每日的食物、只可喝米湯、雞蛋青湯。如服厄米汀或伊畢開克後、還不見好、就用灌腸法療治、先用約兩斤重的熱水、和小蘇打三調羹、舉行灌腸法、使灌腸的水排出後、再行半斤重熱水灌腸法一次、內和硼强酸兩調羹、或食鹽半調羹、每日照此施行、自見功效。

療治痢疾、還有銀淡養 Silver Nitrate 灌腸法、及射攻毒質等治法、這個治法須由醫士施行。

無論那一種的痢疾、第一要緊的事、必須得相宜的食物。因爲患痢疾的人、大腸已經發炎受病了、若更進平常所吃的食物、必致大腸激惹更甚、痢疾自然要加重了。所以患痢疾的、必須少吃食物爲妙、若還吃平常所吃的東西、差不多如同人的眼睛已經發紅、又放沙泥在眼中一樣了。如舌苔發厚、可吃一些薄粥、或輕薄的雞湯、或雞蛋青湯。生雞蛋、或煮半熟的嫩雞蛋、都可以吃、過熱過冷、或性味酸惡的食物、病人都不可吃。如舌苔不厚、可喝牛乳、但要清潔、且在喝的以前、要先煮開了。若病勢已見減輕、逐漸食物稍多也可以、但硬實的東西、或沒有長熟的水菓菜蔬等物、要注意不可吃。就是少少的吃一點硬實的食物、也須細加咀嚼、然後吞下。因硬實的東西雖然很小、運到胃部也能使快要痊愈的病、重新復發。病人宜時常洗口、每日應照本書第五十三章第十藥方洗刷數次。

說如何預防瀉症與痢疾之侵染

瀉症與痢疾、不是無法預防的、因這種疾病、比別的症候容易防免。查致人患瀉症與痢疾的微生物、侵入人身的門徑、都由口部進入、要防他的侵染、首先要飲食清潔、凡一切不潔的物品、都不可放到口裏、這是要緊的。下面開有防瀉症與痢疾的規條、請看過不要忘記。

(一)查各種瀉症與痢疾的起因、都由這病的毒菌混入井水或河道內、居民喝了這水就受了傳染。試問這水裏怎樣有這毒菌的呢、因爲病人排洩的糞、含有極多的病菌、平時傾

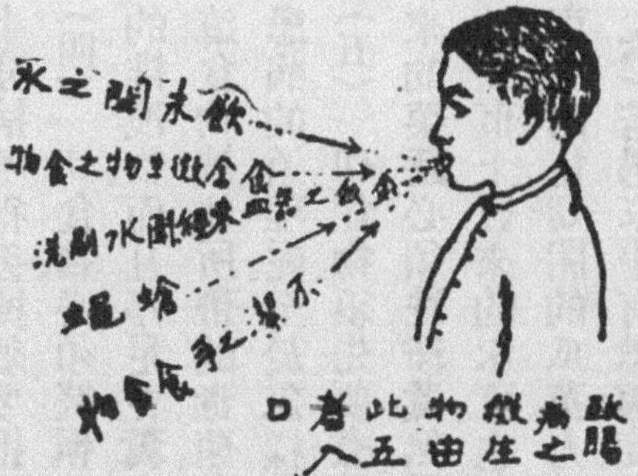

入坑厠裏、遇有天雨、雨水流動時、流入井內、或河道內。又查坑厠的所在、每多設在河道鄰近的地方、所以毒菌蔓延到水裏、是很容易的了。也有生性粗鹵的人、竟把糞物倒在河內、或與井水鄰近的地上。以致鄰近的水、有毒菌混在其中、這就是毒菌散佈的原因。若是所取的水、是從別處河道流來的、但沒有煑開過喝了、也有傳染瀉症與痢疾的危險。所以一切用作飲料或洗牙漱嘴的水、都要先煑開以後再用。

(二)人的手、若不是纔洗淨的、萬不可用他接觸食物、及一切用作飲料的水。用手指取食物的法子、是不可用的、這種吃法、不但有傳染瀉症及痢疾的禍患、而且別種的疾病、也能因此發生

又查人有用筷子取食物的習慣、有菜蔬一碗、數人用筷子一同取來吃、這也是傳染疾病的道路、與用手指取食物無分別。所以每有一碗食物、必須另備筷子一雙、調羹一把、專爲

取出碗裏的食物用的、不可用這筷子和調羹、放入口內。

(三)食物放在未經洗淨的碗盞內、或曾掉在地上的、也能沾染毒菌、致患瀉症與痢疾。所以一切碗盞揩檯布等物、每次取用須經開水洗過。凡食物墜在地上、頂好是要丟掉。若是十分捨不得丟掉、須要把那食物、放在開水內煮過、或把掉在地上的一面用刀切去。

(四)一切食物、必須謹愼收藏、不要使蒼蠅偶然停足在上頭。因蒼蠅能吸患瀉症或痢疾的排洩物、而且停足在糞上的時候、爪上就黏的有糞渣滓、後來落到潔淨的食物上爬行、這食物被他所帶的毒菌、黏染在上面、也不知有幾百幾千。人若把這食物吞下去、豈有不患病的道理呢。至於怎樣防避蒼蠅的法子、本書第五十一章詳細論及。

(五)一切食物、須先要煮熟、煮過後要用器皿蓋好了、免得蒼蠅飛集在上面、凡向市上買來的菜蔬、必須洗淨煮熟了再吃、如黃瓜及與黃瓜相類的、可先用開水浸過、後再去皮。就是在市上買來的水菓、也須去皮、纔可以吃、因爲這樣纔能保這瓜菓的淸潔。市上出售切開的瓜菓、人若買着吃、極能使人患各種瀉症及痢疾等症。

(六)若遇家中有患瀉症及痢疾的人、這人每次排洩的糞穢、應先用消毒藥消毒、以後纔可倒在外面。消毒法、本書第五十章曾詳細論到。凡是病人所用的杯、碟、面盆、手巾等物、別人切不可用、免受傳染。

(七)不要把指頭放在口內、因指頭常與各項器物接觸、難保不髒。若放在口內、毒菌就可由此侵入人體。除飲食外、一切物件萬不可輕放在口內、切記切記。

(八)凡人一有腹瀉、應卽設法調治、並須安靜、更宜節制飲食、若吃流質的東西最好。凡人在患病時、他若醫治的早、就可防免病勢加重、也得早日痊好。

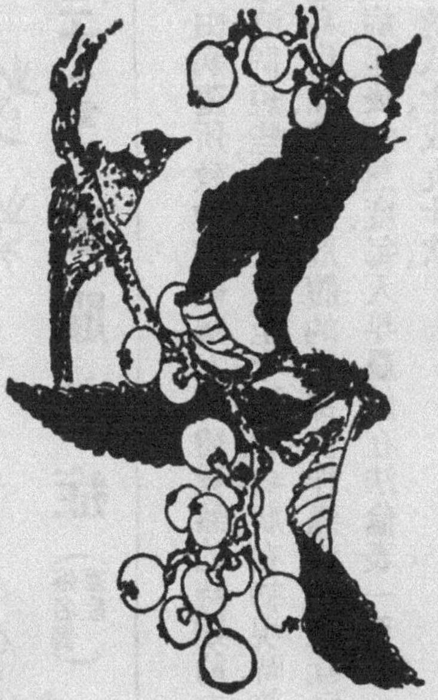

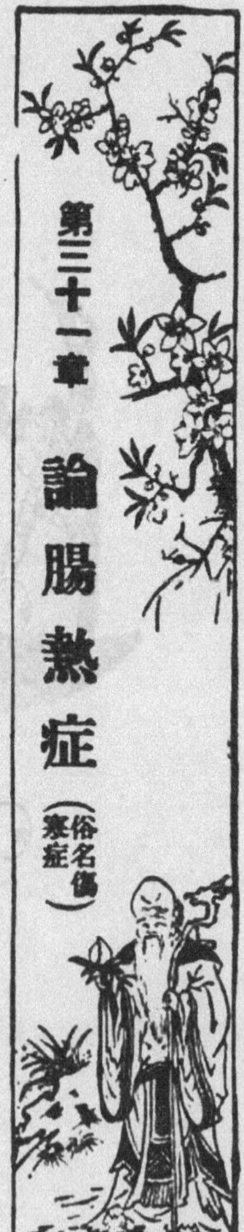

第三十一章 論腸熱症（俗名傷寒症）

這病是急性傳染症、由病菌所致的。大概病人身體發熱的時期、約有三星期、或比三星期稍長些的、但也有比這個短些的、或是七天至十天的。病狀在初現時普通情形、使人覺着疲倦、頭痛、欠活力、或週身作痛、或只是肚腹的一部份作痛。常見這症初起的時候、身體發冷。準照平常的例子說、病起後的熱度、每天早晨約在法倫表一百零一度、晚間約一百零三四度。脈數每分鐘、約跳八十、或九十次。

也有多數患這病的、起病一兩日後、熱度漸漸減輕、這人雖覺得有病、照常還能往來行走、約可支持十日、或八日的長久。不須臥牀。病起數日以後、病人的熱度照法倫表、常有一百零三度高。這是通例。且覺得頭痛、舌有白苔、食量很少、或竟不思飲食、吃後或至嘔吐。這病普通的樣子、還有肚子痛、及不舒暢、或至大便祕結、有時也有腹瀉、並切想眠睡。病到第二星期時、病人的熱度、大概接連升高、胸前及肚腹有疎稀的紅點、好像被蚤咬的一般、嘴唇舌頭、都現焦黑色的瘡疤。計患這病的、每八人或十人中、有一人腸中流血、有時也流淺紅色的水、流血多的也能致死、常有發昏胡說的、而且多數要患大便祕結、

到第三星期、病人的熱度就漸漸的低了、從起病的日子算起、到廿一天以後、熱度當與平常一樣、腸破或腸中流血、即在這第三星期內時、就有很可怕的危險。

無論甚麼病痛、若熱度常常不退、應請良醫診察、把病人的血、給他驗看、可斷定是不是腸熱症。凡患腸熱症的人、必須謹慎看護、排洩出來的大小便、要經過消毒後再倒出外面去、這種病症、請醫生看的越早越好。

治法

用藥治腸熱症、功效很小。若能看護妥善、飲食得宜、那是比用藥的功效、有加倍的多。病人的住處、空氣要充足、病起後、更要在牀上安睡。一切飲食、最好純是流質的、若能買着新鮮潔淨的牛奶、充作飲食中的一部份更好。但這牛奶須先要煮開了再吃。各種湯汁、及半熟的雞蛋、米粥、焦麵粥、燉蛋、烘透的麵包、烤熟的山芋等、都可作這種病人的食物、但吃的時候定要細細咀嚼。(上述各項食品製備法本書第五十章詳論之) 病人每次所吃的不要太多、若沒有時常照顧病人的看護人、牀前應當放個瓶子、或一把茶壺、內裝開過的清水、好給病人隨時喝。患腸熱病的、必須多喝開過的清水、每日至少當喝四斤至六斤的水。

病人的口與牙齒及舌頭、當常用本書第五十三章第十藥方洗刷潔淨如覺腹痛、可用熱敷袱法、就能減輕、每次施行熱敷袱法、約十五分或廿分鐘就夠了。病人如患肚腹瀉可用熱漿灌腸法療治(灌法看本書廿六章)如患大便祕結、每隔一日、可舉行熱水灌腸法一次。(灌法看本書廿章)

要想減少病人的熱度、可用涼水抹洗他的皮膚、每次約十五分或廿分鐘上下或稍久。洗後也可用扇搧乾、不必用布擦乾、這是極有價值的治法。因爲能減輕熱度、又能使病人極爲舒暢、不要怕洗的時候受寒因這樣並沒有甚麼害處。若是病人熱度很高每日可照這法舉行數次。減輕頭痛的法子、可用布一方、在極冷的水中浸濕後、敷在病人的頭顱前額、及太陽穴兩邊。這布每數分鐘必須在冷水裏再浸一次。

如果見病人糞中有血、必須停止食物十小時或十二小時。如能買着了冰、把碎冰用布包好、放在病人肚腹上、借着冰的冷氣、足可止腸臟的血不致流出。

病人等到熱度稍退、就有了胃口、開始思想吃食物。但是萬不可吃粗糙的肉食菜蔬、這是要緊的事。

看護患腸熱症的人、務要特別留心、不可使這病症傳染別人。凡病人的糞、尿、痰涕、都有這病的微生物在內、所以對於這種穢物、都要用藥消毒。如能買得汞綠毒藥Bichloride of Mercury約每一斤重的糞尿、可加這藥十五厘在內。等過一小時上下、再把他倒出去、或把這糞尿用火煮滾後、倒出去也可以。(糞尿消毒法看本書五十章)病人吐痰宜吐在紙上、再用火焚燬。

病人應用的碗盞調羹等件、必須另備一套、不可與衆人所用的混在一處、宜常放在病人的屋內。每次用過、必須用開水煮洗。病人吃剩下來的食物、別人切不可吃。凡服侍病人的、不可進入廚房與製備別人食物的所在。病人所用的手巾等物、須用開水煮過。

看護人的本身、也要自己知道保衛、免得傳染。病人所住的屋內、宜備有汞綠毒藥融化的水。這水的水量、計一斤半重、可加汞綠毒藥十五厘。每次餧病人吃東西、或洗濯病人以後、看護人可用這水洗濯兩手。病好了以後、凡他所用的薦子、可用火燒掉。衣服被單等物、須用開水煮透。病房內的四面的墻、都要用石灰粉刷、又須用水一斤半內加汞綠毒藥十五厘、衝洗病室裏的地板。(關於清潔病室方法看本書五十章)

病人在患病的時期、或病好了以後的、一兩星期內、每日應當服烏魯透品 Urotropin 十厘、殺滅尿中毒菌。

腸熱症的預防法

腸熱症不是無法預防的、只要注意進口的一切食物就好了。查這個病菌侵入人口、都由飲食裏有這病菌而來。追想他的來源、皆從倒糞渣的地方、與河井飲水相近、所以這糞就混進水中、人民吃了、就傳染這病。因這個緣故、凡用作飲料、以及漱口洗牙、洗刷生吃的食物、都要把水煮開了再用、纔合乎衛生。

腸熱症常能在牛奶中傳染人、所以鮮牛奶都要煮開了再吃。水中的蠔子、蚶子、以及有殼的魚類、人若吃了也常能傳染腸熱症、這種食品、不是人類宜吃的東西、果然要想吃他、也要煮透了再吃。

凡種植菜蔬的地方、每用人類排洩的糞尿、作灌溉的肥料、那曉得菜葉菜根上、都傳有糞內的毒菌、所以菜蔬等品、理當煮熟了再吃。採摘水菓的兩手、多有污濁不潔等、採摘後、又堆在污穢地方、所以水菓應當先用開水衝洗、去皮以後再吃。

蒼蠅也是傳染腸熱症的一種東西、傳染力很是厲害。就是平常的蒼蠅、我常替他起個名字、叫作腸熱症的蒼蠅、蒼蠅與人類既有這樣的危險、凡廚房的窗戶、都要用簾子遮護、不叫他飛進去。我們吃飯的時候、桌子上的食物、須要蓋好、不叫蒼蠅飛到上面去。（看本書五章附圖便知）

凡患腸熱症的人、所用的杯碟、調羹、抹桌子的布等等、沒有經過開水洗過以前、切不可用。病室裏的一切食物、萬不可吃。池中的水、常有腸熱症的病菌、又有腹瀉、痢疾、霍亂等症的毒菌。無論甚麼人、不可下池子裏去洗澡、恐怕池子的水進入口中、以致傳染各種危險的病症。近年來發明一種預防傳染腸熱症的方法、與防天花種牛痘沒有分別。乃是用射藥針、將藥射入人的身體內。人經這藥注射後、可保兩三年不得傳染這病。凡人住在這病症發生的地方、或者時常旅行的人、不能十分留心飲食的、都當用這攻毒盟、住射、以防傳染。想防免這症的傳染、還有一件重要的事、就是借人體天然抵抗病的力量、避免這病、然而人若喝酒、吸煙、嗜好吃檳榔、吸鴉片、或者行爲放蕩、皆使身體受損害、也就是替腸熱的病菌、開了侵如人體的路徑。再者有人患消化不良、腹瀉等症、這人的食道、已有患腸熱症的伏線、比那食道完全無恙的人、更容易致病。

第三十二章　論霍亂症

霍亂是一個極能傳染的症候、差不多地球上各國、都有了這病。準照常例、十人中患這病死的有五個。這症傳染常見的地方、多在亞洲各大城市中。所以人都要深知這症是怎樣傳佈的、就好設法預防了。這病並不是完全致命的症候、但怎麽樣發生這病、以及用甚麽法子診治這病、我們都是應當要曉得的。

霍亂的病原、是從這病的毒菌、傳入口內所致。是怎樣傳來的呢、就是飲食中雜有這種病菌、或因將指頭器皿放入口內、因而將病菌傳入人的身體、就要患霍亂。病菌侵入人體後、大概等一兩天、就現出霍亂的病狀、頂遲不過五天。然而人的飲食中若含有衆多的病菌、也能在人吃下去、幾點鐘後、發生霍亂。

病狀

凡人所吃的飲食中、若混的有這種病菌、經過十二小時、或在十八小時後、就覺得腹痛等一會兒、肚子就要瀉了。病勢加增的很快、腹瀉的次數、差不多是接連不斷的、以後瀉出來的、好像稀薄米湯。這病起時、身體發冷、口渴、舌有苔、肚子微痛、起病的第一日、約瀉三四次、好像水的流質物、很覺得疲弱。第二日瀉的次數、比第一日多些、好像米湯的白色、要瀉時不能强忍、嘔吐也是這樣。嘔出來的東西、初時還是所吃的食物、後來嘔出的、好像是大便時所排出的糞汚。這時病人更覺口渴、腿臂、背心、及身體的一切部份、作痛更甚。

病人病勢加重時、他的樣子很是可怕。兩目凹入、眼皮外有黑圈、鼻端尖銳、兩頰有凹穴、嘴唇發藍色。身體外面作冷、發生潮濕、更有黏汗、手指皮膚發白色、他的樣子如同洗衣人時常放他兩手在熱胰皂水中泡的一般、聲弱、呼吸氣息寒冷、尿很少。

也有患霍亂的、起病時却不是這樣。有時先患腹瀉若干時、以後變成霍亂症。

還有患霍亂的、並不偃臥牀上、只是腹瀉、身弱、尿很稀少、但是這種霍亂症傳佈力更廣。因爲這病人遊行四方、常與健康人來往、人都不覺得。

當霍亂流行的時候、有時病勢是很可怕的、病人腿臂抽筋、並不瀉肚、只過幾小時後就無救了。

病人發現各項危險的病狀、雖經稍微減輕以後、還恐怕腎部祕塞、不能小解、有了傷命的危險。

診斷

當霍亂流行的時候、若有人患腹瀉、那就是快要患霍亂症的初起的現象、他應當照治霍亂症的方法療治。

病人若瀉出來的、好像米湯、或皮膚發黏發冷無力四肢抽縮手指足趾摺綳、筋轉、小便稀少、那末這就是顯明的霍亂症了。

說小兒患霍亂症

小兒患霍亂症、人常誤看了、因爲病狀、有時與成人不同。常見小兒患這病時、病狀、都有腹瀉、及痢疾等症。還有兼患瘛瘲、及略爲腹瀉的。總之、無論甚麼時候、若是霍亂流行的地方、小兒患病、若果有腹瀉胃部筋轉、瘛瘲等情。那末這小兒、應當按照霍亂症醫治、不要疑惑。

治法

患這病的人、請醫生治的越快越好、一見有染得霍亂病的狀況、就快通知附近的衛生員、如能請得良醫看護病人、更爲妥當。

病人纔發現筋轉、或腹瀉的病狀、應當在牀上安睡、再預備在牀上大小解的器具、免受勞動。更須常喝開過的凉水、水裏加橙汁、或檸檬汁、更爲合宜、病人除飲米湯及雞蛋靑湯外、不可吃別的東西。(看本書五十章) 如有嘔吐、應當停止飲食若干時、只要多飲開過的淸水、肚腹若用熱敷袱法療治、也有功效。

近來發明一種治法、對於霍亂症、極有效驗。即把鹽水射入病人的迴血管內。水的成分卽水一斤、加清潔的鹽一百廿釐、水須濾過。這水先要煮開、等到冷後用。這水射入病人的腿、或臂上的迴血管內、是最妙的方法。每日連射數次、大有奇效。但能用這法注射的、只有精良的醫士、或看護的能手、纔沒有錯誤。

若不能請着良醫及看護的能手、可應用下面的治法。首先要使病人身體煖和、身旁要放幾個熱水瓶子、瓶外用布包好、每三小時、可舉行法倫表一百零五度高的鹽水灌腸法一次。水量約重一斤半、內和食鹽四調羹。又每日舉行法倫表一百零五度高的炭匿酸 Tannic Acid 灌腸法三次。水量約重一斤、內和炭匿酸七十五釐、這方法的功用、能使腹瀉停止。

近今有一個極有效驗的治法、用的人很多、就是除舉行鹽水灌腸法外、再服鉀雙錳養水。Potassium Permanganate 病人最好勉力多飲此鉀雙錳養水、替代清水、這水配合的法子、是用水十二兩、內加鉀雙錳養五釐或六釐。每次可飲二兩、除飲這水以外、每半小時另服內含鉀雙錳養的藥丸一粒、此丸藥配治的法子、可用凡士林 Vaseline 及哥林 Kaolin 一些兒、用二釐鉀雙錳養調和後、卽能製成一丸、製成後、外面塗上角素 Keratin 病人在第一日、應當每半小時服這丸藥一粒、以後每四小時服丸一粒、(以上所云鉀雙錳養如購得鈉雙錳養更好)

等到腹瀉稍微停止後、病人可食一點米粥。

病人雖覺病狀已經減除、身體也覺爽快、但鹽水灌腸法、還要接連舉行。（惟瀉止後炭酸鹽灌腸法可以免行）病人應當勉力多飲清水、水中加入橙汁。

若是病人還沒有小解、可見他還是沒有越出這病的險境、那末鹽水灌腸法、必須接連舉行、直等到他的腎部開始作工、能夠小解的時候爲止。在病人的背心下半部可舉行熱敷法、及按摩法。

切不要買有專賣權的普通止瀉藥、或痢疾藥吃、也不可喝一切的酒類。

看護霍亂症的人應知的事列在下面

凡患霍亂病的人、如近處設有隔離病院、就送去醫治、還是第一要事。若沒有這等病院、病人應當獨住在一個屋子、裏面可放牀、桌子、凳子各一件、窗戶定要開着、窗戶和房門、如能用蚊帳遮掩更好、免使蒼蠅飛進來。

假如有一人患霍亂症、他所排洩的糞尿、若不用藥消毒後倒出、恐怕由此傳到一村或一城的人都要患這病。所以患這種病的人所排洩的糞尿、應當另外用一個東西裝着、並加入均量的汞綠毒藥水。Bichloride of Mercury（水份十二兩加入汞綠毒藥七厘半）放入這消毒藥後、約過一小時、纔可倒出去、但不可倒在池中、或靠近有井的地方。

如不能購得汞綠毒藥、就應當在離開河井、地位一百尺遠的所在、掘一地洞、把糞尿埋在

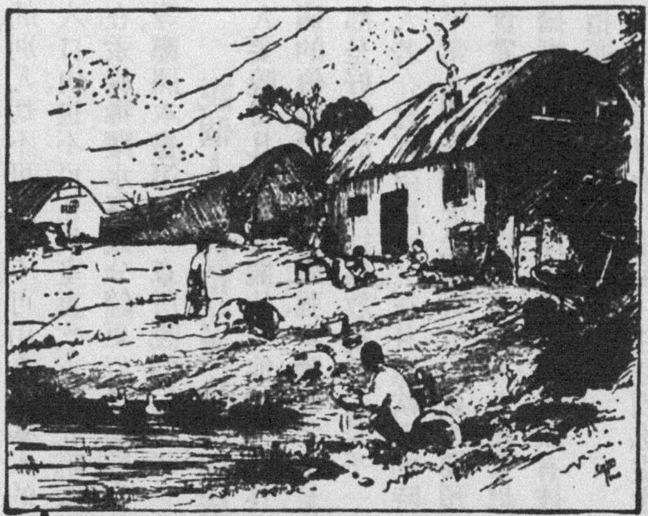

常看見類如圖畫上的人家、所住的房屋低小、沒有光線、又陰濕的很、門口掘有不通潮流的死水池子、井也在旁邊、鷄鴨等、即游泳池中、猪羊等類、食息在那地上、池水污濁的了不得、一經下雨水漲、就漫到井裏去、人飲了這井裏水、你看危險不危險呢、房屋旁邊、又堆積各種穢物、茅廁距離很近、四圍很髒、沒有一處清潔、這種情形、不但外觀不雅、即住在這裏的人、必有一兩人常時有病、而且接連不斷的發生各症。

裏面、上面蓋上石灰、或泥沙。但此法只能用在天氣乾燥的時候。若天氣潮濕、又買不着消毒藥、可把這糞尿、放入空洋油箱內、用火煮滾、然後拿到外面去一齊去掉。

這病人所排洩的糞、性是最毒的、那怕芥子大的一滴、若染在吃的東西上、或喝的水中、也能夠叫人患霍亂症。

患霍亂症的人、凡飲食所用的器皿、在沒有煮過以前、不可拏出病室。就是一切的物品、凡曾經病人手口接觸過

的、別人切不可動、也不可用看護病人的兩手、應當常用汞綠毒藥水洗濯、不可把己手放入口內、也不可在病室裏吃東西。在吃飯以前、就要先把兩手用熱水肥皂洗過、若把手浸在汞綠毒藥水裏幾分鐘更好。患霍亂症的人、好了以後、他所住的屋子以及所用的器具等、應照本書第五十章所說的消毒法、一一的消毒。

說個人如何預防傳染疾病法

人要曉得凡身體康健的人、他的胃汁、具有殺滅少數霍亂病菌的能力、所以想防這種疾病的傳染、須使腸胃康强、身體健全、這是第一件要緊的事。查出因傳染患霍亂的人、平常都是好飲酒、或是行爲放蕩的、於是乎一染了病、就生命不保了。

人若在胃部空虛、或又在身體軟弱的時候、一遇霍亂病菌侵入胃部、這人所受的危險、比平常人傳染的更是厲害、這也是想要預防傳染霍亂病的人、應當加倍注意的要點。

查霍亂病菌、都是由口部侵入人體、要想絕對的不使這病菌侵入、那末一切的食物、必須確實知道已經煮開了、煮開以後、沒有被蒼蠅停足的纔可以吃。

指頭不可放在嘴內。

查受這病傳染的根由、往往是因吃生水菓、及生蔬菜所致。

本書第三十及三十一章所說的、乃應當留意的事、且當實行。現在再爲說明、好使遇有霍亂症發生的時候、小心實行。

(一)凡用作飲料或洗刷口與牙的水、務要煮開了再用。

(二)凡食物必須煮熟乘熱吃。

(三)凡生瓜、黃瓜、生水菓等品、不可亂吃。

(四)從街道上買來的食物、先要煮熟然後再吃。不然、吃下很是危險。

(五)凡患霍亂人的手巾、或洗臉的手巾及被單、碗碟、調羹等物、拏到病室外面時若沒有經過開水煮洗以前、切不可換。

(六)蒼蠅、蟑螂、螞蟻等蟲都能傳染霍亂症。所以一切食物、必須蓋緊、免得被蟲爬了。還要留意的、就是凡食物煮熟以後、必須用罩蓋好、不要被蒼蠅飛到上頭去。

(七)收送一切食物、在吃的以前、應當把兩手用熱水肥皂洗乾淨。

(八)凡患霍亂症的人家、或是這症流行的地方、最好不與這人家和這地方的人接近。

(九)在旅行的時候、應當自備茶杯、洗臉盆、手巾等物、免得傳染疾病。

第三十三章 論溫熱症節痛熱症瘧熱症

說瘟熱症

這種病症、在西方各國、不是一個名字。或叫作荒年症、監牢症、大概名稱的原來、是照着病的性質而有的。這種症候、多發生在飲食不良的人身上、他的住處定是人煙稠密、極不潔淨的地方、這症也常在飢荒地方成爲災禍。

查這症的出處、確由人身上的虱、或頭虱所傳佈。至於像臭蟲等類、也能傳佈這症、另外就是患這病的所排洩的糞尿、間接侵入別人飲食中、別人因此就受了這病的傳染。

病狀

這病的起頭、是突然來的、患這病的、皆從虱咬所致。查虱沒有咬這人以前、必先曾咬患這病的人、後來再咬這人、不出十二天的長久、這人也患這病了。患這病的人、起初覺得身體發冷、隨後熱度升高很快、且有發昏胡說的病人的兩眼發紅、眼睛流淚、到第三四日、熱度能升高至法倫表一百零四度還有升至一百零五六度的等到第四五日熱度每晨略爲降低、但是晚間還能回到一百零二或一百零四度高照普通的情形、病到第十四日後、病人的熱度、就忽然降低了。在熱度減退時、也同時出汗再查病人第二三日後、身體將要發疹、肩胛及前臂最爲顯明、發出來的疹子、初時如同患痲熱症的一般、一會兒每一疹子中央、有藍色的小點。

治法

這不是藥物能療治的症候、也不能減短這病的時期。這病的治法、惟有照本書第卅一章所說的腸熱症的治法舉行、最爲妥善。病人應當在牀上安睡、暑天最好將牀放在房子外面、用篷或別的東西遮蔽日光。多飲開過的涼水、及水菓汁檸檬汁、或吃米粥雞蛋、水燉蛋、烘透的麵包、煮熟的牛奶等。

說如何防此疾病

這症少有發生在住處清潔與衣服乾淨的人身上。因這等人的衣服、及牀、是沒有白虱的若鄰近有瘟熱症發生、就極要謹慎、不要給一切虱蚤等蟲所咬。倘若因爲無法要與病人接近、但不可摸他的衣服、也不要坐他的牀。凡是這病人的衣服、帽子、襪子、鞋子等物、也不可用、至要至要。

凡看護這病的人、應當穿貼緊身體的衣服、免使虱蛋侵入衣內、褲脚要捲起來、不要在地板上拖、袖口應捲到上脖爲止。每日到病人之處、須用火油擦抹兩手及臂與頭髮頸項等處、因白虱頂怕火油。凡火油擦到的地方這蟲就不能行。至看護人所擦的火油晚半天可用清水及肥皂洗去、然每次因不得已走到患瘟熱症的人面前時、要先用火油再抹一次。看護病人的、應當把他睡的牀被單等物、整理清潔、病人的頭髮修短了頂好。病好了以後、應當把衣服被單等物、用開水煮過、殺滅毒菌。

說節痛熱症（此症少見於長江以北）

這症是蚊蟲傳佈來的、患的人因被含有節痛熱毒的蚊蟲咬了、自三日至六日、病就發了。大概這病都是忽然來的、初起、覺得身體發冷、稍等一等、就覺得身體裏、有幾處很痛、四肢、背頭部都疼痛、最厲害的是頭的前面、及眼的後面作痛、兩眼發紅、眼睛流淚、熱度升高極快、能到法倫表一百零三或一百零五度。病人胃覺已失、且能使作嘔吐、及頭暈。小兒患這症、更要發癲癇發昏打胡說、還是平常的事。病人的熱度、大約在第三日降低、同時身體出汗、尿也很多。有時更患厲害的腹瀉、以後病人反覺得安適。然一二日後、復又作痛、熱度又升高了。腿臂、軀幹發紅點、但第二次熱度升高後、大概不久就要降低、回到常度。

病人要安睡在牀上、無論晝夜、都要用蚊帳遮着、免得被蚊子咬後、又要傳染別人。一切的飲食、除米粥半熟雞蛋、水菓以外、都不可吃。病初起時、應服萆麻油、或瀉鹽一劑。用冷水浸濕的布、或冰、敷在頭上、減少痛勢。更要多飲開過的涼水、或水菓汁、檸檬汁、凡身體作痛的部份、可用熱敷袱法療治。

要防這症的傳染、就是不要叫蚊子咬着、這是第一的要事。牀上須掛蚊帳。旅行更要隨身攜帶蚊帳。

說癈熱症

臭虫白虱等虫、也能傳染這病、人被臭虫、或白虱咬了後、若已受毒、自三日以至兩星期內、四肢及頭部、就要作痛、或大便秘結。熱度升高的速率、五六日內能升至法倫表一百零三或一百零四度、復又回至常度、再等三日、或至十日、還是更要發熱、接連幾天的工夫、然後囘至常度、再等幾天、或能再發熱、也是不曉得的事。

治法

治這病有一種頂好的藥、就是常用他治梅毒的、俗名叫作六零六。用法就用這藥射入病人的體內、但射時須由精良的醫士注射、方能合法。

要防這病的傳染、必須掃除牀和被單、及衣服中的臭虫白虱等等、乃是最要的事。

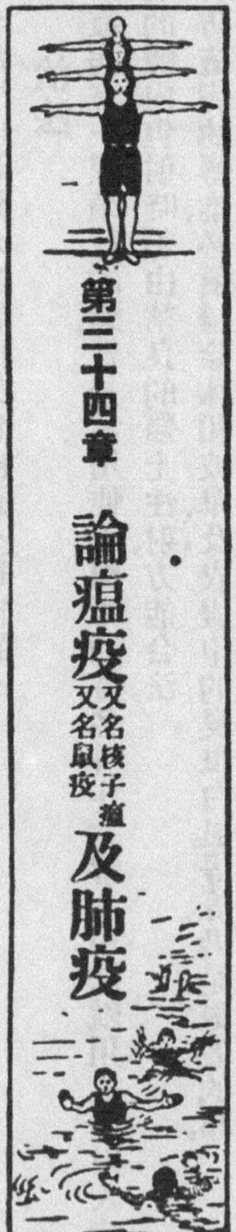

第三十四章　論瘟疫（又名核子瘟 又名鼠疫）及肺疫

核子瘟、是由瘟疫菌起的。這病菌乃是由鼠類發生一種獸畜的時症、藉着鼠身的跳蚤傳到人的身上。那末人類也接受這症的傳染了、有時地方上遭了這種症候、就傳染得很厲害、居民輾轉相傳死亡的數目常有萬數。

病狀

疫菌侵入人身以後、病勢發作的很快。普通皆在三天內發病、身體忽覺寒冷、熱度升高極快、能至法倫表一百零三四度高。頭部背心和四肢作痛、嘔吐、腹瀉、約等數小時後、兩目發紅、面上的顏色不正、且顯肌瘦愁苦之狀、熱度不久能升到法倫表一百零七度高。病人若遇此種情形、不久就要死了。

若是稍輕的疫症、熱度是漸漸增高、約至法倫表一百零四度、腿胦膈、腋、頸等處、起大小不一的核子、痛的了不得。若果這症纏綿不愈、病人就日見衰弱、普通的症勢、多發昏胡說。

這種疫症、能在起病數小時內卽死。還有一種核子瘟、人都叫他名爲黑瘟疫。皮膚上遍發黑色的斑點、患的人多在兩日內而死。

治法

現在還沒有發明確有效驗的治法。療治這個疫症、只有一種最有價值的法子、就是施射功毒稚素。借他殺滅這疫菌發出來的毒質。

凡患疫症的、快要通知衛生員。病人更宜由精良的醫士照顧、並監督一切應行的事。病人當在牀上安睡、窗戶敞開、多喝開過的凉水。再照本書三十一章所說用冷水侵濕的布、擦抹病人的身體、退他的熱度。再用濕冷布敷在頭上、布須不斷的侵濕、飲食最好宜用湯汁、嫩雞蛋或米粥。（參看本書五十章）

說預防法

預防這症、要得官廳着手籌備公衆預防法。另外個人也要設法預防。

官廳應行的事、是使地方上不受這症的傳染。倘官廳聞有某處疫症流行、就要特別注意那一處、凡從那一處來的人民、在沒有入境以前、就先要留他在隔離病院約五天、在這五天之內、若這人是曾經染疫的、就必要顯出病狀來了。

疫症蔓延的原因、是由有瘟疫之地的人民、乘船乘車到沒有瘟疫的地方所致。防疫的方法、就是要在乎地方上的官吏、禁阻有瘟疫之地的人民、不要到沒有瘟疫的地方去、恐怕有瘟疫之處的人民、去到別的地方、別地的人民、也必要受瘟疫的傳染了、

凡有增到疫症流行地方的人、想往無瘟疫的地方去、在他入境以前、也須留在隔離病院、五天。且要把他所穿的衣服、用藥消毒殺滅毒蚤。

遇有地方發生瘟疫、官吏應當在這地方出入邊界處、設立警察、或兵士、禁阻一切人等行往他處的境界、免得疫症散佈。若因患瘟疫死亡的人家所住的房屋、是建築不良的、或是草屋、就當用火焚燒、使瘟疫的毒菌淨絕。因爲這等房屋、地板下多齷齪的穢物、恐怕墻裏及地板下、藏着老鼠不少。

凡瘟疫流行的地方、官吏以及居民個人、應當各自盡力殺鼠、查瘟疫的傳染、人已早知道、鼠類患瘟疫、是在人類以先、所以鼠死後、鼠身上的跳蚤就離了鼠、跳到人的身上來、立卽把疫鼠的病菌、在咬人時、傳到人的身體內、那末這人就要患疫症了。

凡沒有老鼠的地方、就沒有鼠疫、滅鼠的事、應行召集多數善於捕鼠的人、如法舉行。若養貓、買捕鼠的器具、散置殺鼠藥等等、都是滅鼠的良法、最好的方法、惟有妥藏家中一切的食物、如米穀等品、不要給鼠有偷吃的機會、老鼠沒有吃的、自然不能生存了。另外如房屋有鼠藏身的地方、必須拆掉重修、務要墻壁地板、不留一點空隙的地方、官廳應把各部份

捕得的老鼠考驗考驗後、告知居民、某處有鼠疫、某處沒有鼠疫。那末、居民人等、各人都有戒備了。

近來有用鼠疫攻毒種素、射入人的皮內、爲預防瘟疫之傳染、查得人若用這攻毒種素射入皮內以後、比沒有注射過的人傳染的少些。縱然已射過之後、仍患鼠疫、也比沒有注射過的輕多了、而且死的也很少。所以地方上、若遇鼠疫發生、無論男女老幼的居民、最好須用這攻毒種素注射、預先防備。

官廳所用預防鼠疫的各種方法、那些詳細條目、說來很嫌瑣屑的、所以不必多提了。上文所舉的不過是條目中的主要部份。

說個人應用之防疫法

本書對于個人應用之防疫法、已經說出幾條了。還有重要的方法幾條、特爲宣佈如下。

當地方發生鼠疫、人民未彼此傳染以前、必是先有瘟疫害死鼠類。無論甚麼時候、房屋裏、及與房屋相近的地方、若是發現了死老鼠、就要看作緊要的事、快快報告衛生員。衛生員沒有來到以前、不可移動、也不要用手拾起、在移開死鼠以前、應用加播渤酸、Carbolic Acid或別的消毒藥、或開水澆在死鼠身上。各人也要預防跳蚤、不要被他咬着、因爲跳蚤能傳染疫症、若是某地方有人患瘟疫、就不可輕易往那裏去。

清除房內跳蚤的方法、可用煤油、柏油、或臭藥水、澆在地上、不要厭煩過於小心。總當把這流質洒在墻脚的四周、以及住屋的各邊各角裏。再用明礬粉散佈地上、能夠使跳蚤絕跡。若有不得已的事、須到患疫的人屋裏去、頂好先注射攻毒稚素、並預備油布製的衣服一套、衛罩全身、連足部都要罩着、免備跳蚤跳到身上、以致肌膚被咬。

論肺疫與預防法

中華民國成立的第一年、陽歷十二月廿五日、從東三省北部滿洲里城內、發現最可怕的瘟疫。這病起在肺部、所以叫做肺疫。在民國紀元的前一年、中國雖也有這樣的瘟疫、但是蔓延不廣、那囘東三省發現這症候、只在四個月內、死的已有五萬多人。民國六年的冬天、蒙古境內薩拉齊一帶、又發生這種瘟疫、後來傳到山西陝西直隸山東安徽江蘇六省。肺疫實在是世上第一危險的症候、傳染的最快、患這病而不死的人是很少、比霍亂更加危險、醫學界到今日還沒有查出甚麼藥可以療治這種瘟疫。那末肺疫既這樣的厲害、又無藥可醫、所以各人須要尋求預防的方法、纔好避免、更要知道患肺疫的是甚麼病狀。患肺疫的、往往在初發病時、頭痛身熱、四肢發酸、發軟、有時惡心作嘔、不久熱度可升至一百零一或零二三度。呼吸很難、胸膛作痛、發乾咳、不多時病人隨吐帶血的痰、病勢加重、必不能存活到發病第三天。查這症的傳染、無非由病人的痰涕口涎中來的、所以患肺疫的、每次咳嗽、打噴嚏、或說話、都有唾沫的微星飛出來、裏面有最毒的肺疫病菌。人要想不染肺疫、第一要不同患這症的人接觸。現在把預防的各法開列在下面。

(一)患肺疫的病室、無病的人、不可進去。或因不得已必須到病人那裏去、就當戴上防疫的面具。

(二)客棧、輪船、火車、電車、茶館、或公衆的地方、因有許多人聚集、就是最危險的所在、肺疫流行的時期、最好設法避免、萬不可輕入。

(三)若不幸家中有患肺疫的人、須要另睡在一間房子裏、除看護病人的、別人不要進去。但是看護人、及家中一切人等、日夜都要戴防疫的面具、

(四)家中若有患肺疫的人、這一家的人、可以不必外出、只須在家各戴防疫面具、反比到外面去好一些。因出行在外、若往客棧、火車、輪船等處、危險更大。恐怕自己身上帶有病菌、又流傳到外面去了。

(五)在肺疫盛行時、切不可接待外來的客人、因爲恐怕他已受了肺疫的傳染。

(六)肺疫病菌、傳入人身、須過兩天或五天、纔現病狀。頂好家中若有曾接近患肺疫的人、叫他另住在一屋內、等過了五天、這人不顯出甚麼現象來、就曉得這人並沒有沾染病菌

(七)如肺疫在一處流行、這一處的居民、就不可離家到別處去。此處有地方責任的官吏、

照例應當下令禁止人出入。

（八）傳染肺疫的毒菌、皆由口鼻進入、所以凡看護病人的、與凡住在肺疫流行之地、以及必要由肺疫的地方經過的、都當戴上防疫面具、若本住宅已有患這症的人在內、更要日夜戴這面具、防免偶然的傳染、倘若家中並無這症、本城卻有這症流行、那末每逢上街的時候、必要戴上面具爲妥。

（九）製防疫面具之法、即用薄棉紗布一方、（此布西藥店都有即平常稀白布也可用）長二尺半、寬一尺、再用潔淨棉花一塊、（向西藥房內買或用潔淨的棉花也可）長六寸、寬四寸、厚約一指、既預備好了、就把棉花放在紗布的正中、使布與棉花的長寬一樣、然後把布的上下所餘的三寸對摺起來、把棉花裹好、寬處與棉花一樣、布的兩頭、每一頭剪作三條、剪開的約八寸多長、中間有棉花的地方、不可剪破、把這面具戴上、將口鼻遮蓋嚴密。戴法須把左上方、與右下方、及右上方與左下方的布條、交叉繫在腦後、作十字形。再將中間的兩條布、由耳旁拉起、繫在頭頂上、如此就不得脫落了。還要注意的、面具的裏面、必須每次在裏面、不可翻轉、恐怕一經翻轉、那表面的布、若是已沾肺疫的病菌、在吸氣時、即不免吸入、比不戴面具的、更加危險。再者這面具、須多造幾個、預備每日更換、把換下來的、放在開水內煮洗後、還能再用。若能夠這樣小心預防、不但是在肺疫流行時、可以防免、而且能使這症、快快的消滅。

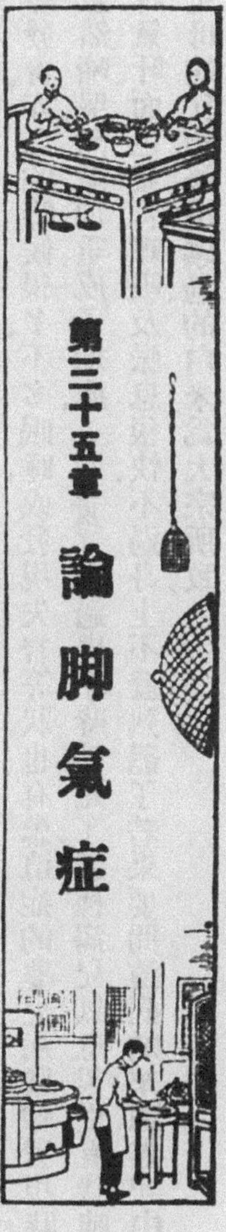

第三十五章　論脚氣症

在亞細亞洲等處、這症是最流行的、近來竟成爲一種極平常的症了。患的人的病狀、彼此不同、各人各樣、有等患脚氣症的腿臂的一部、成了癱瘓、皮膚麻木、在脛皮、足背、手指尖端格外厲害。腿形縮瘦、倘若揑他的腿腓、(俗名腿肚筋)就覺得非常的疼痛、而且因兩腿各顯癱瘓、以致步行不能安穩、氣喘、有時心跳的很快、聲息或至極弱、或竟完全沒有聲息。也有染這症的、後來腿臂及身軀發現腫大、呼吸很爲艱難、心跳的很快、腿腓的肌肉、好像棒緊似的。病人大概因疼痛號哭、凡是這樣的症、病人並不發熱、舌上沒有苔、大便也有泄瀉的、也有祕結的、卻不是一律。

脚氣症的原因、都爲病人的全身、有無數腦腺發炎所致、因發炎就使這種腦腺、失去節制肌肉一部份、或全部份的功用。身體多處作痛、這就可以証明腦腺已經受害、而且也因爲司理血管的腦腺發炎、以致血管漏出血中的明汁、這人的腿臂及軀幹、就發腫了。

凡是患脚氣病的、差不多都是以白米爲大宗食品的人。據化學家曾經驗得、一粒米的內外質料、並不是一樣、去了外皮粗糠以後、就可煮着吃了、不要再去掉黃紅色的薄衣、因那黃紅色的衣中、含有一種補益人身的原素、實人類食品中最適當的滋養料、然而米一經碾過、那黃紅色的薄衣、就被碾去了。至於這種同一質料的原素、別的物品中也有、惟有荳類中含的很多、所以人若吃碾過的白米、更宜吃荳類、及菜蔬類、纔可以免了脚氣症。嬰兒也能患脚氣症、有幾處地方的嬰兒、大半是因患這病死的。雖然嬰兒沒有吃白米的事、但是兒母吃的白米很多、而且白米更是食品中的一大宗、所以哺養嬰兒的奶中、就缺少健壯身體的滋養料、嬰兒吃這樣的奶、豈有不患脚氣症的呢。

茲將嬰兒患脚氣之病狀述之如下

患脚氣病的嬰兒、總在吃奶的時期內發現、在生養幾個月裏的爲多。若看他的外貌、不覺得有病、因爲他的面部肥滿、非常貪吃奶、能玩笑、如平常的小兒一樣。但可覺察的、只是口鼻發青、安息的時候很多、不多眠睡、或發現失音等狀、也有患這症的嬰兒、病狀初發現時、忽然啼哭、漸漸加重、成了瘋癡、(卽驚風)不過幾小時就死了。這種病兒氣息很促、有時呻吟氣吁、面色發青、呼吸及脈息很快、不過身上不發熱罷了。若果要問這病的來源、無非由兒母的食物、都用碾過的白米爲大宗所致。

說如何預防脚氣症

試從本章上段所說的看起來、預防的方法、可以大為明白了、就是不要吃碾去黃紅色薄衣的白米。如這樣可怕的疾病、實在是不須破費甚麼錢、就可以預防的。而且查得沒有去過黃紅薄衣的米、與那碾過的米比較起來、還是一樣的滋味、一點兒分別都沒有、世界上若能破除了碾去米的黃紅薄衣的這種習慣、那脚氣症的災禍、自然就免掉了。

人要曉得這脚氣症的病原、更要告訴別人吃碾去黃紅色薄衣米的危害、是很要緊的事、且查沒有碾過的米、質料實在比碾過的還好、我們應當以這樣的米、來補養身體、更有當曉得的事、就是荳類吃了大為有益、很不必全靠魚米作為養生的物品。

治法

本章上節所說、預防這症的方法、若能用在這症還沒有發作厲害以前、自然得有美效、若果這病已經加重了、應取白米碾下來的紅皮、提出其中的精華、來製成藥品療治。(此藥品呂宋省城可買別處或者也有)

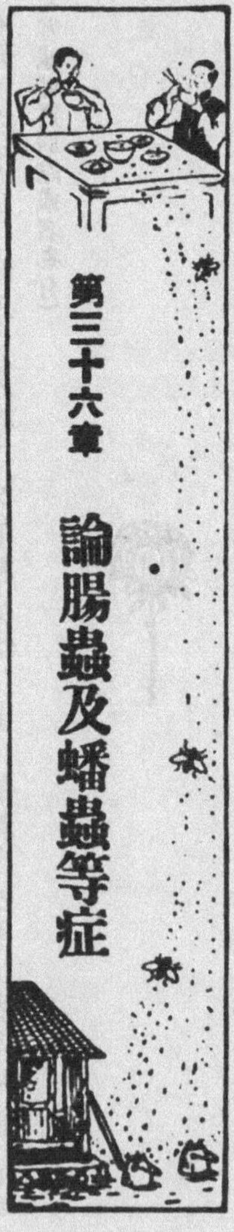

第三十六章 論腸蟲及蟠蟲等症

查能侵入人身的寄生蟲種類很多、有能害人的、也有不害人的、本章所論的、乃只就極平常的寄生蟲、說出幾種來。

說圓蟲（俗名蛔蟲又名白蟲）

圓蟲的形體、兩頭是尖的、中間是圓的、約有四寸或六寸長、查這種圓蟲、大概生在人體的小腸裏頭、也能侵入胃部、有時能夠爬到喉嚨嘔吐出來。不但如此、這蟲還能侵入人的總氣管、若是小兒、却能被他害死、然若小兒腸中只有圓蟲幾條、或者不致發現甚麼病狀、至於因圓蟲多、發現了病狀時、照普通的情形、就是失味、頭暈、或肚子作痛、以及剔鼻搓牙等等、都是腸內有圓蟲的表示。要想曉得小兒腸中究竟有沒有圓蟲、可請醫士用顯微鏡查看他排洩的糞、就能驗出來了。

治法

治小兒圓蟲的方法、最好在午間服蓖蔴油一劑、當天的晚上、再服半厘山道年、(Santonin)山道年內、可攙一些白糖給小兒容易進口。第二天早上、給小兒再服山道年半厘、至午時再服半厘等末次山道年服過了、約兩小時後、可另給小兒服蓖蔴油一劑。在小兒服藥的兩日以內、不可吃菜蔬、只可以吃米粥、與半熟的雞蛋。因爲這時期內飲食若不節制、恐怕山道年不能盡他殺滅圓蟲的功用。

小兒染圓蟲病、既是難免的事、就不得不主張每一個小兒每年須服山道年數劑、殺滅腸內的圓蟲、因爲小兒腸中、雖只有兩三條圓蟲、不至于有腹痛或頭暈等患、但很能夠侵害胃部、及吸收食物的精華、這實爲小兒發育上和衛生上的障礙。

山道年是毒性質的藥物、小兒不可多服、小兒服山道年後、排洩的尿、當發黃色、或小兒眼睛中所看見的覺得都是黃色、但無論尿發黃色、或視覺發黃色、都不要緊、沒有甚麼損害、因爲一霎時的工夫就好了。

說如何預防生圓蟲

這種圓蟲、人若誤認是小兒腸內天然能生的蟲、那就錯了、這蟲都由飲食中傳入人體、生卵很多、查考他的出處、都由大便時隨糞排出、後來又隨糞渣散佈在地上、池中、河內、以及土植的菜蔬上。

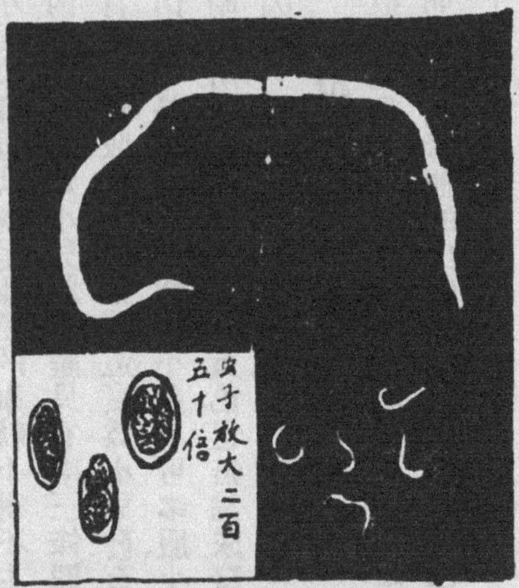

此圖上面的大蟲、是蛔蟲縮小的形狀、右面下方的小蟲五條、是虧血鈎蟲原體的大小。左面下方的三圓形、是蟲卵放大二百五十倍的形式。

預防圓蟲侵入體內、須要把用作飲料的水煮開了、凡向街市上買來的菜蔬、也要煮熟了再吃。水菓必須用開水衝洗、削去外皮再吃、小兒的手、不可任他放在口內、恐怕兒手所沾的污泥內、難免沒有這圓蟲的卵、或各種致病的毒菌、由此進入口內、總而言之、無論甚麼東西、小兒放到嘴裏、總要防備這東西上有圓蟲的卵。

再查世上有幾種害人體的寄生蟲、本是生在貓犬的腸中、當貓犬與小兒接近的時候、用舌舔小兒的手、就把蟲卵傳到被舔的小兒手上、等一會兒、小兒若把手指放在嘴裏、或用手取食物吃、蟲卵就由此侵入。所以家中所養的貓犬、不宜留在屋內、還要設法禁止舔小兒的手。若要防腸蟲的侵害、想得着事半功倍的效力、只有施行適當的方法。是甚麼方法呢、就是妥爲安排人類排洩的糞穢、此外沒有別的法子。這方法最好、而且又不費錢、只要各人一律買用有蓋的便桶、蓋子要能密合更好、無論老幼、總當排洩糞穢在這桶中、不可隨地大便、若要把糞作肥料用、那末、糞渣滓要密藏地下、不可散置在地上。

說虧血勾蟲症（有處名桑葉黃）

有無數地方、十個人中、就有九個人是染這症的、要知道這症、是人體中最常有的、預防也很容易。從前有幾處居民患這個症候、人都看他為懶惰無用的人、以後查出他懶惰的緣故、是因為患虧血勾蟲症、所以身體無力、不能作工、宜用良法防備、不使這症蔓延、但患這病的人、一經治好了、就把以前懶惰無精神和缺乏勇氣的人、就變成了奮發勤力的人了。勾蟲的形體、是小圓式、白色、約一寸的三分之一長、粗細好比縫衣用的棉線、若把棉線剪成幾條、每條長一寸的三分之一。看着就同勾蟲一樣、這種小蟲、無論大人或小孩的體內、都能侵入、有時人的腸中、只有幾條、或一二十條不等、然也有幾千條的、這蟲都蜷伏在腸中吮血為生。且不但是吮血、也能咬傷腸部、使流血不息、病人既因腸中流血不息、又受勾蟲發出毒質的害、兩害夾攻、自然身體瘦弱、面色發白、經了這樣重傷、病人抵抗病的力量、隨卽因此消滅、終久能使各病叢生、難於抵禦、最容易引起的病、就是肺癆症。有勾蟲的小兒、面色發白、身體細小、在智力和發育上、都受了絕大的影響。論到發育上所受的大影響、竟有十八或二十歲的人、長成好像是十歲十二歲的孩童一樣。小孩子若有多數的勾蟲在他體內、必大受這症的影響、對於讀書上、必極少進步。

說虧血勾蟲症之辨別

皮膚發土色、貪懶、胃部偶覺作痛、心智呆木、還有取食泥土、及石灰的習慣、凡這種種、都是極平常的病狀、無論是成人、是小兒、若有這種現象、人就可以察出他體內有沒有勾蟲了。若取糞一小塊、請醫士用顯微鏡查看、也能决定這排糞的人、有沒有勾蟲。虧血勾蟲皮症、就是脚掌及脚趾中間的皮發癢、可以証明這時有勾蟲由足掌的皮膚行過、侵入人體了。

說虧血勾蟲症如何傳佈及應如何預防

勾蟲在人的腸內、生卵極多、這蟲卵隨人大便時、一同排洩出來、後又散佈在糞渣傾倒的所在、每一個卵、約需十日的時期、卽化成勾蟲一條。凡天井內、泥土內、花園或田內、都有這種勾蟲、有時菜蔬及水內也有、所以人食生菜、及飲不開的冷水、常常把勾蟲吞下去。又有很多患勾蟲症的人、因在外行走、手足沾了土中的勾蟲、就因此染了這症。還有穿開襠褲子的小兒、坐在地上、也能傳入這種勾蟲、一經鑽入皮內、就從那裏進入腸中、咬腸中的洇膜、吮血爲生。

預防勾蟲症、第一不可隨地大便、使糞散在地上、乃當造適宜的厠所、預備爲大便的用處。

延年益壽

凡患勾蟲症的、每次大便必須到厠所內去、不可隨便在甚麼地方排洩、若能夠這樣、或者就可把這症撲滅了。若患這蟲症的人、依然還在地上大便、或在不適宜的厠所大便、每遇天陰下雨、雨水能把坑裏的糞衝到別處、又或雞猪蒼蠅等、也能把這裏的糞穢、啣到那裏去。以致這症必定輾轉傳佈、惹出無窮的禍患來了。

適宜的厠所、應當預備有蓋的淨桶、要每天倒除盪淨、不可倒在園內地土上面、應當掘潭埋在土下。若遇不能特造厠所、那末大便的所在、也宜用東西遮密四面、免使蒼蠅飛入。更有一法、行了也是很好的、先在地上掘一個洞、買堅實無蓋的木箱一具、(此箱不要有給蒼蠅鑽入之隙縫爲合用) 箱底也開一洞、把這箱無蓋的一面、安放在地上的洞內、開洞的一面朝上、箱底四圍沿邊、用土泥圍着、另備平板一塊、板要比所開的洞大一些、以便不用這箱時、用這板蓋沒洞口。每次大便完畢、可把這箱移開、裏頭的糞、隨用泥土掩沒、這種辦法、既可免蒼蠅飛近糞穢、又可免糞渣散佈在地面上。

這種勾蟲、能生存在泥土中、歷六個月的長久、所以凡一年內曾用糞灌溉的田園、人若赤足步行在那個地方、實危險的了不得。若要防免這蟲的侵害、也是極容易的事、只要不赤足步行、不赤手掘取田園的泥土、不飲沒有開過的水、不吃沒有煮熟的菜蔬、即可永免這病的禍患了。

小兒赤身往來行走、或只有片布圍繞臀部等情、這小兒若在地上坐或臥、那時勾蟲就能傳入體內。

治法

勾蟲症平常宜服瀉鹽、及用苦藥殼包的洋蘇氷 Toymol 治療、查服瀉鹽的作用、是爲要洗除腸穢、使洋蘇氷的藥力、達到勾蟲、病人在晚上服洋蘇氷以前、不可多食晚飯、越少越好、瀉鹽也在晚間冲服一劑。(看本書第五十三章十六藥方)等到第二天早上大便後、再服洋蘇氷半劑、隔兩小時後、可更服洋蘇氷半劑、服第二次的洋蘇氷兩小時後、可再服瀉鹽一劑、這劑瀉鹽服後、能把被洋蘇氷的藥力所解散攀挂腸裏的勾蟲排洩出去。病人每次服洋蘇氷以後、只要稍向右邊側臥半小時、但是服洋蘇氷這一日、不可吃一切的食物、要等服了末次的瀉鹽後、已有效驗爲止。那時可略飲茶水、病人服藥後、如飲酒、或吃肉類或吃油質物、極不相宜、這些東西定要與洋蘇氷變成毒質、使病人身體受傷、因此病人必須禁吃以上的一切食品。

每洋蘇氷一劑、要分作兩份、每服一份、只須隔兩小時、再服第二份、現在將按着病人的年齡服洋蘇氷的分量、列表如下。

病人的年齡	洋蘇氷的重量

一至五歲	七厘半
五至十歲	十五厘
十至十五歲	三十厘
十五至二十歲	四十五厘
二十歲以外	六十厘

洋蘇氷必須研成細末後、包在包苦藥殼內服下。

病人排出的糞若有勾蟲、可用薄布一方、把糞放在布內、用水衝洗後、就看見蟲的形狀了。

還有一種治勾蟲症的方法、是按病人年齡的大小、每一歲服藜蘆一滴Chenopodium（例如七歲小兒服七滴）以至十五歲爲度。成年的人、可服十五滴、服時可分作三份、每份五滴、把這五滴、和白糖一調羹、每隔兩小時取服一劑、但是服這藜蘆前一日的晚上、應當服瀉鹽一劑、並在服藜蘆後二小時、再服瀉鹽一劑。

說寸白蟲

寸白蟲、是一種小白蟲、長約一寸的三分之一、這蟲大概生在腸子的下半部、能使肚門及四周發癢、患的人每在大便時排出、也能由腸內爬到衣服上。若是女孩有這蟲、他也能爬到陰戶裏去、使發癢流水。這等蟲惟身弱不潔淨的小兒、患的最多。

想預防這蟲的侵染、必須注意小兒每餐所吃的、宜取清潔滋養的爲合宜、在每餐中間、不可再吃雜食。

病人先服蓖麻油少許、隨後再用溫水約重六兩、逐漸由肛門射入腸內、水裏面可和金雞納霜 Quinine 二十厘、或用食鹽三調羹代替也可以。射入的水、務使小兒勉强忍耐、不要隨時流出、忍耐越久越好。這射金雞納霜或射水的方法、可每隔一宿舉行一次、連行一星期的長久、若不見效果、可用注射瓜沙 Quassia 療治、就是用瓜沙片一小杯、浸在六兩重的水內、約十二小時、把瓜沙片的渣滓濾去、用水射入腸內。

患這病的、如果肛門發癢、可用藥膏一些兒擦上、即能殺癢、膏約的製法、可用加播渤酸 Carbolic Acid 五滴、和入凡士林 Vaseline 約兩小調羹、即成了。

小兒如用手指抓搔、或摩擦他的肛門、蟲卵能沾在指頭或指甲內、所以小兒的手、務須常常洗濯、指甲也須修短、小兒的臀部必須每日洗浴、此種方法、施行最爲妥善、可使小兒免受寸白蟲的傳染。

說闊帶蟲（又名扁帶蟲）

闊帶蟲乃是一種長細扁身的蟲、竟有一二十尺長的。爲甚麼人有這蟲的呢、因爲與貓犬太接近了、或者因爲曾吃了病牛病猪的肉所致。病牛病猪的肉上、若有白色點、那就是小闊帶蟲人若不等煮透或燒熟吃了、就被這蟲侵入腸內、後來能長的很長、腸中有這蟲的人沒有一定的病狀可以說明、大概是消化不良腹中時有絞痛、面色發白、頭痛眩暈等情若驗得糞中有這蟲脫落斷節的部份、就是明確的證據。

治法

治這蟲最要的事、須把腸中的蟲頭排洩出來、蟲頭不排出、還是沒有除根、他還是要繼續生長的、請看下面所說的治法。

施行治法的前兩天、不可吃一切堅實的食物、只可吃米粥、半熟的雞蛋、和湯汁等類、病人須在牀上安睡兩天、不可行動。起頭施治的那一天早晨、應服萆蔴油一劑、服後當天不可再吃一切的食物、到第二天、如果是五歲的小兒、應當服貫衆草脂楠 Oleoresin of male fern 三十滴、這藥很難入口、可和米粥同吃、等三小時以後、應再服這藥卅滴一次、病人在病好了以前必須始終在牀上安睡、等第二次服過了貫衆草以後、約四五小時、應當再服萆蔴油一劑、等到小兒大便時、令他排洩在盛溫水的便桶中、纔好察看糞中有無蟲頭

要防免這蟲的侵染、全在乎把人類排洩的糞穢消毒、或埋在土裏、免得蟲卵傳入人身、再把用作食品的肉類、煮熟了再吃。貓犬的腸中既能滋生闊帶蟲、那末這貓犬就不可留在屋內、也不可讓他舔小兒的手及面部。

說蟠蟲

患蟠蟲症的、是因吃猪肉傳染的、人吃沒有煮熟的猪肉時、肉中常有這蟠蟲、人吃了以後這蟲就侵入食道、但是這蟲並不逗留在腸內、能使人發熱、又能流行到各處肌肉裏作痛、四肢在舉動時痛的格外厲害、肌肉摸着也覺作痛、惟有骨節還不作痛、眼皮不發腫、氣很急促。

治法

此項病症、還沒有極能見效的治法、惟有服蓖麻油、及每日舉行溫水灌腸法一次。腸中若有這種蟠蟲、可以藉此排洩出來。若是已經侵入週身肌肉的蟠蟲、就實在無法驅出了、要想免這蟲的侵擾、惟有禁吃猪肉、這是最要緊的事。

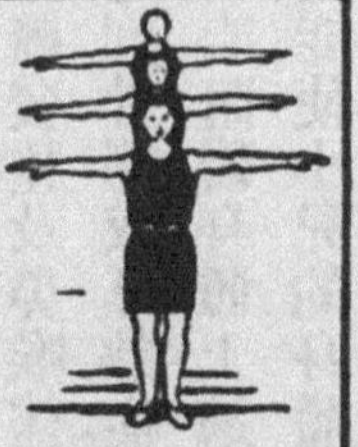

第三十七章　論喉門棚鼻喉濾羅傷風喉痛氣管炎痒症等病

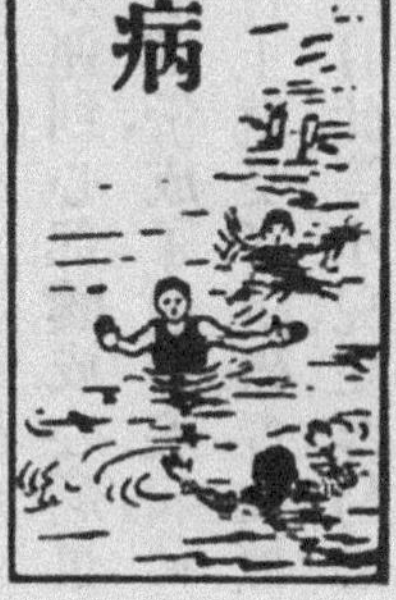

說喉門棚腫大及鼻喉濾羅

鼻流涕、鼻痛、鼻塞、眼目發紅、讀書鈍笨、流涕很濃、張口睡覺、手按耳部好像作痛、張口注視、面現呆像、鼻管不通等等、凡是這樣的人、都是用口呼吸的人所現的病狀。查考用口呼吸的原因、都因這人喉門棚腫大、及有鼻喉濾羅症所致。小兒因飲食不良、或住在四圍不合衛生的所在、也多能發生鼻喉濾羅症、另外也有因吸假乳頭、或吮大拇指等等習慣、成了這症的。

鼻喉濾羅長在喉管的後面、就在喉管與鼻管接合的步位、是紅色、好像花椰菜的小頭、又像生在手上的大紅瘊、正懸在鼻管後面、很能阻碍鼻管的呼吸、因此小兒就由口呼吸了。(請看附圖)人若由口呼吸空氣、所吸入的病菌、比用鼻呼吸的還多、所以小兒患鼻喉濾羅症的、往往又患耳症、或有耳孔內稍微流出膿水的、小兒若有耳病、或耳內流水、不但是有耳聾的危險、後來的結果、還能釀成一種極重的疾病、名叫腦熱症。

若遇小兒張口不閉、可用小竹片一枚、把舌壓下、看他喉門柵凸入喉管內沒有。本書第二十八章的附圖、乃顯出一小兒的兩個喉門柵、很長很大、喉門柵有兩個、每一個畫「|」爲記號。這柵無病時、並不凸入喉管、若長大時、發深紅色、或有白色物遮在上頭、有時柵上浮有黃膿。查小兒的喉門柵突然長大、就

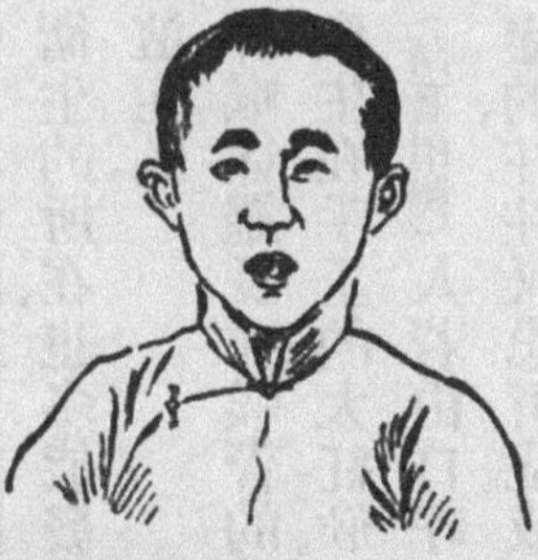

此乃一童子患鼻喉濾羅之容

覺喉痛、身熱、頭痛、嚥下飲食時格外作痛。若驗得小兒耳後及頭皮內、有塊凸起、就是表示鼻管、或喉管、或耳管、及牙齒內有毒。所以要想保小兒的安全、必須設法把病原剷除。

小兒因有鼻喉濾羅、或喉門柵腫大、就把鼻管阻塞了、喉管的交通也被阻礙、以致不能呼吸如常、結果就缺乏充分的空氣、營養他的身體。

喉門柵發腫、及鼻喉濾羅、均爲染有毒菌所致、這種毒菌、能由血分運到心部、釀成心病、也能運到骨節成痺熱症。(俗名風濕症)此毒菌也能運到身體內其他部份、成了他種疾病、甚至於能阻礙身體上適當的發達、所以小兒有鼻喉濾羅症的、發育上就受了阻礙。查此種毒菌、能使小兒的身體漸漸受毒、以致讀書很鈍、就是這個緣故。而且此等小兒、更容易感

受喉痧症、或腥紅熱症、痲熱症等病、小兒若染了以上的一種疾病、受損很大、復原也很慢。

治法

若小兒有鼻喉濾羅、最妙的方法、是把他送入醫院、或請良醫割除、切不要遲延、以爲不急的病、務要早早設法割除、纔可以預防此兒面現醜容、成爲發育不足的人、又侵染各種危險的病症、如上節所說的。

若喉門柵不是久腫不退、不過有時腫痛、應當服蓖麻油或瀉鹽一劑、並在牙牀骨下頭頸處施行熱敷袱法、並用本書第五十三章第十或第十一藥方嗽口。除用這藥嗽口外、更要用一小籤子把棉花一小團縛在籤子的一頭蘸這藥在腫處揩抹、每日施行數次、若喉門柵不時長大、並有黃色的膿、就應當把這喉門柵割去。

說傷風

患尋常傷風症的、比侵染別症的人數更多。

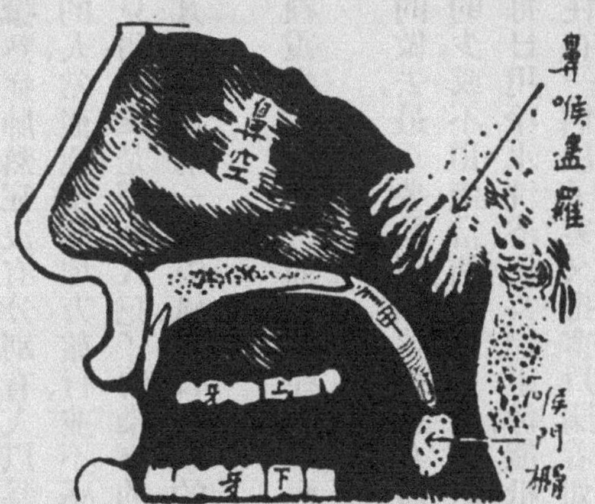

此圖是患鼻喉濾羅的頭、由上至下割爲兩半、可看出鼻與口內中的形式。能夠看見鼻喉濾羅、怎樣堵塞空氣、由鼻空至咽喉的道路。

了、這症都因毒菌起的。這症與傳染人的痲熱症、肺熱症、沒有分別。有人以爲是因受寒風而致傷風的、這就錯了。何以赴北極探險的人、常從極寒的地方旅行、並不感冒風寒呢、等到回來與鄉人往來、反而患傷風症呢、足見得傷風、是因別人犯了、傳染來的。平常的傷風、大概都能傳染、正與腥紅熱、痲熱症一樣。凡人家中有一人傷風、以後全家的人、就漸漸都患傷風、這是常有的事。

普通傷風症、雖不致命、但這症很能作各種重症的導火線、如肺熱症、肺癆症、耳聾症等等。

說預防法

預防傷風、有幾個好方法、全在乎人好好的做去。最重要的事、須要保持身體的康健、每日要有適當的運動、因爲人若吃的多、運動的少、或不用適當的運動、使身體出汗、以後必要受害、也常能因此患傷風症。最好的方法、每日用冷水洗浴、使身體康健、能抵抗疾病。又不可與患傷風症的人接近、人若與多人同住在一個屋子裏、又把窗戶關着、如此極容易傳染傷風。在電車內、公共聚集的所在也是這樣。傷風的人、若對着別人的臉打噴嚏或咳嗽、那人卽有患傷風的危險。

平常所用的茶杯、火車中揩臉的熱手巾、煙袋、玩具、指頭等、一切的物件都黏有別人口鼻內的津液、人若觸着了、極能傳染毒菌、發生病症。凡住在空氣缺乏、光線不足的屋中、呼吸不潔的空氣、感受風濕、或出汗後、衣衫沒有乾、坐在當風處所、或失眠、或工作過度、都是感受傷風的伏線。總而言之、人常被傷風症所侵染的原因、大概由於用口呼吸、或因有毀壞的門牙、或喉門栅腫大所致。以上種種、讀本書的人若謹愼注意、很能作療治及預防這病的良法。

治法

若能急速採用調治的法子、自然就快要好了、人若已現出將要傷風的病狀、就是鼻涕多、眼流淚、頭有些痛、鼻管不通等情形、如此須赶快設法阻止這病勢加重。最好的法子、是出外奮力運動、或往花園內栽種花草、或到街上快步行走、或是舉行各項健身的工夫、等到熱汗直流、再用熱水洗澡一次。熱水浴完畢後、再用冷水一小盆急澆遍身、隨用乾毛巾、細擦皮膚、使達到極乾爲止。

一兩日長久的傷風、應用熱水浸腿脚、(參看本書第二十章)熱水可接連加入盆內、使水極熱、病人已把腿脚浸入熱水內後、可飲熱水幾杯、這水用開過的淸水、或有放入檸檬汁、及橙汁的熱水更好。病人的腿脚、浸在熱水內、使病人流汗、覺得很暢快爲度。早晨起來、可用熱水遍擦身體、這一日除米粥嫩雞蛋水菓外、別的甚麼都不可吃。這法實在是最有效驗的、不要輕看了。在用熱水浸腿脚以前、最好先服瀉藥一劑、如蓖蔴油等品、若不用瀉藥、可舉行熱水灌腸法一次代替。水的熱度、可照法倫表百零六度高。（參看本書第二十章）又用本書第五十三章第十及十一藥方嗽口每日三次。若鼻管覺着塞住了、或流臭味的鼻涕、可用一些嗽口的藥水燒至溫熱以後、吸入病人的鼻管。

若患傷風已有若干時日、鼻涕常流、應當用上述的嗽口藥水時常沖洗鼻管、再用本書第五十三章、第十八藥方施治。

喉痛

普通喉痛的病原、都因喉門欄發炎所致。治法、本章第一節曾經說過、無論治何種喉痛、適當的方法、應當在病人的頸項上施行熱敷袱、每日三次、（參看本書第二十章）又每隔兩小時、用本書第五十三章第十藥方嗽口一次同時再用這藥方揩抹喉嚨更好。

說氣管炎

這症普通名叫胸部受冷、大概都是傷風、因鼻管爲發病的起點隨後病菌侵入氣管及肺部、初時咳嗽、喉管乾燥、病起數日後、更由咳嗽、把痰升起。

凡遇胸部受冷的症、應當竭力赶快醫治、因爲這症的結果、能引起肺炎熱症、及肺癆症。

治法

若感受不久的胸部受冷症、治法與上文治傷風症、沒有甚麼分別。前胸可用熱敷袱法療治、每日三次。若咳時、乾而痛、除用敷袱法外、再用本書第五十三章第十九藥方醫治。人若患咳嗽不止、至幾星期的長久、是很危險的疾病、大概或是肺癆症、也難料定、治法應按本書第三十九章所述的療治。

曾見吸煙的人患咳嗽、一經停止吸煙、咳嗽也同時痊愈、可見得煙是害人的東西。

說痵症（Influenza）（又名流行性感冒症及外感傷風症）

這是每年必有的傳染症、與普通傷風一樣、但是加增危重一些。病起時、鼻塞、打噴嚏、目流淚、頭背兩部作痛、乾咳、有微熱、這是一種劇重的疾病、老年人每年因此病死亡的不曉得有多少、凡身體軟弱的人、患這病也能致死。此症傳染極快、如同傷風症一樣、傳佈力比傷風症更快。但身體健全的人、比較以下各樣的人難得傳染、如每日缺少運動的、嗜好飲酒的、住處空氣不良的、以及光線不足的、呼吸穢濁空氣的等等、都最容易受這症的傳染。

治法

這症是最能傳染的病、倘家中有一人患了、在咳嗽打噴嚏時、應用手巾遮掩口鼻、痰涕、應用紙接收着、用火焚燒、病人不可與家中別的人合用洗臉手巾、茶杯、及一切吃或用的東西、就免得傳染病起時、應在牀上安睡、照本章上篇所述治傷風症所用熱水浸腿脚法療治、同時須喝極多的開水、或攙有檸檬汁的水、每小時至少喝六兩水、兩脚務使極熱、或者可把兩脚熨貼在煖脚瓶邊、瓶中滿裝熱水、除米粥、半熟的鷄蛋、湯汁、及水菓等品外、別的一概都不可吃。若有咳嗽、可用本章所述氣管炎的治法醫治。又用本書第五十三章第十藥方漱口、每日三次、功用可使口部喉部潔淨、預防連累耳部以致耳聾。

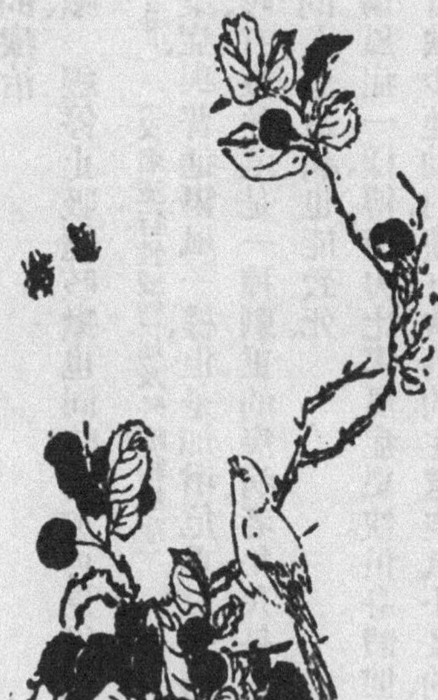

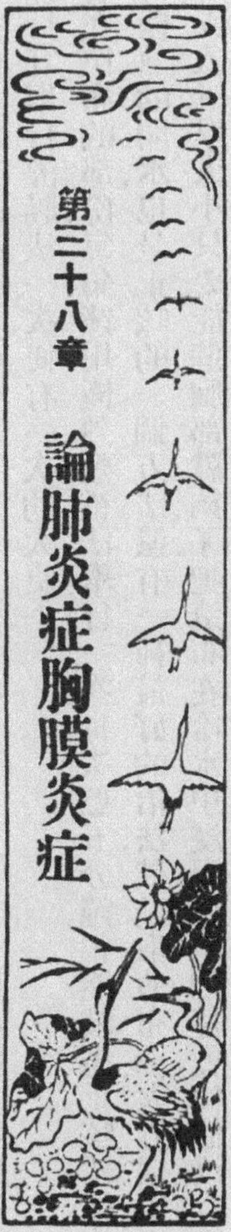

第三十八章 論肺炎症胸膜炎症

發生肺炎症、乃是因爲肺部有了肺炎的病菌所致。病初起時、忽覺寒戰、熱度升高極快、胸部作痛、咳時聲短不潤、呼吸率加快、睡眠身向右側、或向左側、不能仰臥、面發紅色、臉的一面或兩面很紅、普通病勢、嘴唇上都生熱泡、痰中帶血、熱度接連升高、等到七日或九日後、忽然退熱。平常在退熱時、出汗很多、病人就日見舒暢、若沒有意外情形發生、就可從此安痊、約兩三星期內復原。然間或有在沒有退熱以前死的、也有熱度雖已降低、結果也因這病而死、或轉變成肺癆症的。凡患肺炎症的十人中、約死三四個、惟有好酒的人、更難治好、這是屢試屢驗的事。

說預防法及治法

肺炎症的病菌、散佈很廣、人很難防避、但人能保持身體的健康、這菌也不能爲害、人身體上原有的抗病力、就是殺滅這菌的天然能力。但是常因飲酒吸煙、或食物多寡不勻、或住在黑暗空氣不良的所在、蒙頭睡覺、或把臥室的窗戶關閉、以及屈背坐着、時常感冒等等均能致弱。

肺炎症的傳染、是由鼻管內排洩的鼻涕爲媒介、或由患這病的吐出來的痰、或對人咳嗽、打噴嚏、都能傳染別人。再若把一切不是食品的東西、放在口內、或用別人的茶杯等件、也能傳染、街道汚穢的空氣中、洒掃屋宇時、飛起的塵土中、也有這病菌、人呼吸時也常有將這病菌吸入體內而發生此症的。本書曾論到此症的來由、人要怎麼樣預防這症的侵害、實在是最宜留意的事。

這症不是藥能療治的、若能調養得宜、功效比藥還多。病人最宜常在空氣極暢的地方、臥牀很可挪到戶外、只要另設法蔽着日光雨露就可以了。病人兩腳、務須暖和、可用熱水瓶放在旁邊、病初起時、可服瀉鹽一劑、又舉行熱水灌腸法一次、照法倫表一百度高、宜多喝開過的清水、或攙檸檬汁、橙汁的開水、一切食品、流質最爲合宜、如米粥、嫩雞蛋、湯汁等類。每日宜舉行灌腸法一次、使有一次的大便。

若在作痛的部份、每句鐘用極熱敷袱法舉行一次、每次歷五分鐘、很能減痛止咳、緩緩的喝極熱的開水、也是止咳的一個方法、還有一種最好的治法、就是取薄布一大方、摺作六層、或八層厚、大小只要能遮胸部就夠了、把這布在冷水中浸濕、略略的擰乾、使他沒有冷水滴下為度、把這布敷在胸前、上蓋法蘭絨、或被單一方、等十五分或二十分鐘、再把這布浸濕一次再敷上、在換布浸水時、須把敷袱處皮膚、擦的極乾、如有冰可購、用碎塊的冰、包在兩三層厚的布內、放在作痛的部位上、這法用在前後胸都好、當胸部用冷布敷袱時、須使病人的雙足極煖。如熱度很高、可用冷水擦抹病人的身體、每日兩三次、擦抹的方法、請看本書第三十一章。

病人所吐的痰、是危險的傳染物、因痰裏含有無數的肺炎菌在內、所以病人必須把痰吐在紙上、或舊布上、然後用火焚燒以滅毒菌。

說小兒患肺炎症

小兒患這病症、常在患痲熱症、及喉痧症以後、接踵而起的。病狀發熱、咳嗽、呼吸率極速、症重的面部及指尖發淺藍色、這都是因為這小兒不能得充足的空氣所致、若到了快要痊愈的時期、應當吐出很多黃色的膿痰。

治小兒這症的方法、實與治成人沒有甚麼分別、這法本章第一篇已經論過了、病兒必須在空氣通暢的地方住、兩脚極宜煖和、飲食應當比平常略減少些。又按本章第一篇所述、用冷水布敷袱胸部、並煖他的兩脚、更用芥貼膏敷他胸部作痛處。膏的配法、用芥末磨成細粉一份、和麵粉六七份、又和熱水、澆在一層薄布上、後敷貼痛處、等到皮膚發紅移去。隔四五小時後、若再把這膏燙熱後、再敷幾分鐘也可以。病兒須盡量多飲開過的清水、若能給他喝幾有檸檬汁或橙汁的水更好。每日宜行少量的熱水灌腸法一次、若是接連的咳嗽、沒有痰升起來、或因咳嗽失眠等情、可服本書第五十三章第十九藥方。

說患肺炎症後宜防肺癆症繼起

無論成人或小兒患肺炎症以後、變成癆症的、那是極平常的事。所以患肺炎症的人、若是還不覺得身體十分健全以前、不宜下牀行動、或開始作工、這是頂要緊的事。更不可受寒、睡時不可把窗戶關閉、以致得不着通暢的空氣、每日宜照本書第六章所說、舉行深長呼吸法。

說胸膜炎症

這症、是遮蔽肺部、與胸部裏牆、隔離的兩層薄膜發炎、疼痛的原因、有時因胸部受寒、或受打擊所致、病初起時、覺得發冷、並有微痛、普通的都是胸部一面作痛、如觸刺一般、在呼吸及咳嗽時更烈、病人身體微有熱。這病、若覺得胸部一面作痛、就是最顯明的病狀、病人睡臥時、不能臥在作痛的一面、數日後兩層薄胸膜間、或都要流水、後來痛度可以漸漸減輕。

說治法

準照常例、因患胸膜炎發熱的、約等七日或十日卽能退熱、若過了此期、病人每日下午或夜間、還覺得身體不安、發熱、纏綿到兩三星期長久、那末、病人或已釀成肺癆症、也難斷定、若遇這等情形、應按本書第三十九章所說的方法施行。

凡患這症的人、必須住在多開窗戶的室內、把窗戶大開、使有清潔的空氣。病人所吃的、宜以流質品爲限、胸前應當紮着三寸闊的綳帶、紮時病人可把肺中空氣呼出、使胸部縮小、然後用帶紮起、使不得自由轉動、可以減少痛度。再止痛法、還可用熱敷袱法療治、每隔兩小時、約敷二十分鐘。或用熱水浸濕的布、包一個熱水橡皮袋、敷在胸前、代替敷袱法也可以、並可服瀉藥一劑。（用瀉鹽蓖麻油均可）有時若用冷布敷袱病人的胸部、也能收奇效、惟這法須用在熱敷袱無效以後。

若小兒患這症、數日還不見痊愈、而且氣促的很、只是不覺得痛、必須送往良醫的所在、使能得適當的調治、如病人有不能就醫診治的、應當每六小時、服本書第五十三章第十七藥方一次。胸部作痛的部份、可用熱敷袱法、每日三次、先用熱敷袱法、等到冷了以後、卽拿去、另用布一方（用薄布疊作兩三層厚）浸在極冷的水中、後敷在敷熱敷袱處、約幾秒鐘的長久、隨卽再用熱敷袱法、照此輪流敷袱二三十分鐘。若胸膜炎一兩星期還是沒有好、就按照本書第三十九章所述、照治肺癆症的治法施行。

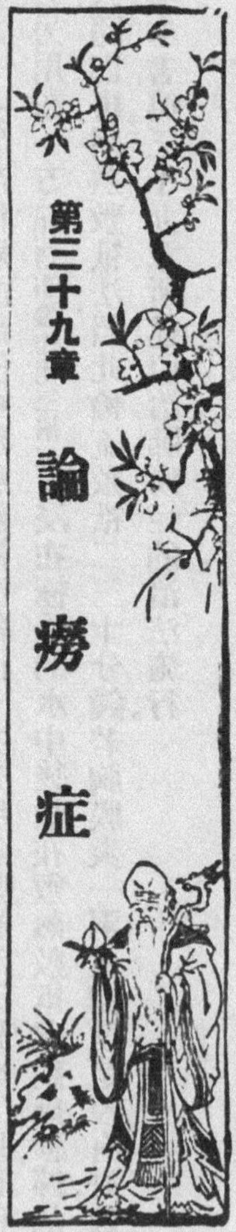

第三十九章　論癆症

中國人、因癆病死的數目、合白晝夜裏平均算起來、每半分鐘約有一人死亡、這樣、華人患這病的、真是數不過來了。如此的大禍、眞正令人可怕。全球的人類每死六人。內中必有一人是因爲患癆病死的、所以從年頭以至到年尾、每秒鐘、都有因癆病而死的人、現在看見查得確實的數目、足知這症的危害、比痘症霍亂等症大的多了。

查平常的人、並不以這症是十分可怕的症、因爲這病發生的毒害、不使人曉得疼痛、也不如普通疾病的快、完全是一種慢性的疾病。準照常例、患這病死的。不如核疫、熱症、霍亂病的快、凡染有肺癆的、普通都病到幾個月、或一年、或更久的時期纔死此種長期疾病耗費極大、患的人又多在壯年、耗費的緣由、因爲患病的人、既失落了養活自己家口的能力、而且更須他人看護、再加供給一切日用衣食的需要、所以耗費就多了。

從前人都以爲癆病是不治的症候、人患了這病就沒有希望了、也不想着治好他、這實在是謬誤的見識、近年來已經証明、癆病若在初起的時期、就開始調治、自然可以治好的。癆病不但是一種可以治好的病、並且也是能預防傳的病。癆病既可預防、也可在起病的初期治好、那末這症的病狀以及預防的方法、都要完全曉得、也是最關緊要的一件事。

病狀

調治這種病、下手越早收功越多、無論甚麼人、定要明白癆病初發現的病狀。

凡人胸部窄狹、兩肩聳起、實在是容易傳染癆病的現象、有了這形象、身體就逐漸變輕了、這是很多患癆病的人、初現出的病狀。皮膚發灰白色、有時面色發紅、也爲普通初現的病狀。時常患外感等症、(即傷風)也是癆病初現的一種病狀。常有患這症的、並不覺得有病、不過容易困倦、到了幾星期、每到下午覺有微熱、或每在夜間早晨略有咳嗽、再久夜間或有虛汗、吐出的痰發紅、(因痰中有血)胸部作痛、或也有不痛的、胃口不佳、也是這症最普通初現的病狀。還有一種先現出的病狀、就是病人易改性情、喜怒容易改變、凡患癆病的人、可在他痰中覓見這種癆菌、看本書第二十一章畫圖、用一千倍顯微鏡照看、就能詳悉癆菌的形像了。無論甚麼時候、若疑惑有這症、頂好請醫生把所吐的痰察驗、看痰中有沒有癆菌。但也有很多人已經患了癆病、痰中沒有癆菌的、這也是不可不曉得的、所以人痰中雖然沒有癆菌、然有別種癆病的病狀發現、還要按照本症的治法施行。

上篇所述的是普通肺部受病的病狀、但人患肺癆不單是限於肺的一部、即人體別的部份、也能成癆、有時患在喉管、發生的病狀、除上述的以外、更使喉管發燥嚥物疼痛、及聲啞骨頭患癆症、也是常見的病、至於常能成癆的骨頭、就是臀節骨、結果能使病人的一腿縮短、若癆病成在背骨、這有癆的背骨能致隆肉、或一面背部彎曲、小兒所患的瘰癧症、也是一種癆病、頸項前後面生有核子、患此症的小兒面色灰白、身體不健、而且時常作痛

說癆菌如何侵入人體

一、人在呼吸含有塵埃的空氣時、把毒菌同時吸入肺部。

二、人吃食物時、混有這種毒菌、有很多牛、及他種獸類患癆病的人若吃他的肉或奶、也能傳染癆病、一切的食物、在市場或廚房內、若有患癆病的人拏取、就有這病人鼻管及口內手上的癆菌傳染到食物上、人若吃了、也能傳染癆症。

三、癆病菌或由受傷破裂的皮膚處侵入人體。

說當怎樣禁癆症之傳佈

凡患癆症的人、應當知道他所患的病、能由咳嗽或吐出的痰、傳染別人。因為打噴嚏或咳嗽時、口鼻內能噴出喉鼻管內無數小滴的津液、當知道這津液內含有癆菌極多、以後混

入空氣及塵埃中、若被健康人吸入肺部、結果必致這健康人也同患這病、所以患癆病的人、痰中既含極多的癆菌、切須留意吐痰之處、不使那痰後來有乾了變成塵埃的機會、這是頂要緊的因爲癆症的傳染、最平常的門徑、就是患癆病的人的痰。

凡患癆病的人、若要咳嗽或打噴嚏、應用手巾或布一方、先把口鼻掩住、免使津液噴出、若用紙張、這紙必須焚燒、若用布或手巾、這手巾或布只可專作此用、不可再作平常別的用處、用過後必須焚燒、不然、也要在開水裏煮過。

凡患癆病的人離家出外時、應當帶一痰罐藏在袋內、此種痰罐式樣很多、但錫匠所製的一種很爲適用、又用厚紙一張墊襯、與這罐一般的大小、放在罐內、等要傾倒這罐時、把這襯在罐內的厚紙、連同痰一併倒出、用火焚燒、這個痰罐、應當每日或隔一日放在開水裏煮五十分鐘的長久、以消滅未盡的癆菌、

凡患癆病的人、不可拿食物給人

凡患癆病的人、不可把痰自行嚥下、倘若嚥下必致癆症因此侵入腸臟、釀成腸癆、那就死的更快了。

說凡人皆能預防癆病的傳染

查癆病最快的傳染物、就是這種病人所吐的痰、在街道、店鋪、戲園、陳列所、電車、火車中、飛

第三十九章　論癆症

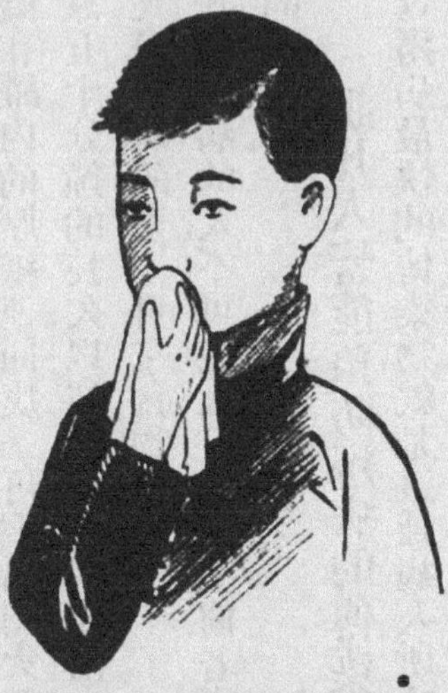

凡患癆病、肺炎、瘁、傷風等症的、遇到咳嗽的時候、都要用手巾把口鼻掩起來、不要使唾涕星沫外飛、以致傳染他人。

揚空中的塵埃、難保沒有病人吐出的痰、乾後所變成的、這等塵埃、若含有癆菌在內、人若吸入、就有傳染這病的危險。有時人吸了不多的癆菌、也是無法避免的事、但人須知若身體康健、鼻管不患傷風、人的血液、自能殺這不少的癆菌。若是人的身體、因供養不足、或吃惡劣的食物、或工作過度、或任情放蕩、必致身體軟弱、消失了滅這癆菌的能力。所以好飲酒的、比平常人容易得癆病、甚至很少痊愈的希望。

吸煙的人、肺部、喉管、都受了損害、所以侵染癆病很容易。查煙這件東西、不但是污濁、而且是極有損害的、凡想壽命延長的、快要棄絕這種嗜好。檳榔含有毒質、人吃了、不但是使人四處亂吐、而且也能傷害身體、減少殺滅癆菌的能力。

居處、對於人身的康健、有絕大的關係、若居室狹小、同居的人很多、那末這屋裏的人疾病必不少、這是一定的事、所以普通的大小臥室、睡時至多不得過兩三人、但這室中若沒有兩扇大窗戶、就是兩三人也不宜同臥一室、臥室宜高、地板宜高出地土、兩脚不沾着潮濕更好。地板下宜清潔乾燥、臥時至少開一扇窗戶、因爲閉着窗戶、室中的空氣汚濁於衛生上大有妨害。

如遇乾燥的天氣、塵埃必多、掃地或掃地板時、宜先洒水、然後再掃、免得灰塵飛揚。想要預防傳染癆病、須要把住屋的四週、收拾潔淨、免得蒼蠅飛來、因爲蒼蠅能傳染癆病的緣故。怎樣驅除蒼蠅的法子、看本書第五十一章就明白了。

一切器具如杯碟、調羹、手巾、面盆等件、凡曾經患癆病的人用過的、沒有用開水煮過、若別人用了、即有傳染的危險。凡沒有煮熟的牛奶或肉類、也能傳染癆病、所以肉類先須煮透了再吃、牛奶先須煮開了再喝。

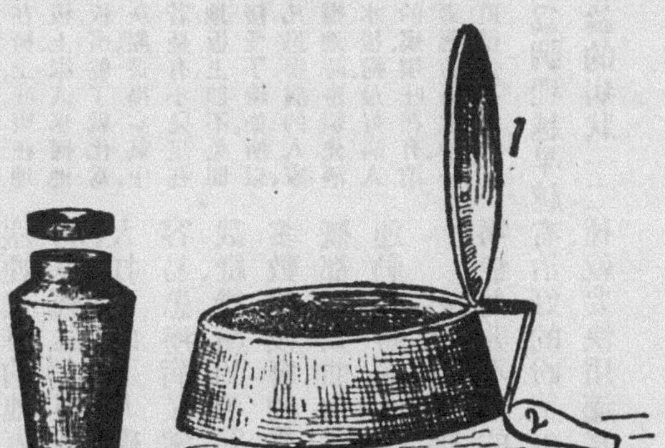

圖上右方、是一個白鐵製的痰盂、上有活蓋、吐痰時要開了蓋子、吐在裏頭、吐過以後再把蓋子蓋好、可以免了蒼蠅飛集有病菌的痰上、輾轉散佈疾病。圖上左方、是一個白鐵製的痰瓶、凡患癆病的、遇有旅行不得已的時候、要隨身帶有此種痰瓶、用紙襯着、吐痰在裏頭、後來連紙帶痰倒出、用火焚燒。

第二十九章 論癆症

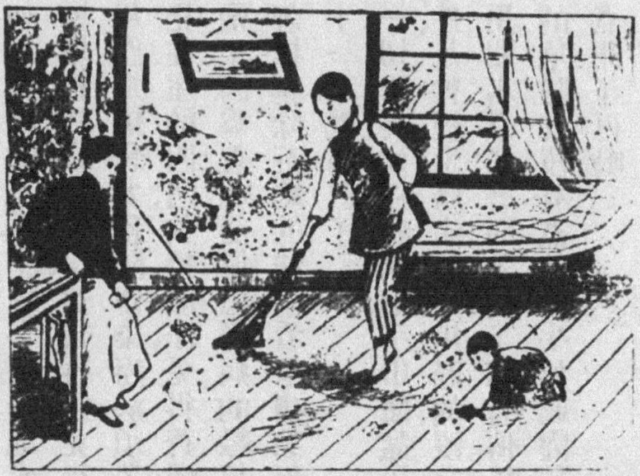

此圖是患癆病的一種傳染的起因、譬如患癆的人坐在椅上、吐痰在地板上、家人來掃地板、痰乾了就化爲灰塵、飛揚空氣中、若是有小兒坐在地板上、即不免間接受了傳染。所以凡患癆病的人家、掃地時務須先灑水後掃、最好病人的痰、須吐在有消毒藥的痰盂中、是頂穩妥不過的了。

人民所作的商業中、有幾種很能釀成癆病的。例如一般工人、必須整天的在塵煙飛舞的地方工作、呼吸那種不潔的空氣、又有製造香煙、及雪茄煙的工人、打石的工人、碾米廠的工人等類、都容易患癆病。又常見曲背久坐的人、如裁縫、織帽的、製籃的、以及排字工人、大多數學校裏的學生、也容易患癆病、大概都因爲曲背伏案的時候太多、出去運動的時候太少、這就是致癆的緣故。

說癆症應怎樣療治

癆症並非不治的病、不可絕望太早、凡人一經染有癆症、最好趕快調理、因爲調理越早、越有治好的盼望、可見得無論甚麼人、一經在身體上、發現有本章病狀中所論的病狀一二種、就要快用適當的方法調治、萬不可遲延躭誤。

第三十九章 論癆症

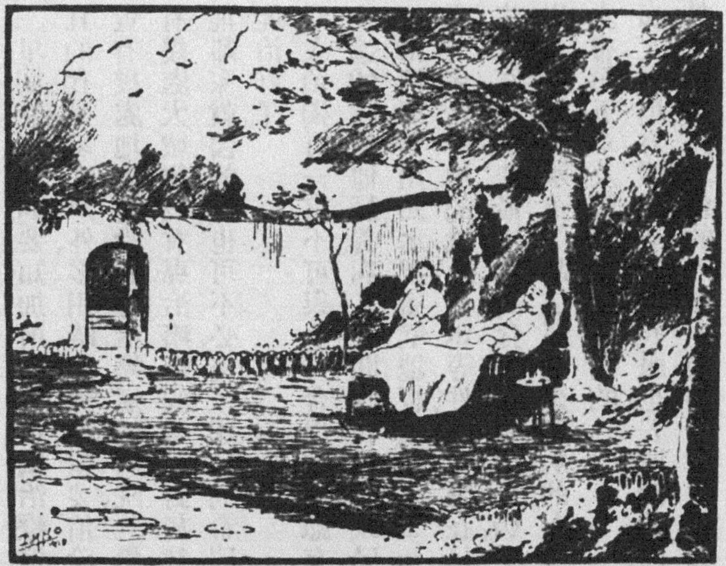

有四種治癆病的妙藥、(一)日光、(二)新鮮空氣、(三)滋養富足的食物、(四)休息、凡患癆的、若遇天氣晴和的時候、最好起居在樹蔭底下、比在房屋裏好的多了。

開始調理的初期、最好就請高明的醫士、即按着這醫士所吩咐的施行。萬不可請那新聞紙上廣登告白、自誇包能治愈癆病的一般醫士、他們實在與騙子沒有分別、治癆病藉藥力的用處很少、病人不要以爲可靠着藥力能治這病、忽略了本章上面所囑咐的各事、這是頂要緊的。市上所售有專賣權的癆病藥、都是少有效驗的、大概這藥裏都含有酒精在內、癆病的人吃了、實在有損無益。現時所知治癆病惟一的方法、是加增身體的力量、使身體能自己抵抗、及逐漸消滅體內的癆菌、這是緩慢的治法。病人要知道這病、決不是一二星期能痊愈的。要知加增體力、作爲治療這病最上的要素。病人宜常吸新鮮空氣、吃合宜的食品、多在戶外、多用時候休息、還要消除胸中一切的煩惱等等。

查有幾處地方、建設有專治癆症的病院、凡患癆病的人、能夠找着前往就診、最爲合宜。也有幾處大城鎮、沒有專治癆症的藥房、對於貧民的癆症、或有送診施藥的事、即或遇有不能離家就醫的人、也可不必失了痊愈的希望。因照本書下文所囑咐的施行、雖在家中也能治好了。

病人須獨有一室、不可與他人合用、室中應有大窗戶、窗門應當日夜開啟、特爲病人備一安適的牀、使他靜養。病人日間宜在戶外、或臥在睡椅上、這椅放在樹蔭底下。病室內必須收拾清潔、常用熱水把墻壁地板擦洗、(每一大杯水中應置加播潞酸或鈣綠一大調羹) Chloride of lime 病人所用的枕頭、被單等件、每天應在日中曬幾小時。

病人宜食最佳最滋養的食品、如雞蛋、牛奶、牛奶油、煮透的飯、煮爛的牛肉、及青鮮的菜蔬、以及新鮮的水菓等品、這都是患癆病的人可吃的佳品。以上食品應當怎樣製備、須參看本書第五章及第五十章所論的。

病人宜把身體洗浴清潔、衣服也要收拾清潔、在早起時、及晚餐時、把牙齒用牙刷洗潔、至於怎樣保護牙齒的方法、本書第四章已經論到、試再看看、就明白了。

凡患癆病的人、如身體發熱、必須極要安靜、卽使並不發熱、也當注意保衛、切不可過於勞働、以致身體疲倦發熱。

凡患癆病的人、一切舉動須要留心、不要使家人受這症的傳染、所用的杯、匙、碗、盞、面盆、臥具等件、必須另備一副、不可與別人所用的混雜、也不可叫別人使用。就是病人所用的各件、也不可與別人所用的放在一處洗濯。

患癆病的人切忌與小兒接吻、也不可拿食物給別人、還要設法阻止蒼蠅飛入病人的臥室、最要緊的、萬不可使蒼蠅飛在癆病人的痰涕上、所以病人的痰盂、必須蓋嚴。

醫治癆病、還有一個極重要的問題、就是快樂、凡患這症的人、若能誠心歡喜、倚靠天上的眞神、當能得着大益、因爲萬能的上帝、能治世人的一切疾病、凡人患癆病、若失落了痊愈的希望、那末這病必致快要喪命、因爲這種心理作用、有絕大的影響、不可不愼。

凡患癆病的人、宜由醫士診察後、對症發藥、萬不可胡亂自投藥劑、以致發生危險出來查有魚肝油一物、稍有治癆的效驗、但這個油不是藥品、乃是食品、魚肝油及糟膏所配合而成的、也是治癆可用的物品。這油的服法、每日應當服多少、可查看貼附油瓶的仿單、就知道了。大概每日服三次、每次服一大調羹就夠了、可在吃飯時服下。

病人每日、應有大便一次、這是要緊的事。看這書的人更宜查看本書第二十九章、作爲參考、每日須飲開過的清水幾茶杯、把體內所留的毒質廢料、洗除盡淨。

若咳嗽很重、應按本書第三十七章所囑、調治傷風症及氣管炎等症的方法療治。

有時患癆病的人、每在早晨睡醒的時候、咳嗽、可在這時飲一杯極熱的牛奶、或極熱的開水一杯、水中加小蘇打一小茶匙、或能收止咳的效果。

若是病人熱度很高、可用不多的冷水擦抹身體半小時、當可退熱、若是病人吐血、必須極要安靜、查這症的起因、常因病人提舉重物、或運動過度所致、若吐血太多、可用布一方、在冰水中浸濕後、敷褫在病人胸部、這布必須常常浸濕、使冷度不退、如遇沒有冰可買時、可把布浸冷後、取出、執布的兩角、懸空搖擺幾次、也能使布極冷。

凡患癆病的人、痊愈以後、切切不要忘記的、就是舊病容易復發、所以身體上的健康、定要格外留神、凡本章所說傳染癆病的原因、都要謹慎預防。

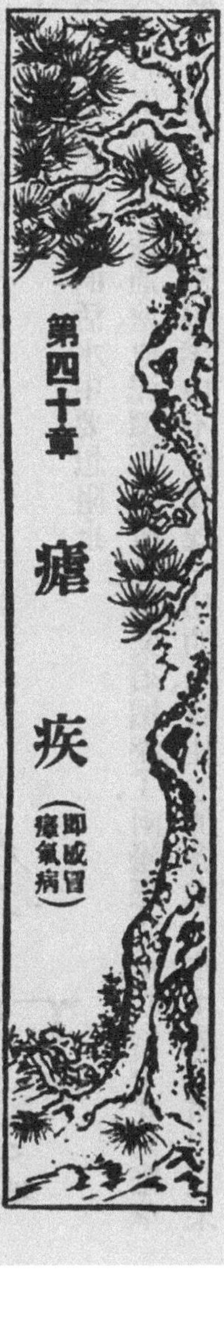

第四十章　瘧疾（即感冒瘧氣病）

瘧疾是中國一種普通的疾病、每年患這症死亡的總有數萬人、須知道這病最容易預防、近來科學家、已確切証明這病的傳染、只有一個緣故、不過被蚊子咬了、但這蚊子、是先前曾咬過一個患瘧疾的人、所以就把這種病傳染到後來被咬的人的身上了。

這病由一種疫菌所致、這疫菌生長在病人的血液內、蚊子咬這患瘧疾的人時、就把他的血液吸了一些在腹內、這血液當然含有瘧菌等、一會兒又咬別人、就把這瘧菌射入被咬的人的體內、那末就有發冷發熱的結果、過了幾天、就發起瘧疾來了。

蚊子也不是都能傳播瘧疾的、那是最能傳播瘧疾的蚊子、可觀看蚊體的形式、和他停立在物上的態度、就可曉得了。如後面圖中所指傳瘧疾的蚊子、與尋常的蚊子稍有不同、一看就知道了。

查傳瘧疾的蚊子、雖不如別種蚊子的普通、然大概凡有別種蚊子生存的所在、也就有傳瘧疾的蚊子、混在一處。

說如何預防感冒瘴氣病傳播之法

防止感冒瘴氣病的傳染、只要殺蚊子。最有效驗的方法、就是阻止蚊子的生殖。蚊子只能生殖在死水中、如池塘稻田、泥潭、水桶、缸甕、馬口鐵罐、或別的可以盛水的器內、雌蚊皆能在那裏產卵、兩三日後卵變成了蛆。(即俗稱跟頭蟲)這蛆的形狀動作、人人都在泥塘池水等處、習慣見過的、經過兩星期、這蛆就變爲完全長成的蚊子了。

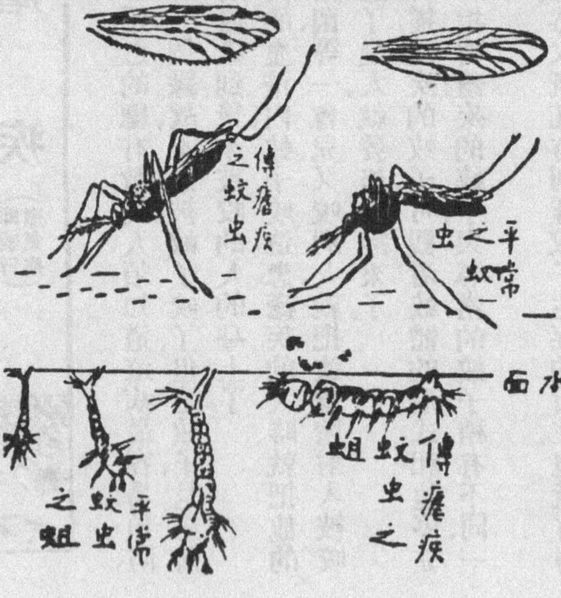

蚊子不生殖在流動的活水中、要想阻止蚊子的生殖、必須疏通塘池泥潭等處、所有溝渠須掘深了、兩邊應作垂直形、不要使雜草叢生。在很多的地方當雨季中不能盡洩一切的水致使池潭各處的水、不免積蓄但是果

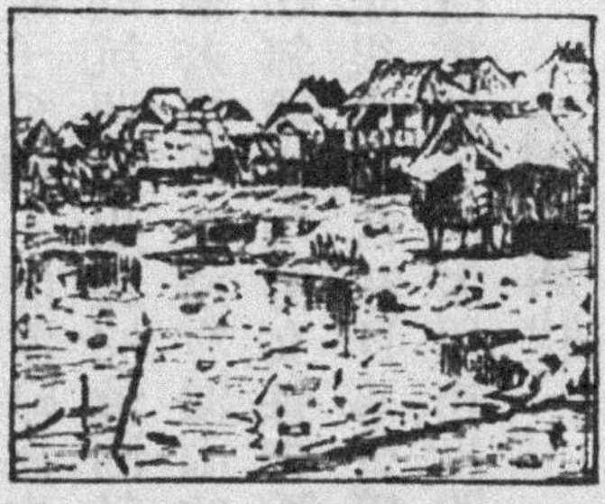

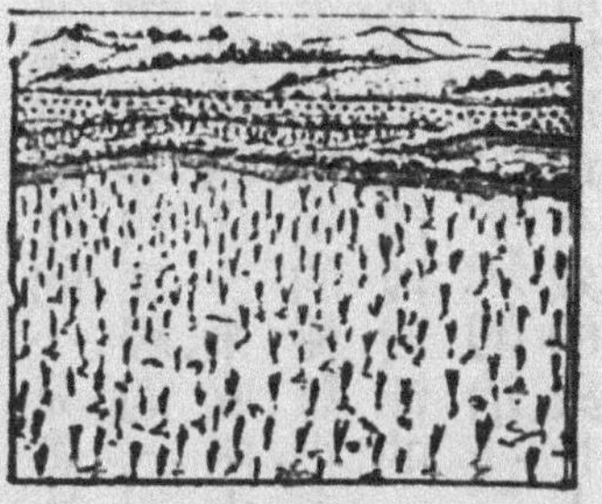

上面左右兩圖、是蚊蟲孳生的處所、凡住在這種附近地方的人、夜間睡時若不用蚊帳、必定常患瘧疾。

然無法洩水的所在、應當在這水中多養小魚、或養鴨、魚鴨皆能吃蚊蛆、可以阻蚊子孳生。還有一最有效的法子、用煤油灑在池塘、和一切積水之處。

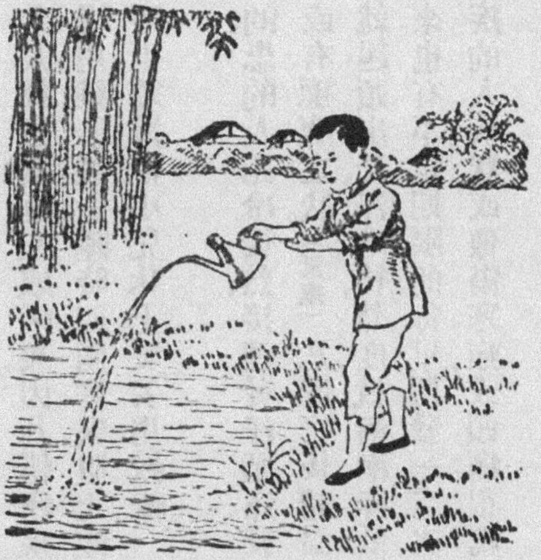

潑火油殺滅蚊蟲之圖

(用賤價的黑石油比點燈的煤油更好)油在水面成一薄層、蚊蛆不能到水面呼吸空氣、不久必死、這法不用多油、例如有水一桶、只要一大匙的油。換一句話說、就是一大杯油、足夠灑二十英尺見方的水面、若每日或隔一日下雨、凡積水之處、應每星期灑油一次。

蚊子飛翔不能遠離他生殖的處所、因此凡人在住宅四面二百英尺以內、一切停蓄死水的坑凹、都用煤油澆洒、就可使屋內沒有蚊子了。凡舊鐵罐、水瓶、竹筒等物、必須把水倒盡、倘若房簷旁邊有漏雨的、必要隔一二星期掃除一次、免得積水。另外還有一阻瘧疾的方法、無論老幼男女、每夜睡覺時、人人都應當睡在蚊帳裏。因凡傳瘧疾的蚊子、在日間咬人是很少的、常在日落後咬人。蚊帳用細紗製造、睡時四圍塞緊、阻止蚊子飛入。所以蚊帳是阻擋蚊子的需用物、出門旅行時也須攜帶、小兒牀上、更要用蚊帳。

瘧疾病狀

普通瘧疾的病狀、是人所共知的、患的人先冷後熱、接連發汗頭痛。發冷以前、常覺疲勞、也有頭暈嘔吐的、小兒患瘧疾時、或有瘛瘲之狀。（驚瘋）凡發冷後、體溫漸高至法倫表一百零三或零四度、經過三四小時、就起頭出汗、汗出後、熱度就漸漸降低。瘧疾有每日來的、但普通的隔日一來、或隔兩日一來。也有不定期限的、每星期發一二次、一月發一二次的、也是有的。瘧疾的種類很多、患瘧疾的人、病狀或像傷寒症、或頭痛很厲害、小兒患瘧疾的病狀、有只是瀉洩發汗的。

說瘧疾的治法

治瘧疾最有效的藥、世人都知道是金雞納霜、凡隔一日或兩日準時來的瘧疾、須服金雞納霜、按服金雞納霜最良的方法、當在將發冷前一日的晚上、服瀉藥一劑。（如鎂鎂養或蓖麻油）再預算若發冷在午後三時、就在午前九時服金雞納霜十五厘、這藥味極苦、須用一種膠質的包皮裹着吞下、藥入腹中、膠皮自化。下屆瘧疾來的前六小時、再服十五厘、照樣須施行到兩星期。大約服金雞納霜一劑後、瘧疾就可止住了、然不可因此就停止服金雞納霜、恐怕幾星期後、一定要再發、所以須連服幾劑、把體中的瘧菌、全行殺滅。

倘或發冷、沒有一定的時期、宜在早餐以後、服金雞納霜十厘、晚餐以後再服十厘、接連一星期、或十日、每日服兩次、每次十厘、以後接連兩三星期、或三星期以上、每日服兩次、每次五厘。

嬰兒患瘧疾的、每日可服金雞納霜五次、每次一厘。自一歲至三歲的小兒、每日服五次、每次可服一二厘。自三歲至十歲、每日五次、每次可服二三厘。

倘若有人必須暫住在瘧疾盛行的所在、而且免不了蚊子咬、宜每日服金雞納霜五厘、作爲預防、六歲小兒、每日可服二厘、惟這藥不可每日接連着久服、因爲與健康上有害。

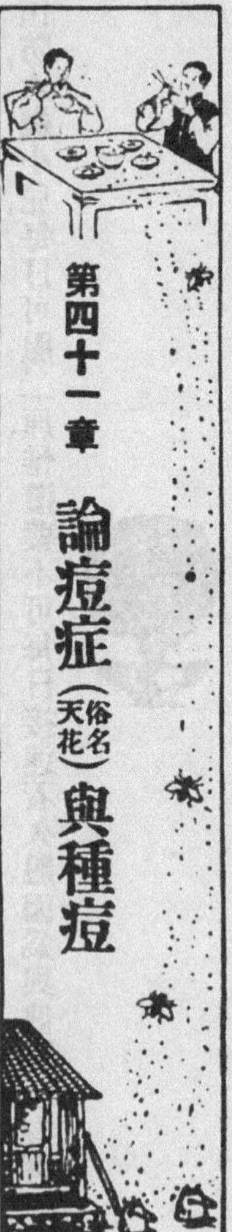

第四十一章　論痘症（俗名天花）與種痘

痘症眞是可怕的症候、也是最能傳染的。當這症盛行的時候、假如有一百個人、沒有種過牛痘、恐怕這裏頭的人、無論男女老幼、沒有一兩個人能免了傳染的。考查自古以來、直到於今、各處人民所怕的疾病、沒有比這個再厲害的、因爲不但是極能傳染、而且凡沒有種過牛痘的人、一經受傳染、計算百人當中、因此斃命的竟佔二十五、至五十五人的數目。就是能夠僥倖不死、也不免在面上留麻點痕迹、或瞎一隻眼、甚至有兩眼全瞎的、準照尋常的例子、這也算是必然的事。

這種疾病、醫家都說是由一種微生物所致、但究竟是甚麼種類、甚麼形狀、現在還沒有查出來、考查凡患痘症的人、口鼻內排出的痰涕、到病快要好了的時候、或肌膚上脫下的皮屑、都是最會傳染的物質、若是平常喜愛潔淨、沒有煙酒嗜好的、患了這症、那就比那一些恣意放蕩的人好的快些、而且平安的多了。

病狀

這病初起時、並看不出甚麼病狀來、要等到十二天的長久纔能看出來。若是小兒、病起時、或先發寒、接着頭痛、背部四肢很爲作痛、第一日身熱能至法倫表一百零三度高、大概至第四日就發痘、準照常例、先發在前額及正面手腕上。初時痘發暗紅色、等一兩日長大、內有似乳的流質、再隔一兩日、這似乳的流質轉變成膿了。

治法

這症實在沒有確定的治療法、只要調護得宜、最是要緊的事。病人當安睡牀上、睡房不可緊閉、應當使房中有充足的新鮮空氣。多飲開過的涼水、若熱度很高、可用冷水抹身、每日或隔一日、可服瀉鹽一劑。

現在把出痘的發現、痘泡及施治的方法、說明如下。看護人應當將布放在百份之二的加播潑酸冷水中、等浸濕後、敷在病人面部及兩手上。等到痘泡快要結成乾疤時、應當常用凡士林敷上、不要使病人抓破痘疤、倘若抓破、日後必定變成深疤、

出痘的人必要保護他的兩目、是很要緊的、每數小時、用清潔的布一小方、蘸硼強酸 Boracic Acid 溶化的水、揩洗目腔、(看本書五十三章第一藥方)等目腔洗乾淨了以後、可用一些兒凡士林擦在眼簾上面。又每三小時用硼強酸水、滴入目內。病人的口及喉管、應當用本書

第五十三章第十藥方漱洗潔淨。

說種痘

天花一症、在西歷一千七百九十六年前、世人不知道有療治的方法、也不知道怎樣預防。這年有英國醫士名叫仁耳的發明種痘的方法、用作預防痘症的發生。

查人類所能滋生的痘菌、也同一生在牛身上、使牛發一種病、名叫牛痘、所以人類用作種痘的漿、就是從染了牛痘的牛犢身上得來的。人用這痘苗射入體內、後來週身當發微熱、就從射入的部份上、發出痘花以後種痘的人、當可歷若干時期、不致沾染痘症、就是同患痘症的人同臥一牀、也不至受傳染。

自仁耳醫士發明種痘方法以後、西方各國先後仿用、到底使這些國度、在一百年間、人民因痘症死亡的數目、大大減少了。例如德國在西歷一千八百七十四年、當頒一法律、要人民必須種痘、及經過若干時必須再種、法律規定嬰兒在十二個月以前種痘、沒有滿十二歲以前須再種、後來德國果然沒有痘症流行、計一年內德國七千四百萬人中、因患痘症而死的、竟不滿十人。

查在菲律賓與京城附近的小呂宋地方官員、對于種痘及預防痘症的事、早年都不注意、結果以致每年因痘症喪命的有六千多人、到後來實行強迫種痘、往昔在這同一區域內、每年因痘症死亡的、現在每年竟沒有一個人是因痘症死的、這種痘的功效、足見得是極大的了。

查西歷一千八百八十五年前、痘症是日本國可怕的災禍、日本就在這年訂律凡是嬰兒皆在不滿三個月前一律種痘、明年再種一次、十歲時再種一次、從那時到如今、日本人民因患痘死的數目大大的減少。就是現在也是很少。

現在知道人類若用牛痘苗種痘、實爲預防患痘的唯一良法、作父母的、應當把他子女在一歲前一律種痘、實爲應行的天職、在十歲前再種一次。

說種痘之方法

要想收種痘的美滿效果、第一條件、須要有新鮮清潔的牛痘漿、從來因種牛痘、出了意外事的、只有一件、就是取用不潔的壞漿所致。牛痘漿應盛在小玻璃管內、要注意包這痘漿管紙上所記的年月日、纔曉得這漿到甚麼時期就失了效用。痘漿在天氣炎熱時、極容易變壞、（約在一星期內）最妥善的方法、自赴藥房或醫院或衛生局等處種痘、因爲這些地方、有保持痘漿新鮮清潔的方法。

若恐怕嬰兒因種痘、遇了意外事的、眞是謬誤已極了。所以遇有鄰近天花盛行的時候、雖然嬰兒纔一星期大、也當種痘、預防傳染。但是照平常的例子、應當等嬰兒長到一月大種痘、那是很妥善的。選擇人身種痘的部位、最好沒有比左右臂向外面的上半段好的了、然不可種在皮膚上生有細疹的地方。

舉行種痘以前、先須預備小綳帶幾條、約二寸寬、五尺長、又備無稚棉紗數方、如不能買着棉紗、可用舊洋布代替。紗布須三寸寬三寸長、放在開水內煮十五分鐘、取出後、放在清潔的布上、用日光晒乾。

先用肥皂水把臂向外的上半部洗淨、再用吸水棉花一小方、浸濕了火酒、先洗種處、等乾了以後就開始種漿、施種痘漿的人、兩手須預先洗淨。

種漿所用的器具、最好沒有比大號縫衣針再好的、等種漿處既經洗淨以後、就把這針在火中炙紅、等到針冷時、在先已洗過的皮上、用針畫路兩條、須得夠嵌入痘漿、但不要見血。然若出血幾小珠、也不要緊。每一條路、約須一寸長、距離的約須一寸、盛痘漿的小玻璃管、應當先用火酒洗過、然後弄碎兩頭、把漿擦在所畫的兩條路內、等痘漿乾後、用所預備的棉紗或洋布遮蓋、隨用綳帶紮好、因為種痘之處、恐怕被作膿的菌侵入、發生疼痛。

自種痘這日起、在四日前不可移動綳帶等。過四日後、把綳帶移去、看見種痘處皮色發紅、應當用清潔棉紗一小方、敷上一層凡士林、蓋着種痘的地方、再用綳帶紮好。（在西藥房中所售的凡士林沒有滅菌、可取凡士林一些、盛在罐內、把罐放在有水的器內、用火燒煮、使器內水滾約十五分或二十分鐘程就殺滅了）種痘後約五六日、就開始長成痘泡、自從那日起、每隔一日、棉紗就須調換。等痘泡收乾時、最要緊的事、要用潔淨的綳帶、把痘泡紮好、切不可把痘泡抓破、應當任痘疤自行脫落。

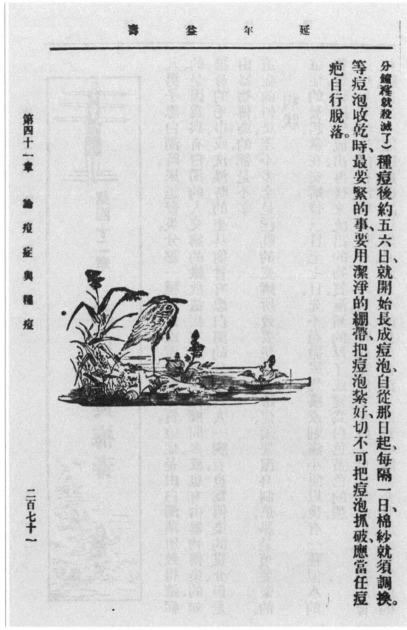

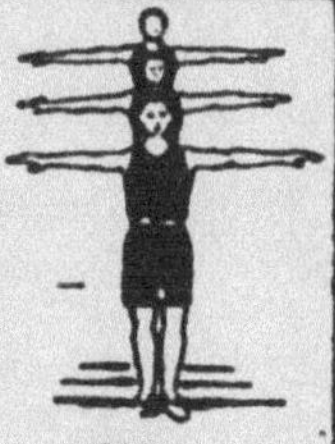

第四十二章 論白濁與梅毒

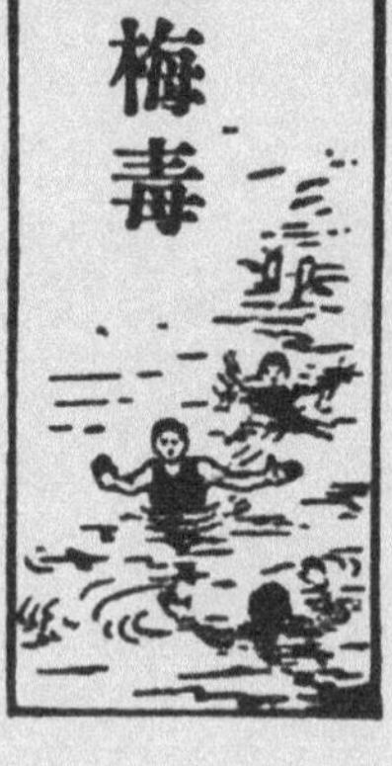

凡男子患白濁時、尿道發炎、分泌一種白色或黃色的物質。這症是由白濁菌所致、得這症的、是因爲與有白濁的人交媾的緣故。這症在城市中比鄉間多、或也有由器物傳染的、如揩身的毛巾、或洗澡時的坐具、倘曾有患白濁的分泌物、人一觸着、也爲傳染的媒介、但是由器物傳染的、卻是不多。

這症的傳染、差不多全是淫亂的交媾所致。要想避免這症、須要潔身制慾、那是頂要緊的。

病狀

這症的發起、常在交媾後三日至七日、先不過撒尿覺癢或刺痛。小便以後、有一種似水的物質、從尿管流出、再後來流出的物質、漸漸的厚了、或變爲白色黃色的膿。

這症如果療治的得法、數月後可見功效。有時或竟能完全好了。但這症的結果、往往尿管紅腫、日久不能痊愈、纏綿到幾月、或幾年的長久。白濁足能致心臟、節介骨、肝、或腎等處的病、如這種機關一經受病、病人或有性命的危險。且病白濁的、往往把白濁菌傳入眼內、更能致人發生最兇險的眼病、甚致於因此瞎了。

治法

患白濁的應當就良醫診治、而且要保持靜定、如能安睡更好、宜飲多量的水、水裏加些檸檬汁、每日服鎂鑛養或鈉鑛養一劑、病處宜每日用溫熱水浸三次、減少痛苦、且可保守清潔、凡衣服棉絮紙張曾染有分泌物的、都宜焚燒、患處用手接觸後、手定要洗淨、防備病菌傳入眼中。每日三次服小蘇打、或鉀檸檬酸鹽、Soda bicarbonate or Potassium citrate 半小匙、加水半杯、每服在飯後約兩點鐘。如已經消了腫痛、應用阿基囉兒 Argyrol 射入尿道、每日兩次、方法預備百分之十五阿基囉兒一瓶、用射針把阿基囉兒半小匙射入尿道(參看四十六章射針圖) 射後用手緊握尿管口、至少五分鐘、免使藥質流出、另外每日飯後服畢澄果油 Oleoresin of cubebs 五厘、或哥拜把脂 Copaiba balsam 十厘、用膠皮裹着吞下、日服三次、最好是在飯後服。以上各藥、必須每日服、直到幾個星期長久、纔能保有痊愈的趨向。

患這症的人、務要就高明的醫士診治、凡登廣告自稱治療白濁及梅毒專家的醫生、都不可相信。凡廣告自稱包治白濁的藥劑、也決不可用、這種醫生及藥劑、皆是誆騙人的、不但無益於病人、而且於病人有害。

說婦女白濁

男子在沒有娶妻時、患白濁的很多、結婚後傳染了他的妻子。婦女患這症的、多因怕羞、不肯請醫生診治、一天一天的遷延下去、那末他身體的健康就受了損害。

病狀

初起常覺小便刺痛、時刻要想小便、陰戶內分泌出一種白色、或黃的膿來。凡婦女患白濁的、往往在不多的時期、子宮就受了病、結果就發生了白帶。（參看四十三章）白濁是婦女一種最普通不生育的毛病、而且使患這症的受苦多年。凡婦人生殖機關所受外科治療的、原因大半就是白濁。

治法

安臥休息、是頂要緊的。陰戶熏洗法、與用在患白帶症是一樣的。（參看四十三章）每日行熱水坐浴法（參看廿章）口服的藥、與男子沒有分別。

婦女白濁、是一種重症、應請學術優長的醫士施治。

說梅毒

梅毒是一種微生蟲傳染的病、凡患這病的、幾乎都是與有梅毒的人交媾所致。假如孕婦染有梅毒、這毒可傳入子宮內沒有誕生的嬰兒。梅毒與痨病、為世界上人類兩種最大的禍殃、但梅毒更爲普通。

梅毒通常由交媾所致、但還有別的法子可以傳染。有由於接吻的、有由於偶與患這症身上的瘡接觸的、有由於用患這症的人所用的煙袋、杯子、杓子等各種食器所傳染的。

病狀

最初的病狀、在交媾器上發生一種小粒或瘡、常在交媾後五星期發現出這樣病狀來。小粒出來以後、接連發生一個堅硬的瘡、同時兩股胦間又現核塊。

小粒或瘡初起時等到六七星期後、有一種好像痲疹的銅色斑點忽然發現在週身上下、另外還有別的病狀、如頭痛、頭暈、胃口消失等等。也還有患喉痛的、肚臍四周皮膚上、或發現濕瘡、頭髮常結結脫落、但此等病狀、並不是凡患梅毒的皆有。

梅毒病狀的第三期、在數月或數年以後、那時身體發痛的了不得、鼻子爛掉、只剩一個窟窿、頭殼的骨片、及身體上別部的骨片、皆有因梅毒的結果、以致於爛掉的。腦神經系、心臟、血管等處、皆能因梅毒釀成了種種的重症。

治法

最要緊的、要確定這病人、是不是患梅毒的。倘若果然不錯、確是梅毒、那末療治越早越好。

梅毒的病狀、須要有經驗的醫生判斷、近來有醫生名叫瓦塞曼的、發明一種確斷梅毒的方法。

世人都曉得治梅毒最有效的藥劑、是薩爾瓦散(即六〇六)又黃汞碘、及灰碘等、也是有用的治療物。患這症的若要用這種藥劑、必須與醫生商量方能服用。

患梅毒的人、不宜結婚、必須曾受治療至少滿足了兩年、與一切梅毒病狀、消滅完全一足年以後、纔可結婚。倘若不照這樣、在期限以前結婚、定規要把梅毒傳染他的妻子、而且連累妻子所懷孕的嬰兒。梅毒與白濁的遺傳性、都是很劇烈的、甚至有男子在多年以前有梅毒或是白濁、目前已沒有這個病狀了、但是一經結婚、還能傳染這症與他的妻子。

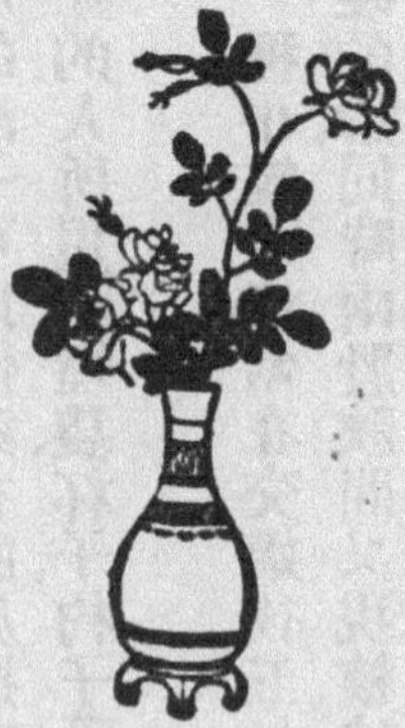

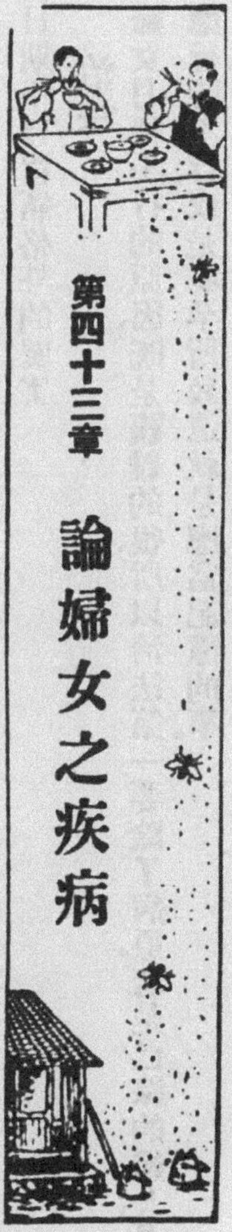

第四十三章　論婦女之疾病

婦女正常的月經、已在本書第十五章論過、今再把有關於月經的病、論說一番、如月經不行、經來腹痛、白帶不止等症。還有處女血虧症、這種疾病、常在女兒開始行經時發生出來。

說月經不至

熱帶國度中的女子、能在九歲時行經、然在中國、大概十五歲纔行經。倘若女子到十六歲或已過了十六歲還沒有行經、就應當送往醫院、或醫士那裏去診驗。但是女子果然發育完備、身體康健、目前也沒有甚麼病症、那末也有十七八歲還不行經的、不要驚疑。又有已到了行經的年歲、還不見行、隔些時每每的覺得腹痛、這個原因、或者是爲陰門緊閉的緣故、假如驗明白了、果然是這緣故、那末這個女子應當送往醫院診治。見有女子已到行經時期還不見行經、身體日見瘦弱無力、咳嗽發寒熱、恐怕已染了癆症、這等女子、一定要等癆症醫好了、纔能行經。多數處女患血虧病的、也都是月經不來、治法說明在下面。這個月經不來、或因子宮狹小、發育不全所致、那末、宜請醫士察斷診治。也有女子雖然已經行經、但日期卻不是準確的。也有時並沒有甚麼疾病、經血或幾個月不到的。這些原因或是地方氣候上的關係所致、因女子搬家移居到別處、這裏的氣候與那裏的不同、也能使他停經數月的長久。凡這種情形準照常例、這女子必加重了體質、而且很爲康健。

有多數女子在患病時、停止行經、如傷寒腥紅熱等症、大概都能停止行經三個月、或六個月、或更長久的時期。

女子停止行經、也有因爲犯了手淫所致的、若遇這種情形、要想治好這症、沒有別的方法、只要去了這一種惡習就好了。

凡月經不到時期、或到了時期以後、並沒有懷孕、又停止行經、原因在那裏呢。大約由受驚或受感冒所致、那末這婦女在這月經不來的時候、應當覺得背部很痛、而且在應當行經的日期不行、背痛格外的厲害。

治法

查婦女月經不行的原因、既是複雜的很、所以治法第一要除了病原。若是已嫁的婦人、月經應行時不行、或是有孕所致、這就是應當記憶的事。

下文的方法、是治婦女月經不行的良法。假如有婦女營養不足、就應當多吃滋補的食料、操作不宜過勞、每日須作戶外的運動、要有八九小時的眠睡、這都是有益的規則。若遇大便閉結、可照本書第廿九章的方法醫治。大概施治女子月經不行、應當先用熱水灌腸法清理臟腑。再行坐浴法一次、約十分鐘、水的熱度、可照法倫表一百十度、高兩脚浸在熱水裏、頭可用冷布圍着頭部。（參看本書第廿章）每日三餐後可服本書第五十三章第廿藥方一劑、因爲婦女若是因受寒受驚停止月經的、就行上面所說的熱水灌腸法及坐浴法、很有功效。

說行經疼痛

照平常情形、婦女在行經時、身體總覺得不舒暢。若行經疼痛、就是有病。如上文所論的婦女白帶一症、流出時也有痛楚。所有這疼痛、或在背部及脅部、有時也覺得下腹像有重壓的一般、子宮內發生奇痛、一時作痛、一時又不作痛、並不是接連不息的。

治法

要想治經期腹痛、非得到醫院或延醫診治不可、平常婦女所患子宮的疾病、也須由醫士配方診治是很要緊的。

現有家中可行的治法、記錄如下。凡在經期沒有到的前幾天、病人應當舉行熱水浸足法、及熱水灌陰道法各一次。第二日可行熱水坐浴法一次、若患大便秘結、並可舉行熱水灌腸法一次。(至灌腸法灌陰道法的手續可查看本書第廿章便知)此種治法、最好行在臨睡覺以前。等到行經期內、病人可在肚腹的下半部、施行熱敷袱法、或用熱水瓶煖他的腹部、再者暢飲開水也是有益。

說婦女患白帶症

白帶症就是婦女陰戶中流出一種白質的穢物。普通患這症的、身體孱弱、背部疼痛、子宮內不舒適、陰戶口部覺得有激刺。治這疾病、頂好赴醫院或延醫士診治。

查這病的原因、或因受寒、操作過勞、食物不良、色慾過度、以及誤犯手淫、與子宮有病等等。而且這病常在產後或墜胎後發生、或產兒的衣胞沒有完全擠出、生產時子宮口受有損裂等等所致。更有因患白濁變作白帶症的、也算是極平常的事。

治這病的方法、應當看這病的起因為標準。在家可用的方法、最好用熱水灌陰道法、水量可用四斤或六斤重、熱度可按法倫表一百廿度、高水中另外放入硼强酸八調羹、或用鉀雙錳養 Potassium Permaganate 一調羹。但用此物、須先放在十二兩重的水內、時常攪和、使這藥塊溶化為止、然後再加應需的水量、此法宜每日用、每星期也宜舉行熱水灌腸法三次。(參看本書第廿章灌陰道法)

說處女血虧症

這症又名青皮症。女子在快要行經的年歲上、常有發生這症的、確是血液裏的病。普通患這症的、身體的重量並不損失、而且反比以前肥胖、只是皮色發青、就是這病名的起點。病人胃納沒有一定、或常想吃酸性食物。

這病、因病人血裏缺少鐵質所致、宜多食佳品。患這病的大便祕結、治法應按照本書第廿九章施行、再服本書第五十三章第廿一藥方所配的丸藥。病人在第一星期、每日應服三次、每次一丸。第二星期每日三次、每次二丸、第三星期每日也是三次、每次三丸、這每日三次三丸的藥劑、應接連服至一月或更久的時期。

說孳生具外部之疾病

婦女孳生具的外部、發癢發熱作痛等等、常因缺少淸潔所致。此等部分必須時常洗濯、就是兩面陰唇線縫中、更要加意洗濯。接陰道口的四圍發癢發熱紅腫等等、或因手淫、或因患白濁、或因尿道反常各種的緣故來的。還有能致生此症的、就是在行經時用粗紙作爲墊具。

治法

若因陰道排洩穢物疼痛、先要去了病原、治法應當先要妥爲制止穢濁、倘是手淫所致、非要戒除了手淫、就無法療治。

按照上文各種病情也有因生虱所致的、如果是因這個緣故、應當用本書第五十三章第廿二藥方施治。若肛門及下段大腸作癢、是因爲生了寸白蟲所致、應照本書第卅六章所論的施治。無論病原是甚麽、若用本書第五十三章第廿三藥方洗濯、總能坐收良效。用此藥洗畢、再取第五十三章第廿四或第十二藥方擦上。如在皮膚上有膿泡、就要剖開擦上海碘酒。

說婦女之子宮及卵巢病

凡婦女背痛、小腹下墜疼痛、及小腹腫脹發熱、並從陰道內排出臭味的穢物、或有別的各種病狀、皆是子宮及卵巢的病。凡有此種病狀、接連發現、經過若干時日、不管怎麽樣、曾用以上各方法施治、倘不見痊愈、那末這病人應當赴醫院、或就醫生診察療治。當知以上所論種種的病狀、最爲劇烈、若不早治、將來或致失了痊癒的希望。

說不能孳生

查婦女不能孳生的原因、或因未婚以前已經有病、或因既婚以後產一胎或數胎以來所染的病、這事也不是一律的。有人身體內各部、還沒有完全長足、在未婚時、原無生育的能力、此時若果勉强結婚、也難孳生子女。除女子不能生產以外、也有因男子有病、而不能生產的、要曉得是不是病在男子、只須醫生用顯微鏡查驗男子的精液、究竟有沒有精蟲在內。據經醫士驗出男女不能生產的病原、一百家人中、約有十六家是屬於男子有病。察女子不能生產的原因、有因爲曾患白濁及楊梅毒所致。照普通的情形說來女子這種疾病、概由丈夫常犯不規則的交媾來的、不規則交媾的害處、本書第十四章、已經反覆論及。婦女子宮及卵巢有患重病不能孳生的、可由醫士用手術療治因爲婦女在上次生產損裂了子宮可以用法修補並能把子宮及卵巢內將生的瘤割除。另外若有不是因子宮卵巢患病不能受孕的、可以在家自治、方法不外以下所述。

房事過多、也是不孕的一種原因。

婦女不能懷孕、有時因從子宮內洩出一種殺滅精蟲的水來、以致孳生上受了阻碍。遇有此種病情、每日可用硼强酸水灌陰道法療治、這水每次重約六斤、內加硼强酸半兩、水越熱越好、以能夠忍受爲度。在行房時及行房後數日內、此法宜暫停施行、房事既畢、此婦應安臥在牀歷幾小時。

凡婦女身體若不甚康强、就應當用各樣保養身體的方法、加添他的康健、更要多吃滋養身體的食物、不宜操作太長、感受疲乏。

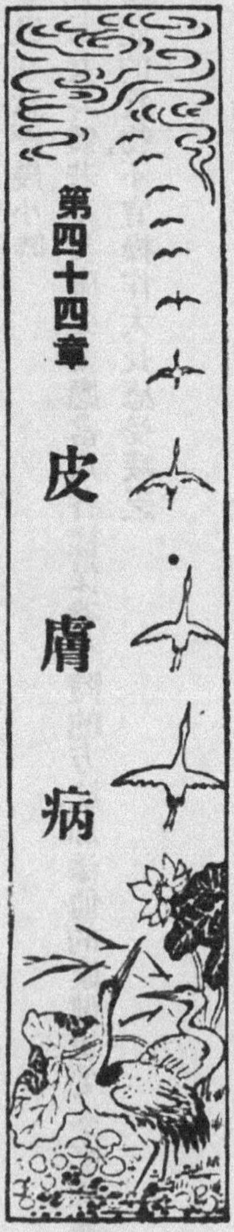

第四十四章 皮膚病

疥

疥是一種極小的蟲、鑽在皮膚裏釀成的、(參看插圖)常起在手指、以及手腕、胳膊、或乳、或肚臍周圍的皮膚上。

病狀

皮膚發癢、等播了以後、發生水泡、疹粒、紅斑、這病若是一人患了、就能傳染家裏的衆人、快的了不得。

要想防免生疥、應當不要坐臥在患疥的牀榻上、如果用了患疥的被褥、或衣服、或洗臉手巾、也很能被傳染。

治法

患疥的人應當先要用熱水胰皂洗濯全身、後用硫磺粉三成、和猪油或凡士林七分塗抹患處、硫磺粉與油必須細細的調勻方法可把油與粉放在大玻璃片上、用一長薄的刀反覆和刮。每日早晚兩次塗抹、接連三日、在這三日內、不要更換衣服被褥、三日後、再用熱水胰皂洗浴一次、更換衣服被褥。已經染污的衣服被褥、必須煮洗幾分鐘、纔能再用、因爲要殺滅上面的疥蟲。

虱

凡身體衣服不潔淨的人、身體及頭部皆能生虱、倘若常穿潔淨衣服、時常洗澡、保持他身體的清潔、就人人能免了虱子的產生。這虱能使皮膚發癢、搔抓後的結果、使身上各部發生瘡癤。虱常在衣服上、衣縫裏更多、要想除虱、這方法只要把衣服煮洗幾分鐘就好了。

有一種虱子常生在人的生殖器毛孔裏外、有時從這部分蔓延到身體別的部分上。殺這虱的方法、頂好凡遇有虱的部分、必須用汞綠毒藥二厘 Corrosive sublimate 溶解在一兩（即二大匙）的水內、每星期中洗濯一次、這樣一連洗幾星期。但是汞綠毒藥是極毒的藥、用時須要十分愼重。（第五十三章二十二藥方亦可殺虱）

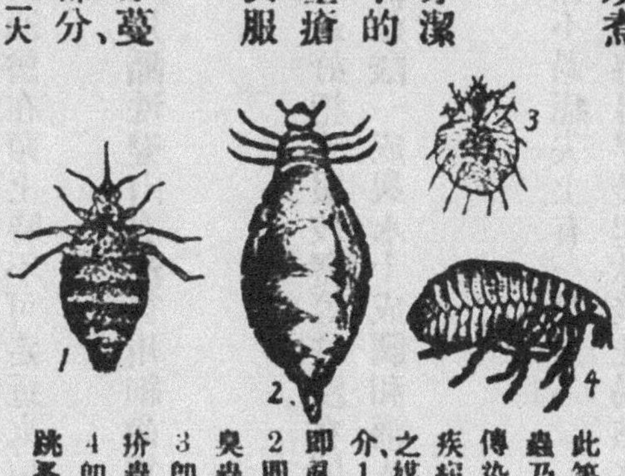

此等蟲乃傳染疾病之媒介、1即虱。2即臭蟲、3即疥蟲。4即跳蚤。

頭虱

殺頭虱的方法、可用火油猪油各半調和、每日黃昏時塗入髮裏、照行兩三日。塗後或須戴帽、或用布一方蓋在髮上、每晨用熱水胰皂把油洗去。當火油塗在頭上時、不可走近火爐及燈旁。倘頭上因搔抓生了小瘡、可用不多的凡士林塗抹。

虱卵在髮上可以看見、好像小白珠、要想除去、應當每星期用醋洗髮兩次、洗後用細齒竹篦把頭髮周遍的梳理。

臭蟲

臭蟲不但是咬人可厭、而且能傳播幾種重病、驅除的方法、最好把衣服被褥等件、浸在開水裏。當臭蟲藏在牀榻的縫中時、殺滅他的法子、宜用加播渤酸一成、與水十成調和、灌入縫隙裏面。松樹油也可作這個用處。

疹子與粒痣(即阻塞皮脂腺排泄管之小塊排泄質)

疹子常在面部及肩背等處發現、粒痣與疹子差不多一樣、不過痣尖上有一點黑。處治的方法、凡甜物、糖餅、猪肉、咖啡、煙草、酒類、必須禁止不吃。每日早晨起牀後、先喝熱水一杯、日間再喝幾大杯、水中如加入檸檬汁可以快好。每日洗澡一次、洗後用粗毛巾擦過、這是很有益的療治法、每日的大便須要通暢、想通大便的方法、可用瀉劑、如吃洋鼠李丸藥也可以、疹子與痣可用針挑破、針須先用火柴燒過、殺滅了尖端的病菌。每日宜用極熱的水洗臉、擦乾後、用一種軟膏擦入皮膚內每日三次。軟膏治法、用硫磺粉半小匙、小粉兩大匙、凡士林油兩大匙調和卽成。

熱痱

極熱的天氣、小孩皮膚上常發生紅疹或很小的泡、有時成人　有這泡、是因爲出汗太多的緣故而生的。

處治的方法、先用冷水把皮膚擦過、再用痱子粉撲上、假如沒有這粉、可用小粉或麥粉代替。再可用小蘇打三大匙、溶化在半杯水中、又添上加播勒酸十五或二十滴、如用這等調和物擦在皮膚上、可以免得發癢及發燒的煩難。

濕疹（成簇的小疹）

濕疹常成塊發現在皮膚上、初起發紅發癢潮濕。有一種流質從癢處發出、旋卽結痂、濕疹有時使皮膚裂開、這症生在面上、頭殼上、及骨骼四周皮膚皺摺處的爲多。

處治這皮膚病的治法、很不容易、要想痊愈、須要禁忌肉食、煙草、酒。每日須多喝淸水、多喫水菓、所喝的水中有橘子汁的也爲有益、每日必須通大便、倘若大便不通、這病就不能治。患處不要近肥皂和水、可用溶化的凡士林塗上、移去疹痂、患處不可刮擦。如若是小兒、可以用布包手數層、使他不能抓着皮膚。

濕疹初起時、先用小蘇打一大滿匙、溶化在一玻璃杯的水中、然後用這水洒在癢處、再撲上痱子粉、或小粉、用布包着。

倘若患處有濕有痂、可用鋅養粉 Zinc oxide 及小粉各二小匙、凡士林一大匙、用他調和製成軟膏貼在患處。倘濕疹已患多時、患處乾燥起鱗、可用流動的柏油 Liquid tar 半大匙、及鋅養粉軟膏二大匙、調和貼在患處、有時患的人癢處貼硫磺軟膏也很有益。

說金錢癬

輪癬(亦稱金錢癬)爲一種皮膚症、無論遍身那一部份皆能發生。這癬是一種黴菌所致、菌的形狀、好像暑天煮成的飯、隔了一兩夜後、即生一種霉質。

輪癬的起因、無非接觸了生有此癬的衣服、被褥、手巾等件所致、傳染很容易。小兒身上或頭上生有輪癬的、須等到痊愈後纔能入學校。

輪癬初起、是一個紅色或褐色的點子、漸漸的延蔓到四周、過一時期後、點子的中心、或回復皮膚的原色、於是乎患處變爲輪形、這癬非常的癢。

治法

如是輕微的癬症、可以在晚間貼用下述的軟膏、就用一小匙類素新 Resorcin 十厘沙利先

Salicylic acid 酸、兩大匙的凡士林、調和起來。早晨塗松節油、早晚更換、須這樣接連施行兩三日。若是很重的癬症、每隔一日擦海碘酒一次、Iodine liniment 共用兩三次。又有一法、用共瑣編 Chrysarobin 廿厘、與鋥養粉膏兩大匙調和塗上也有效驗。惟這軟膏能令人發生刺痛、不宜日日貼用。

有癬症的人、衣服上常附有輪癬毒菌、因這個緣故凡貼身衣服、至少每星期須煮洗一次。

頭皮輪癬

這癬小兒多有生的、足可使頭髮變白或脫落、成巨大的疤、也有頭髮全行脫落的。要治這癬、必須剪短了頭髮、最好把患處的髮剃去。剃後、治法與上文所述治輪癬的方法一樣、但是有一種頭皮輪癬極難治、如上法不驗、須就明醫商酌、不然恐怕加重成了禿子。

瘡與瘍

多有小兒身上、常患有某種的瘡、最普通的原因、都爲缺乏清潔、倘若小兒每日洗浴、使那成瘡的黴菌、可以脫離、不致沾染身體。要得小兒皮膚上不生瘡、必須保持他身體衣服的潔淨、不要使蚊蠅等蟲咬他。

倘若爲父母的許小兒在地上或泥污的街上坐臥、他身體上必要生瘡。

小兒的皮膚、如有擦傷、或刺破、應當洗淨、揩乾後灑上不多的硼强酸粉、或塗一些碘酒。如瘡處出水、海碘酒不宜用。所以用硼强酸粉與海碘酒的緣故、是阻瘡長成的意思。

如皮膚上有小腫處、可用尖銳竹片挑破、先把竹片在海碘酒或開水內浸過、再挑腫處挑破、把膿汁擠出後、用一小片棉花、繞在竹籤上頭、作掃帚形、蘸海碘酒塗抹患處、然後用棉花或乾淨布蓋上、再用淸潔布包好。

倘皮膚上有較大的瘡、用小快刀挑破、刀也須先在水內煮過數分鐘、挑破後處治的方法、完全與上節所述的相同。倘患的人屢次生腫、就要服鈣硫、Calcium sulphide 每服一厘四分之一、日服三次、倘患處腫破、治法先用來蘇 Lysol 一小匙、用水一杯調和、洗濯患處。另法可用鉀雙錳養數片溶化在兩大杯水中、洗患處也可以、洗後可洒上硼强酸粉。

小兒頭部發生尋常的腫、可用輕淡汞油膏 White precipitate ointment 貼上可見效。

若是出膿很多、大而且破的瘡、用淨布二三層、浸在鹽水中、即一杯水中、放鹽一大調羹化成的浸濕後、取出貼在患處、再用油紙一塊、蓋在濕布上、外用布包好、每隔一小時、用鹽水洒在布上、保存水濕、這法極有效驗。

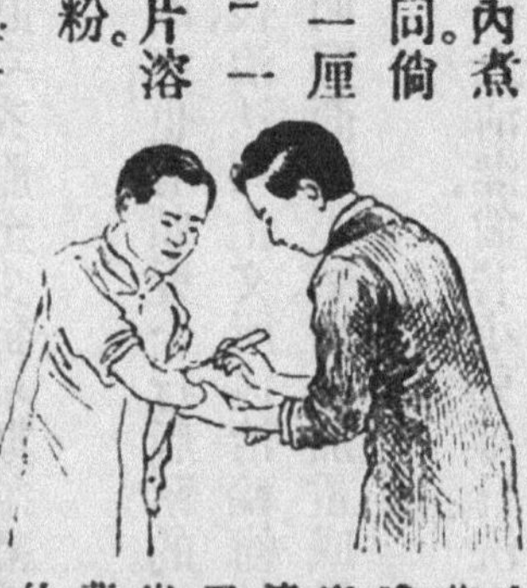

人的身上若是患有膿疱或有瘡、就應當請醫士用刀把膿放出、膏藥是萬不可貼的、宜用這圖爲模範。

第四十五章 癩瘋（又名獮）

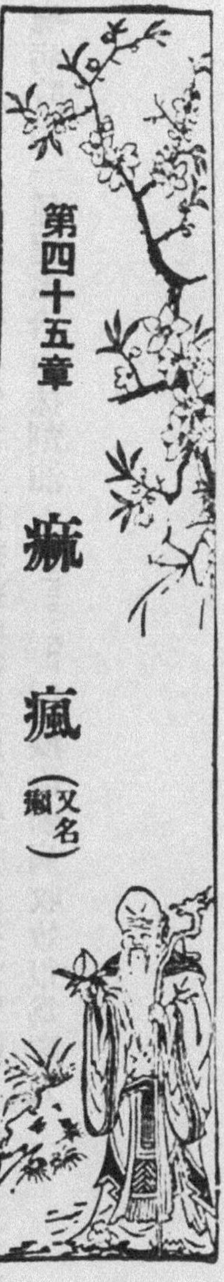

癩瘋是一種黴菌病、與癆病略有相同。病的黴菌、存在病人的腫處、或在排洩的鼻涕裏面。現已切實曉得癩瘋症並不是由甚麼特別的食物生的、也不是由甚麼下級動物、如貓犬等所傳染、實係由已患這症的人所傳染。

這種病症、或可由幾種蟲類如虱子、臭蟲、蒼蠅所傳染、也是沒有一定的。

凡家中人有患癩瘋症的、家裏的衆人常被傳染、所以實在與他相近接觸的、很容易受這病的傳染、凡在人煙稠密、居處汚穢、身體及衣服洗濯不勤的人、易患此病。

癩瘋的狀態有二、但皆由同一的病菌染成。癩瘋初起的微狀、或是發熱頭痛、及身體的各部分作痛、不然、就是身體的數部分發冷或發木。另有一種微狀、在最初時爲出汗、但出汗的部分、只在手、足、頭、等處、以及全身。後來臉上、或四肢發疹、皮膚上漸現小塊、項多是額頰鼻、耳、唇、等處、鬍鬚及睫毛也往往脫落。再到後來眼皮、鼻子、手指、足趾、以及身體別的部分、甚至於爛掉了。

另外有一種形式的痲瘋症、受病處多在神經系、甚至於喪失了知覺。在知覺喪失以前、必先知道痛的如同錐刺、如同火焚的一般、前膊的兩邊、小腿的前面、更覺得厲害。後來皮膚上發現斑點、起初斑點是紅色、不久點中變白、知覺就完全喪失了、在此點處的髮與毛要脫落、臉上忽然有了皺紋鱗皮、不多時手足的肌肉、成了痲痺、手指、足趾、以及身體上別的部分、甚致於不免爛掉。

治法

處治痲瘋症、無論是那一種、必須赶快報告衛生官。多國政府、多有特設病院居住患這症候的人。這種醫院皆用極良好的治療法、並不收費、進院的病人、有幾分痊好的希望、不然、就沒有甚麼想望了。凡患這症的、必須赶早醫治、因為治的越早、越有治好的大希望。所以凡人一經知道身體上發現無論甚麼痲瘋的徵狀、應當快往良好的醫院求治。近來有幾處癩病院、用一種藥名治而抹劑油 Chaulmoogra oil 療治癩病、收效很為廣大。

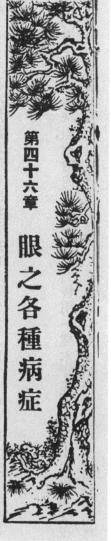

第四十六章 眼之各種病症

灰塵與別的東西進入眼中

灰塵和細小的東西誤入眼內、不可用手指摩擦、也不可用手巾揩、須把身軀睡下、用大指

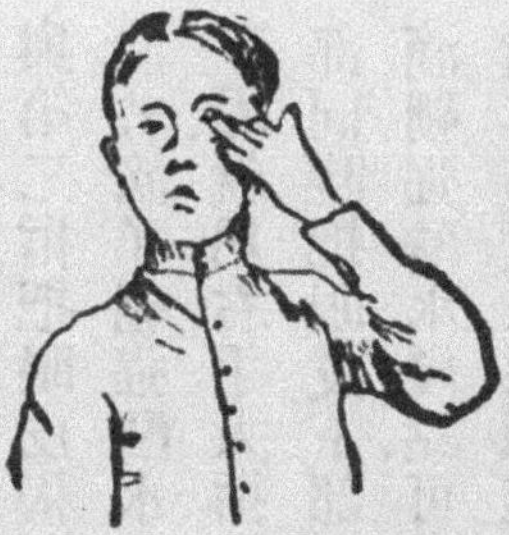

凡人常用手接觸不乾淨的物件、後又用手揉眼、必定把灰塵、揉進眼內、以致於發紅發炎、人應當用這圖爲儆戒。

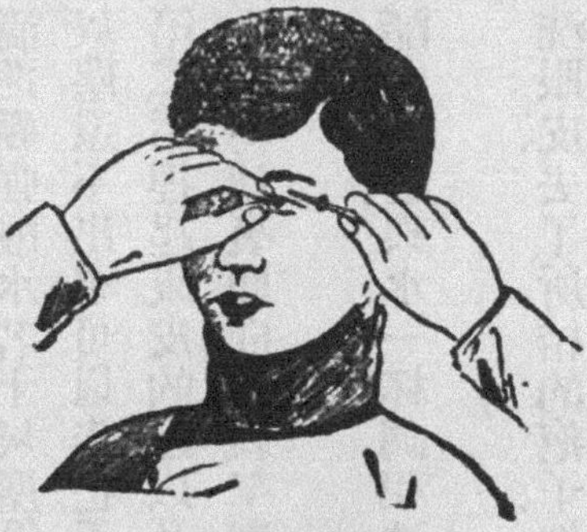

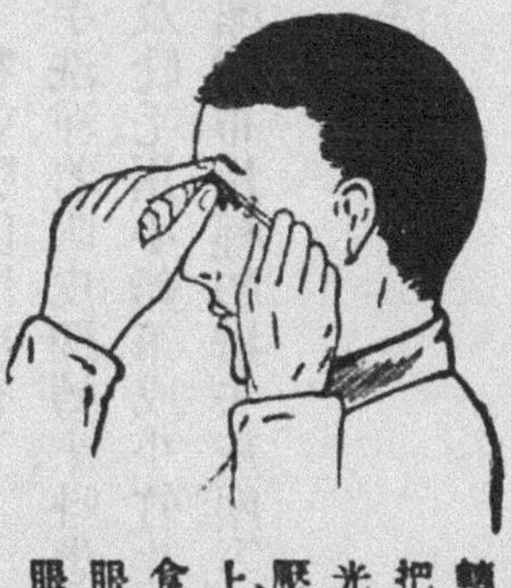

這兩圖是顯明翻轉眼皮的方法、須把手預先洗淨、用光滑的竹片一根、壓在眼簾的外皮上、然後用大指及食指牽扯睫毛、把眼皮翻轉過來、使眼簾的內層向外。

與第二指把眼皮揭開、滴進硼强酸水若干、灰塵等物、就隨即淌出來了。

倘若滴了硼强酸水後、灰塵還不出來、可以先把手洗淨、將眼皮翻轉來、叫患的人眼睛向下看、就用右手大指及第二指、揑起眼皮的邊、以及睫毛、用小鉛筆、或小竹片、壓在眼皮上部、同時把眼皮下部向上翻轉、使裏面向外、就拏潔淨布片輕輕揩去灰塵、等到揩去後、再滴硼强酸水幾點、可以止痛。

倘有石灰入眼、應當用醋一小匙、與水一杯、調和洗濯。

眼皮邊發炎

治療的方法、先用溫水洗眼皮、去了所結的疤子、把睫毛鬆的剔去、每天晚上、用黃汞養膏四厘 Yellow Oxide of Mercury Ointment 與凡士林一大匙調和、製成軟膏、貼在患處。

睫瘡

眼皮上發生一種小膿泡、就叫做睫瘡。這瘡倘若時常爲患、應當請醫士驗看、或者有需戴眼鏡的必要。

治法

療治的方法、用熱水洗眼、把瘡內的睫毛理出、然後用一枝木牙籤、或一塊小木片、先浸在海碘酒內、把尖端點入先前所理出的睫毛小孔中、等到瘡裏頭的膿血出來、就用上節所述治眼皮發炎的軟膏貼上。

說紅眼

下面所述的、就是眼紅的普通原因、凡灰燼及污穢的物進入眼睛、用手指揉擦、及用污穢布或手巾揩抹、或借用曾患紅眼症的人所用的面盆手巾、或任隨蒼蠅飛集在小兒眼上等等、都是造成眼紅的緣起。在中國地方另有一種害眼的大緣故、就是爐灶所出的煙所致、所以爐灶必須裝有煙囪、可以避免吹進室中的煙（看本書第五章所掃廚房圖樣的模型）凡吸水煙、紙煙、喝各樣酒類的、都能使眼睛患病。

若遇嬰兒眼中緊有很稠黃白色的膿很多、這個原因、有由白濁菌所致的、是目疾中一種最危險的、因此成了瞎眼的、不知有多少。這樣的病兒、應當赶快送到醫生處診治、若是不請醫生診治、後來必要成為瞎子。這種目疾、初生的嬰兒患的最多。防止的方法、應當在嬰兒纔出世時、就用阿基囉兒溶化的水、滴入嬰兒的眼中。（看本書五十三章第四藥方）

各種目痛症的傳染力最强、能從這人傳給那人、都由各種手巾肥皂及臉盆等器物作為傳染的媒介、所以家中若有一人患眼目疼痛症、那末這人所用的一切洗面的器物、別人都不可以取用、療治病人的人、每次治理病人以後、應當把雙手用熱水肥皂洗淨。

治法．

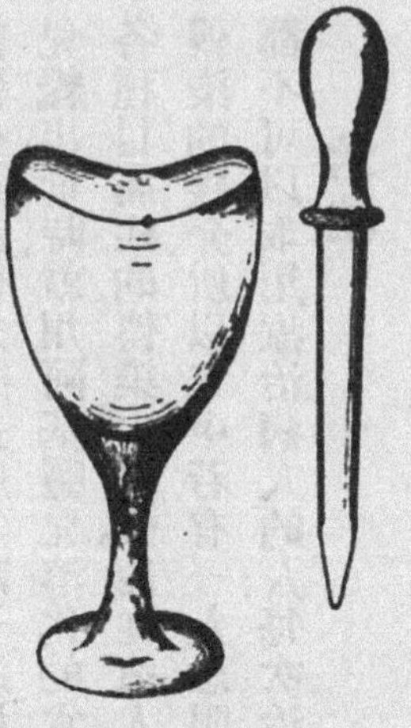

上圖右方係眼藥水之注射器。左方即洗眼之玻璃杯。

無論那一種的眼目疼痛症、可用硼強酸溶化的水療治。製配的成份就是清水一杯、內加硼強酸兩小調羹、這水須裝在清潔的瓶中、每歷三四小時用注射器把水擠入眼內。或者另用一個妥善的方法、把水盛在洗眼的玻璃杯內、約半杯的樣子、把杯合在目腔上、頭向後仰、兩眼睜開、使藥水浸入眼內、約洗數分鐘長久。等這硼強酸水洗過以後、可用百分之十阿基囉兒溶化的水、每眼滴入一滴。如不能購得硼強酸、及阿基囉兒、可另用別種溶化料、即取鹽半調羹、和入一杯清水內煮開了、等到涼後、如上法使用。凡用在與眼目有關的一切器物、都須要清潔、這清潔二字、是治眼痛症的一個重要方法。

說睟瘕炎（又名沙眼）

這一種眼症、是最危險最重的、若把患睟瘕炎的人的眼皮翻轉、看他裏面、就有無數細小如芝蔴形的東西。醫治這種眼症的法子、可按上文治眼目痛的方法施行、但要另用鏃養條 Copper sulphate 或別種藥物療治、自然見效。這是最能傳染、最難醫治的一種疾病、凡有這種症的人、必須就醫生診治。

C W P F

P M T F E

上圖排列大小英字兩行、若是人的眼目沒有近視、遠視的毛病、就是離開二丈六尺遠、也能辨清上排的英字、再者雖離開一丈七尺半的遠近、也能辨清下排的英字。

說遠視眼近視眼及眼痛等症

準照常例、讀這書的、試把書、放在離眼目一尺遠、讀看毫無訛誤、可算是無病的眼目。若讀時必須把書放在更遠、或比一尺較近、那末讀書的人、必須要配眼鏡。凡看書時覺得字畫不明、目瞳在眼目上面地位作痛、以及頭痛等等、皆足証明已失了目力上原有的效力。要想除去這困難、只須去求醫生驗你的目光、配製適合的眼鏡、但萬不可購用四處兜售已配成的眼鏡、因爲此種鏡片萬難恰合人的目光。

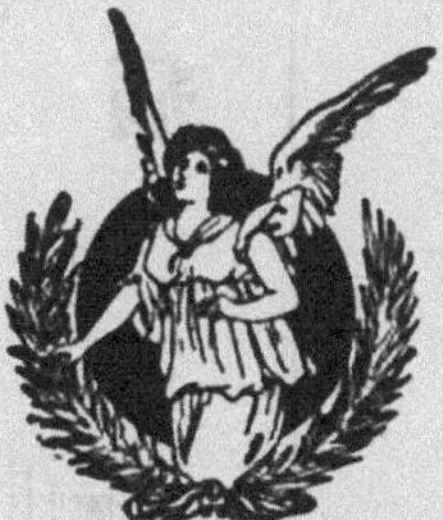

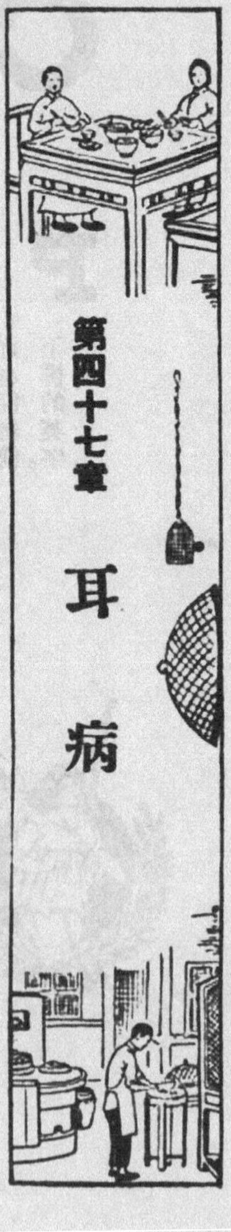

第四十七章 耳病

聾

耳孔約深一英寸、孔內有一膜名叫耳鼓（參第十三章圖型）耳孔裏積垢過多、能使耳變聾、所以凡忽然發生耳聾的、常因積垢的緣故。

除耳垢的方法、用小蘇打一小匙與溫水三四大匙調和、如要除去左耳的垢、可把右脇向下臥着、把所調製的藥水、乘着尚有熱氣灌入左耳中、先把藥水留在耳中幾分鐘、好把耳垢溶軟、然後用一個小注射器、如第二十九章的圖畫一般、再把上項溫調和物一些注射入耳、移去耳垢。倘若沒有注射器、可用不多的棉花、纏在很薄的木籤頭上、（必須把木籤頭裹沒）輕輕插入耳孔內、旋轉幾次、就拔出來、耳垢就好由此移去、但務要謹慎、不要把木籤插入太深、恐怕觸了耳膜、因爲耳膜極容易受傷。

凡是慢慢變聾的、經過了很多時期、這致病的原因、常由鼻喉或耳的中部、請看第十三圖、可見喉與耳中間有一小孔、凡人鼻內受塞或喉痛時、病菌可以通入耳內釀成聾子、如喉門柵腫大、或鼻喉濾羅擴張、也常是致聾的原因。(治法見三十七章)要得治聾必須用藥在鼻部與喉部、鼻孔須保持清潔、宜用小蘇打與鹽各一小匙、調和在一杯的水裏、每日洗鼻三次、用時須先溫過、這溶解物也可用以漱喉、且每日三次。

蟲或別的物件誤入耳內應如何治法

如有蟲飛進耳朵裏去、應當用溫芝蔴油、或花生油一些兒滴入耳內殺滅他、然後按照本章第一節所述的注射器移去死蟲的法子施行、如蟲在耳內眼睛可以看得見的、可用小鑷子箝出來。

如有小荳或小石子、這等堅硬的東西進了耳朵、要先把耳門向下、用手拉耳向外面或拉向後面再擦摩耳孔外頭的皮、這法有時能使荳石等硬物落出來。倘有一荳入耳、或菜類與花樹種子誤入耳內、可滴一點兒酒在耳孔裏、阻止這種子發漲、倘若以上所說的方法沒有見效、最好與醫士商量、因為強要硬物外出、恐怕耳朵受傷。

耳痛

耳病的原因、往往因為鼻喉受寒、這耳的中部纔釀成發炎。喉門柵發腫、鼻喉濾羅擴大、足能使兩耳痛的了不得、又或用力擤鼻涕及潛水、均可致耳痛。

治法

處治的方法、把身體臥下、使作痛的耳朵、貼在一個橡皮熱水袋上、或裝滿了熱水的玻璃瓶上。每隔兩小時、用人能受得住的熱水一點兒灌入耳中、然後用棉花把耳朵揩乾。倘若用甘油一小匙 Glycerine 與加播沕酸六滴調和、溫過後、滴幾點在耳內、可以止痛、但是這藥只能滴入耳內一二次、倘若耳痛不斷、延至十二小時以上、應與醫士商酌。

耳漏

患耳痛後、如漸漸的有流質淌出來、可以知道耳內已發生膿水、已經把耳鼓破壞。處治的方法、用潔淨棉花包在一個小木籤頭上、把耳內揩乾、每日兩次、然後取棉花帶、浸在熱硼强酸溶解物（與目痛取用的同）中、拏他洗濯耳孔、再用乾棉花揩乾、就把硼强酸粉洒入耳內、洒進去的時候、宜用紙捲作一小筒、一頭撮粉挿入耳內、另由一頭吹進。這法宜每日行兩次、耳孔口及別的部份附有膿水的、應當用凡士林塗上、阻止發生瘡患。

患耳病的、如果覺得耳後作痛、就是快要生出一種重病、能夠致人死命的先聲、應快與醫士商酌治療的方法。

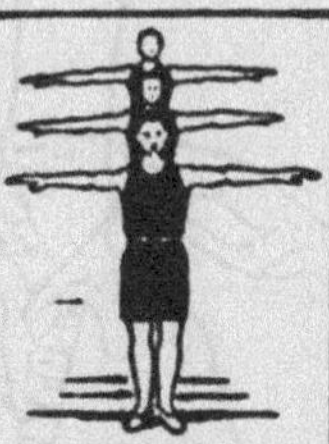

第四十八章　論急救療術

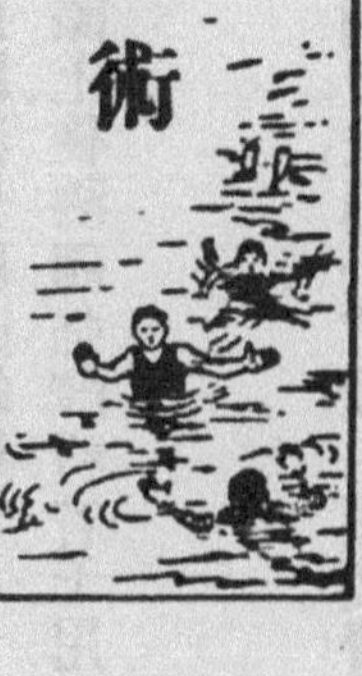

凡意外的災禍、不測的傷害、人不能決定說這是沒有的事。在人口衆多之家庭中的人、或割傷、或跌傷、或軋傷、或燒傷、或灰塵等物眯眼、或牙痛、差不多時常都是有的、有時受創很重、如斷骨、如被刀砍很深、出血甚多等等、這不是極危險的事嗎。凡這等災傷發現的時候、大概人只能袖手旁觀、沒有方法救助受傷的人、所以救急的醫術、最是居家的人所應當知道的、如果救的得法、自然可以保全人類的生命。

綳帶

凡屬被創受傷的、沒有一人不需用綳帶、對於身體各部份、應當怎麼樣分别用綳帶的方法、更是各人應當知道的。綳帶要用潔淨布製造、用在膀臂或小腿的綳帶、約需二英寸

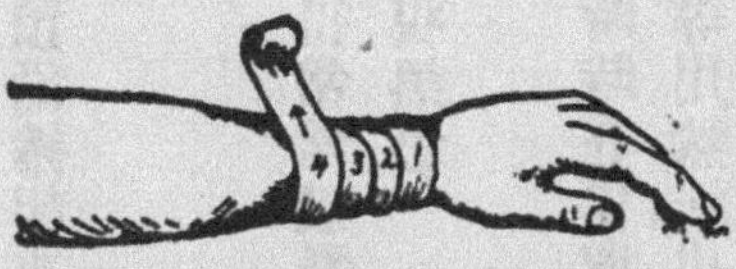

此圖是顯示平常綳帶的方法、因爲綳帶對於人體各部分都可應用、當施行綳帶時、應當由下而上、按照圖中施行綳帶在手腿等處、1即綳帶的起始、2是把綳帶第二道的一半壓在第一道綳帶上面、3 4俱是一樣。

闊、手指的綳帶、大概在一英寸以內、各種的綳帶要在平時預備捲起來包在潔淨的紙或布中、綳帶的紮縛法、請觀各圖自然明白了。

傷（如壓傷跌傷軋傷撞傷打傷等）

人若跌墜受傷、或有時被器物撞擊受傷、那末皮膚並不見得常常破裂、但皮內的肉受了損害、有若干的小血管已經破裂、所以受傷部份的皮膚發現黑色。

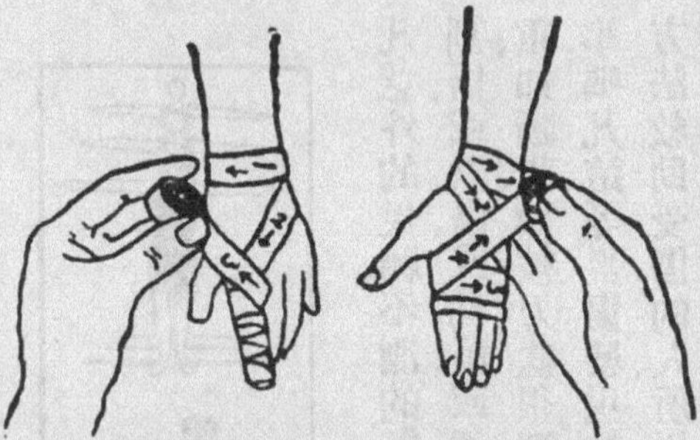

上圖乃顯示手指手掌手背施行綳帶之法

治法

受傷後快用冰水、或極冷的水、時時在傷處揩抹。倘若沒有冰也沒有極冷的水、只好施行次等用熱法、也是很好的。法用手帕或小面布、浸在極熱的水中、取出絞乾、按在傷處、時時浸在這水裏保存水的熱度、或者用一瓶極熱的水隔着巾布熨貼傷處也可以。傷處宜使高起、可以幫助減少肌肉的痛苦。倘若傷處皮膚破裂、宜用海碘酒擦上、後洒硼强酸粉若干、用潔淨布包好。

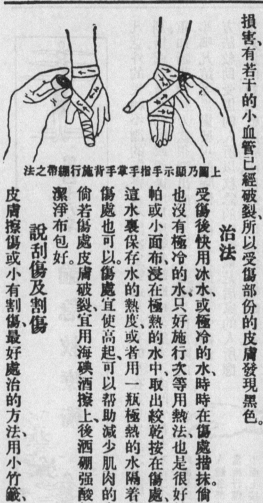

說刮傷及割傷

皮膚擦傷或小有割傷、最好處治的方法、用小竹籤、一頭裹着棉花、狀如小帶一般、浸着不多的海碘酒塗抹、然後洒上一些硼强酸粉用布包好初塗海碘酒時很痛、但是不過幾秒鐘就不痛了。傷處如有污穢、在塗海碘酒以前、不宜洗濯。如傷處微細只須用藥一次如傷處很大、次日發現紅腫就應當移去綳帶倘有膿汁、應用熱硼强酸溶解物（一小匙硼强酸與熱水半杯調和）敷在患處另外用布包好了。每隔一小時用硼强酸水滴在布上、使布不乾、可以快快的痊愈了。

倘若沒有硼强酸可用同量平常的鹽加入水中代替、另外還有別的洗藥、或取鋏錳養數片或十滴以至廿滴的萊蘇 Lysol 或加播酸、與半杯熱水調和、洗濯患處、都是有效的。

流血頗多的重傷

倘若患處出血甚多、不能卽速減少、可用清潔巾布浸在極熱的水中取出貼在患處、但是水要極熱、不然就沒有效驗。

倘若傷處流血過急而且不止、可令此人臥下、用拇指壓在傷處上面的軟部份皮膚上。如傷在臂上或腿上、可用一摺叠的布或一寸。寬的

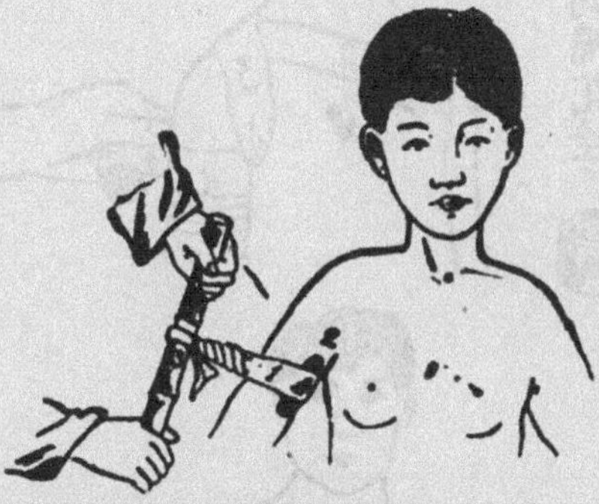

這圖是爲顯示人臂或腿破傷了、用法阻止流血例如劍傷在臂、可把綳帶鬆繫在臂上、可用圓形石或軟木擺在臂的裏面綳帶內、再用木棍挑起絞緊、使圓石或軟木壓住血管、綁束就可以止血了。

帶子、紮在傷處的肌肉上、在布內墊一個小圓石或軟木在靠近傷口的上部、然後再用竹條或木棍把布扭緊、血就可以停止不流出來了。(細看插圖)出血的腿臂、應當擱在高處、等血止了、就把帶子移去、但是要慢慢的鬆動、隔一下子、鬆一些。包布一經扭緊血流自然減少了、再用些有吸收性的棉花拴在一根木籤上、蘸海碘酒抹在傷處。若出血已止住了、用一兩府布裹傷處、這布要在開水裏煮過的、用布條紮好。但不可驟然全鬆、恐怕傷處或再出血、不可不小心。

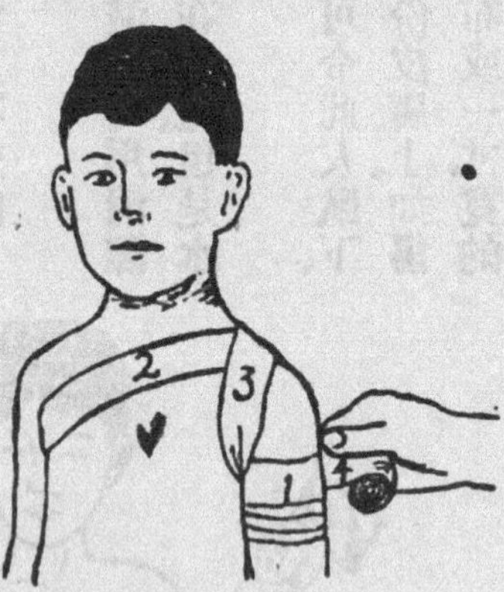

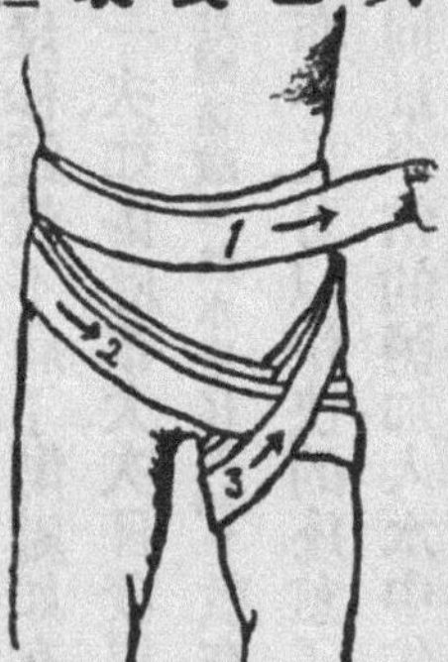

此圖乃是腴、膈處施綳帶之法。

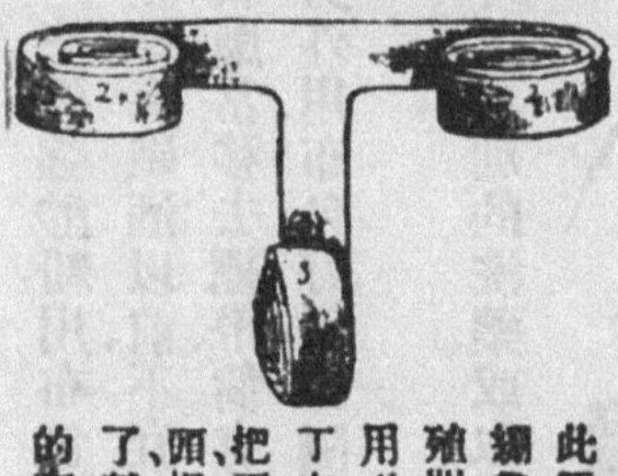

此圖是丁字式的綳帶預備包裹生殖器用的方法、先用兩面圍在腰間、把丁字尾在後面隨把丁字尾拉到前頭、把生殖器裹好了、就結束在腰間的布上。

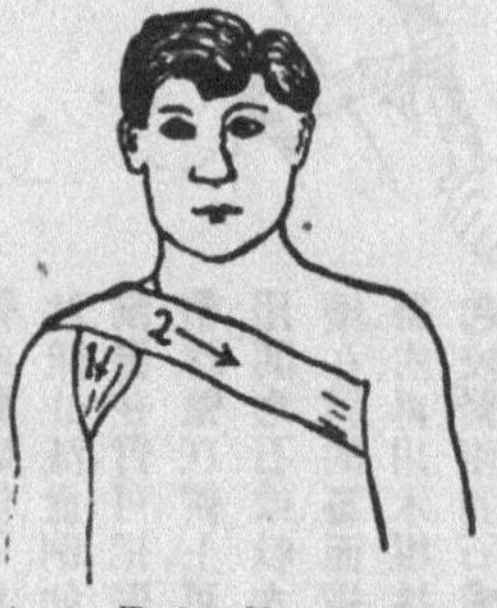

此圖乃顯示肩施綳帶之法

說止頭部受傷出血之法

用薄布一片、在海碘酒中浸濕、貼在傷處、再用潔淨布幾層、蓋在外面、作爲軟墊、用手指把軟墊按在傷處上。

說面部及頸部出血

止唇傷出血的方法、先把手洗淨、用第二指伸進嘴裏、再用這指與拇指緊擠傷處。

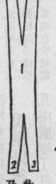

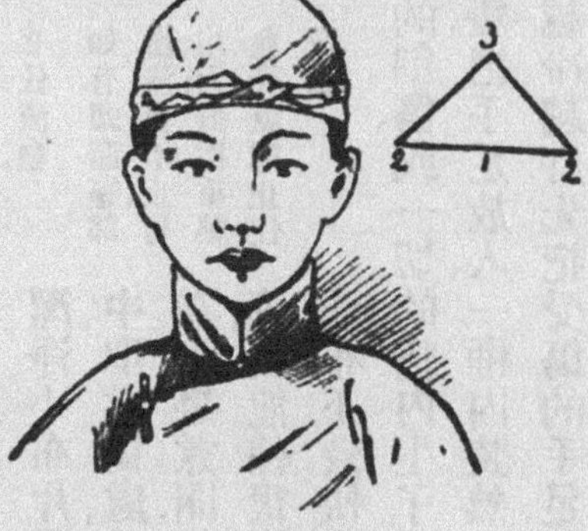

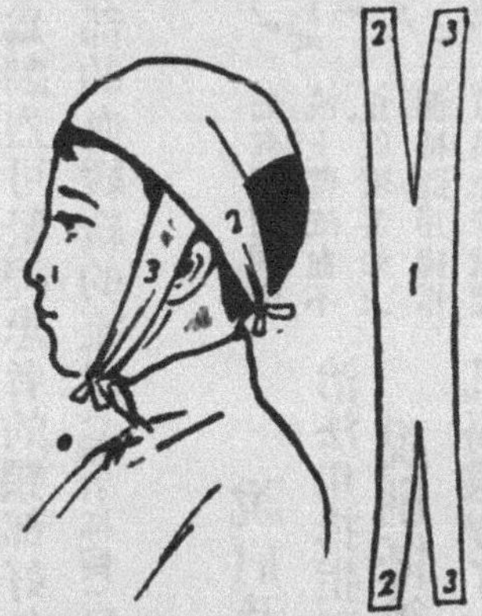

此圖乃顯示在頭部施用繃帶之簡便法。

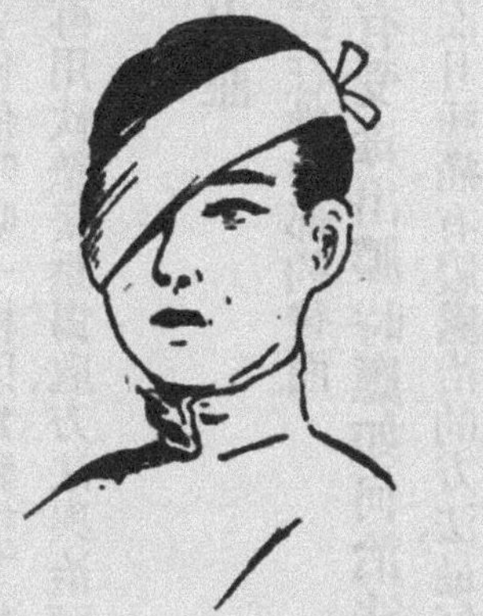

此圖乃顯示在眼部施繃帶之法

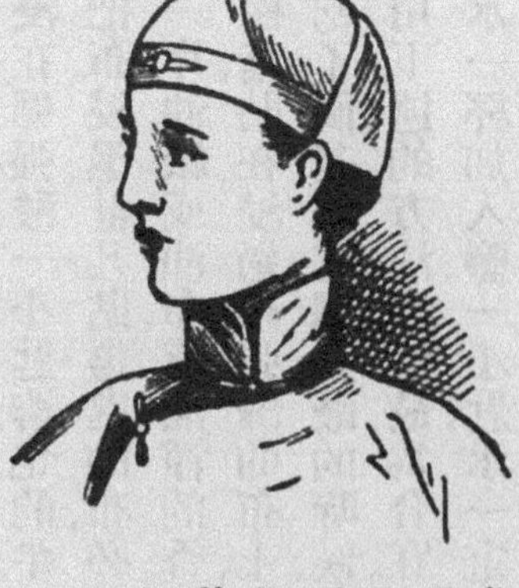

此圖乃以三角形之繃帶、施於頭頂之法。

倘若面部出血很爲劇烈、可緊揑患者的頸部、好像不要使他呼吸一樣、因爲緊揑下嵴角的下部、可以叫面部的血緩緩的流出。(細看插圖)另外再用軟墊緊壓傷處、方法與治頭皮出血沒有分別。

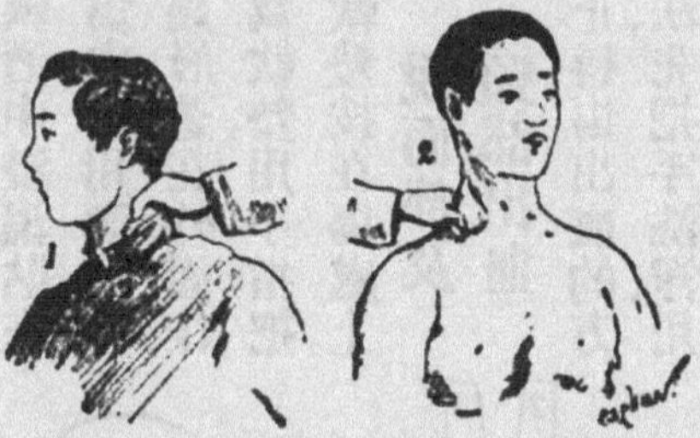

如有兩肩周圍、或上臂流血不止、就須要如上面插圖用拇指重壓血管、就能止住流血。

如有頭面等部份流血不止、可用大拇指重壓血管就能止住流血。

說肩及腋出血

治法用拇指緊壓鎖柱骨中部的後面。

說創傷後至有受毒出膿時應如何治法

凡傷處變了紅色、而且腫痛、有膿處、治的方法、最好用潔淨小布片幾塊、浸在硼强酸一小匙溶化的半杯水中、取貼傷處、時時把布浸濕。計凡貼傷處的布、必須先在水裏煮開、倘用一片油紙、或油布、或潔淨的香蕉樹葉、或他種很闊的樹葉、貼在浸過硼强酸的布上、可以使布不致快快的乾了。倘若沒有硼强酸的時候、可用鹽代替。所有手足部的創傷、或一切的腫內生了膿汁、用下述的方法療治最爲合宜。法用大小一般的木桶兩隻、把手足放入、一桶內裝熱水、每水一杯加入鹽一小匙、水一定要很熱的、一桶內盛冷水越冷越好。先把受傷的手足、放在熱水裏、約一分鐘、再浸冷水中數秒鐘、照這樣輪流施行、接連至二十分鐘或二十分鐘以上。熱水應當時常加添、保存熱度、冷水也應當時常更換、保存冷度。

說扭筋

扭筋是節骱忽然扭轉、因而受了傷。查最容易扭轉的節骱、或是踝骨與手腕、凡扭筋最厲害的那時、最好請醫生診治、因爲恐怕不但是扭筋、或者是骨頭折斷了也不好說。

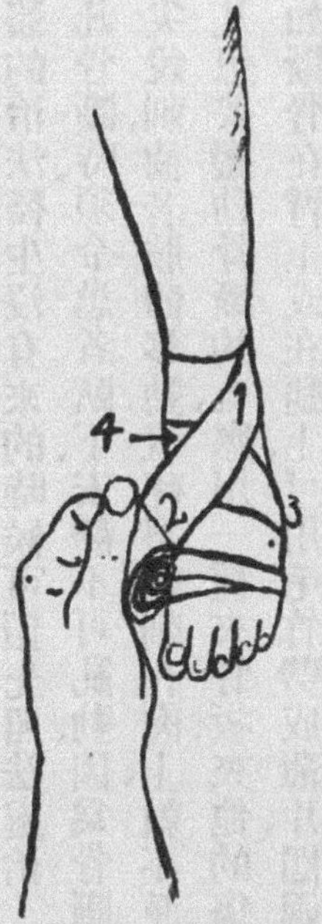

此圖是施繃帶在足上的形式、先由足腕處繞幾道、由足背如圖上所表示的1 2引到前掌底下、由裏面達到外面、再由足背繞到足腕。

扭筋最先的治法、把傷處浸在熱水中半小時或半小時以上、水要極熱、但須能夠耐受爲度。浸後用粘性的膠布、作繃帶把傷處裹好、或把布條緊包傷處。凡包紮都要從傷處下部包起（卽傷在腕須從手掌包起）第二天可以把繃帶移去、再把傷處浸在熱水中十五分或二十分鐘、當手足在熱水中時、

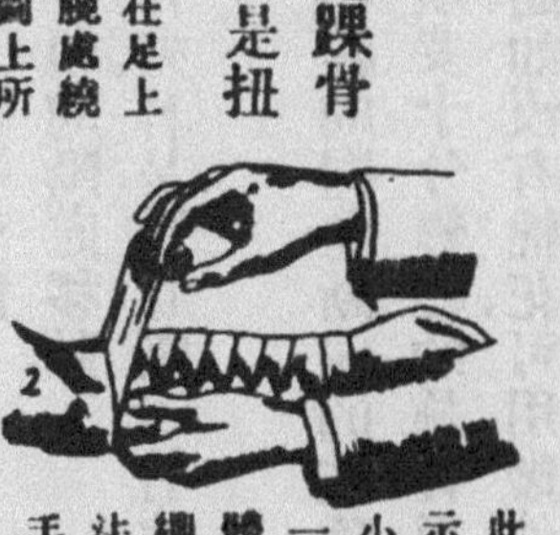

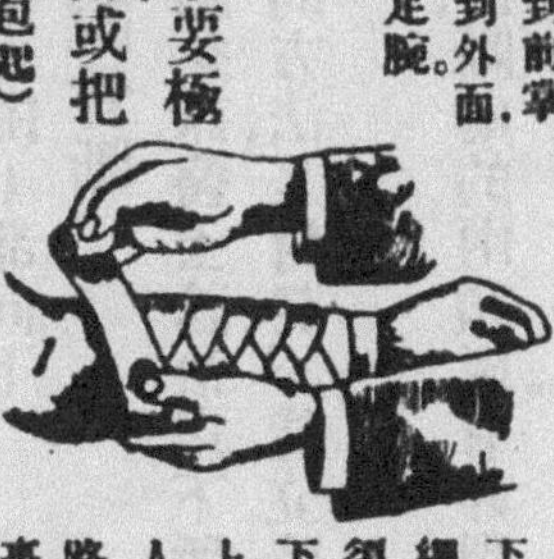

此乃示大小不一肢體施繃帶法、如手臂上粗、下細、繃帶須由下而上、以人字路包裹之。

傷處可以緩緩的按摩。須由下部向上、不可由上部向下。

說骨斷

凡骨斷須請醫士診治、以下所列處治的方法、是對於不能立時請

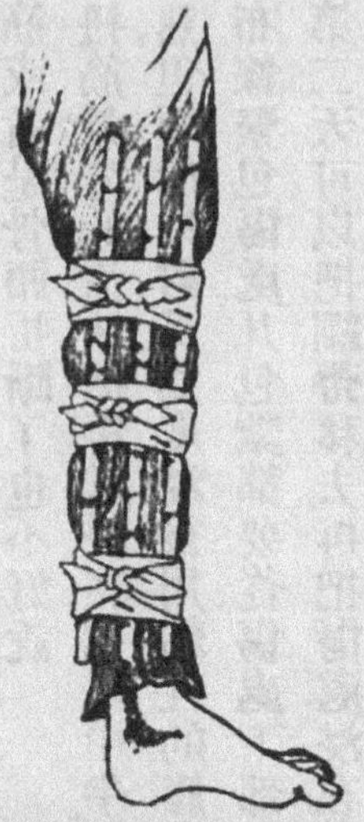

此圖是腿骨折傷急救法、在貼近腿的皮膚上、須要鋪上厚布或棉花、外頭用竹片七八根綁好如圖的形式。

醫的治法、醫生沒有來的時候、可預先照法處治。

凡骨斷時、須令患者臥下、安靜不可亂動、因爲骨斷與木斷相同、斷處的兩頭附有碎裂的尖銳刺、倘若肢體移動、這碎裂刺刺在肉上、就不免要作劇痛、而且更要受傷了。

凡想要搬動骨斷的人、應用一種夾骨板、夾他的傷肢、免得把骨頭的斷處移動。

如斷骨在臂上、或在腿上、可用毛竹劈成薄片、闊兩英寸、作爲骨夾、若是臂骨斷了、竹片要一尺多長、若是腿、竹片的長短、就要從足部至臀部爲度。

凡在上骨夾的時候、須先把斷骨的臂或腿輕輕的拉直了、再輕輕的握他斷處的肢體、謹愼把斷骨的兩端合攏起來、使他的骨頭伸直了、這種手續必須要十分輕輕的施行、免得痛苦的了不得、骨頭拉直以後、用幾層厚的棉花包在肢體外面、如沒有棉花、可用幾件衣服代替棉花。夾竹片以前、必須用棉花或布襯墊好了、再加上竹片、用布條紮緊（細看插圖）

這事妥貼後、纔能把病人抬回家中、或病院裏。斷骨希望痊好、須要經過三四星期、骨夾亦須保存到三四星期、不可移去太早。

說脫骱（又名脫節）

凡有骨節脫出原來部位的時候、節骱就不能移動、脫骱與斷骨不同由此可以明白。

處治脫骱的方法、目的無非要骨頭回入原位、這種處置十分之九必須醫生助成、所以凡患脫骱的、須自往就醫、或請醫生來家診視、越快越好、若遲了一二日、那末醫生就要用解剖法處治了。

說燒傷（即灼傷）

灼傷如不過重、把傷處快浸入冷水裏、浸廿分鐘或廿分以上、然後用加播潞酸一二滴與凡士林一小匙調和、塗在傷處、或用蛋白及煮滾的芝麻油每樣一半塗上也有功效。

如因灼傷很重、傷處燒壞的衣服應當去掉、然後用布片貼在傷處、時常用硼强酸或鹽質的溶解物潤濕了。這等溶解物的作法、說明在本章刮傷與割傷一節裏面、把這濕布片每

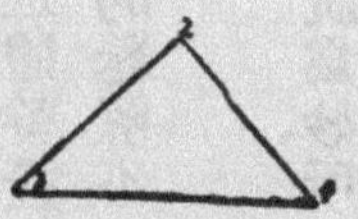

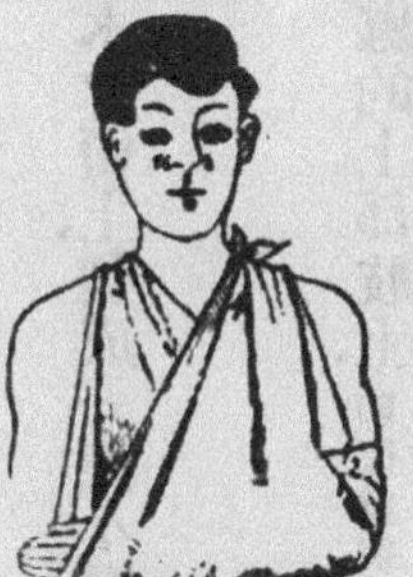

三角形的繃帶、是極有效用的物品、方法用一塊方布長二尺八寸、疊作三角形、（如圖）如人的肘節受傷、即可用這樣繃帶托着肘臂、（如圖）就是別的部份也能用。

日保持在傷處幾小時、等到移處的時候、酒上極細的硼强酸粉、再用此粉一小匙與凡士林兩小匙調和、塗在布片上、貼在傷處也可有效。

湯傷

皮膚被熱湯或開水燙傷以後、發生水泡、此等水泡如不很大（與銀幣的大小相似）不宜挑破、治療的藥最好用皮克立酸 Picric Acid 一小匙、放入一個能裝四五大匙水的小壺裏、把了這溶解物、每日擦傷處二三次、再酒一些硼强酸、用潔淨布包好。

說釘或碎片刺入手足時如何處置

先把釘或碎片取出、用一些棉花纏在一個細小的木片頭上、製成一把小帚、蘸海碘酒插入創口

說被狗或他物咬傷如何治法

倘若傷在臂上或腿上、用一根堅固的繩子、拴在傷處的上部肢上（即傷處與體幹最近的一邊）用木條插入繩子下頭、把繩扭緊、這是阻擋傷處的毒延進體幹、拴過繩子以後、用上節治釘傷的方法療治、已經敷過海碘酒以後、就把繩子慢慢的鬆解、不可鬆的太快。

說蛇咬

治蛇咬的方法與治狗咬沒有甚麼分別、能夠使傷處出血爲妙、所以既把繩子拴緊、宜用

小刀的尖頭插入蛇咬的傷口、慢慢的壓迫使血流出、等血出數分鐘、卽用海碘酒敷入穴內、或用鉀雙錳養數片溶化在一小匙水中、代替海碘酒也可以。倘若這蛇是很毒的、就要用鉀雙錳養注入蛇牙所咬的傷口內、這鉀雙錳養溶解物、宜用五厘加水兩大匙作成。

說蠍螫或蜈蚣咬

被蠍螫或蜈蚣咬以後、用針在傷處的周圍刺過幾次、又在皮膚上刺十幾個孔穴、然後用水把皮膚打濕、洒上一些鉀雙錳養、保留到幾分鐘的光景。

說日射病(中暑)

凡人在日光裏做事、倘或忽然倒在地上、失了知覺、應當赶快抬到陰涼的地方、把冷水澆在頭部及胸部、在這時候、使人用手赶快擦病人胸臂的皮膚、日射病是一種很重的夷傷、應當請醫生診治。

說吞服毒物

凡人若吞服了毒物、第一步的治法、就令病人嘔吐。有幾個方法令人嘔吐、法用一根羽毛、或一個手指、插入喉嚨裏上下攪動。若是還不見嘔吐、可用微溫的水一杯、用二大匙芥末、或四大匙鹽、加入調和、給病人喝、這也往往能使人嘔吐。又有一法、用明礬粉如半個雞蛋大、調在兩個雞蛋白內吞下、也能使人嘔吐。

說加播瀏酸毒

要救服加播瀏酸之人的性命、不必使他嘔吐、可以趕快叫他吞生雞蛋四五個、再或取鎂鑛養 Epsom Salts 或鈉硫強礬 Sodium Sulphate 一大匙與水一杯調和、令病人喝下也可解毒。另外的方法、卽多食牛羊乳也好。

砒毒

先用上文所述嘔吐的方法、再令受毒的人吞生雞蛋四五枚、再服鎂鑛養或鈉硫強礬一大劑。

救溺者之法（又曰淹）

凡被水淹的人、身體拖出水面以後、快把他口鼻間的水揩乾、解開胸部的衣服腰帶、把嘴撬開、用小木條撐住、使口久張、隨把他身體向下伏臥、救護的人、用兩臂伸入他身體下面、摟抱他身體的中部、

甲

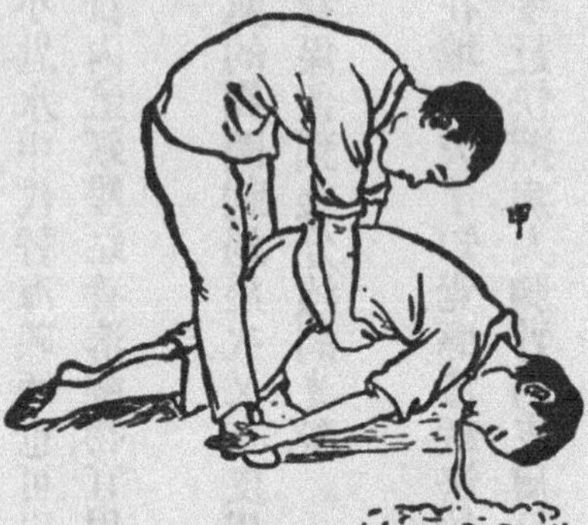

乙

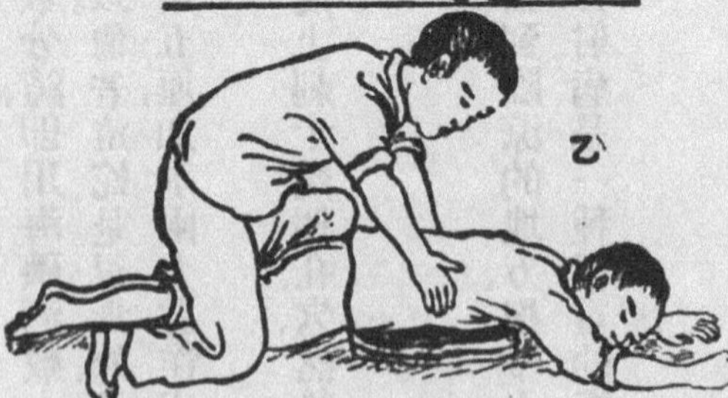

此圖乃顯示溺斃之人、由水中救起、用手術使吐出肺內積水之法。

使水從肺部流出在口鼻的水流盡了、就把身體放下、用衣服一捲墊在腹下、然後救護者用兩手放在病人背上如揷圖所示的一樣、用力向下壓後來又忽然把手放鬆如此每分鐘約行十二次。(作此的次數正與救護者呼吸的數相同)照此用力按壓背部、因爲要迫出肺中的空氣、鬆手時能使新鮮空氣進入肺內、倘若看見病人尚有生活的徵狀、那末人工呼吸法、可接連行一小時、或一小時以上。若是還有他人帮助、就急速擦乾他的皮膚再取玻璃瓶若干具、裝滿了熱水放在溺者身旁。但是水不可極熱恐怕燙傷了皮膚、因爲將死的人、皮膚極容易燙傷的緣故。

說牙痛

牙裏如有空穴作痛、應用木質的牙籤、把存留穴中的食物挑出、用不多的吸水棉花、蘸上幾河蘇 Creosote 或丁香油 Oil of Cloves 塞在穴內、用牙籤箝入。惟是幾河蘇不可入腹、切須謹慎、或用加播泐酸一二滴蘸在棉花上也能用。有時用小蒜打塞入穴中也可止痛。

說吞自來火解毒法

救法與上文所述先使病人嘔吐相同、病人可服銅礬養 Copper Sulphate 三厘、等三小時以後再服三厘、共服四次。

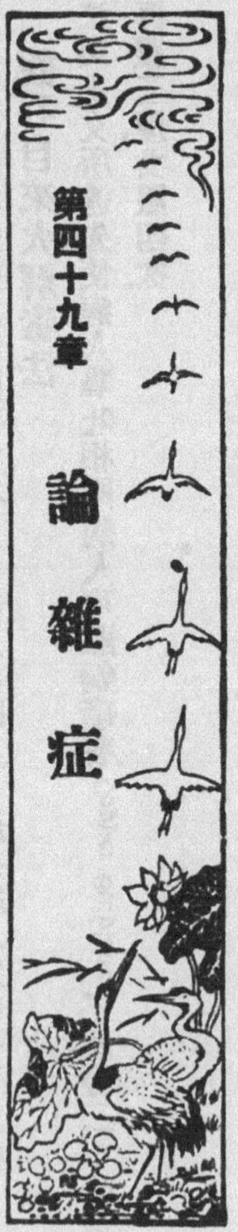

第四十九章　論雜症

說生口瘡

嬰兒生普通口瘡的治法、已在本書第廿七章論過了現在不必再說、查成人患口瘡的原因、是在牙齒口舌等具缺乏清潔所致。這瘡是白點的小泡、時常起在嘴唇及面頰的裏層、疼痛的很。

治法

用本書第五十三章第十第十一藥方洗淨口部、又用自來火梗一頭侵在純濟的萊蘇Lysol或加播渤酸內、觸着痛處、但是要把口涎吐出、免得把毒質咽入腹中。

說呃逆

少停呼吸、常能止呃、另外治法、可把舌頭握着拉向口外、約歷一二分鐘的長久、也能止呃。還有一個方法、就是飲一杯極熱的清水。

說出鼻紅(俗名流鼻血)

有時用大指及第二指把鼻子稍爲一揑、就能止血。

另一治法、是用冰兩塊、一放在鼻管前、一放在口內、再用冰一塊貼放在頸後、此法常能使鼻管流血立見停止。

又法取極鹹的水滴入鼻管、有時也能止血。

若施行上述的方法、都沒有效果、可取收濕的棉花(平常潔淨的棉花亦適用)一捲、分製幾個小球、如蠶豆大小、在每球棉花的四周拴縛結實的線一條、須有六寸或八英寸長、把這幾球棉花塞入鼻管內、深約三英寸、至塞滿鼻管爲度。這棉花留在鼻管內約三十分鐘或稍久的時候、然後把這線縛的棉花從垂在外面的線頭、用手拉出。

說疝氣

疝氣這一種病症、因爲腹內有一段小腸、串進腹部壁空洞裏所致、所以使皮內腫起、這症的患處、在相近脥處的脥膸處。

這症須由醫士診治、若在病初起時、把腫處緊壓、或可使小腸歸到腹內的原處、若用此法、還不能使小腸歸到原位、那末病人應當安臥在牀、趕快請醫士診治。

有幾種疝氣、可用疝帶治療、此帶繞在病人的軀幹上、帶上附有堅實的襯墊一個、用作夾緊小腹處、凸出的小腸、帶子的大小、應當看病人的軀體作個標準。

說膀胱中有石質

小便次數太多、且又作痛、以及尿中含血、有時溺出的尿、含一些兒石質、皆是膀胱內含有石質的明証。

治法

安臥在牀上、多喝含有檸檬汁的水。用鉀檸檬 Potassium Citrate 十五厘溶化在一杯清水內服下、每日三次。又用熱水淨身、也很有益處、每日可服烏魯透品 Urotropin 三次、每次十厘、若是痛度很重、病人必須赴醫院、由醫士把石質取出來。

說黃病

眼白及皮膚發黃、因爲胆囊或肝部有病所致、如有寒熱、應當安臥牀上。餐時應當吃米粥或容易消化的物品爲限、再喝含有香櫞汁的水、每日可服鎂鏇養或 Epsom Salts 鈉鏇養 Sodium Sulphate 一劑、每日可在肝部用熱敷袱法兩次。

骨節及背部疼痛

治這疼痛的方法、惟有熱熨最有效力、若熱水瓶、熱敷袱法均可應用、用冬青樹油 Oil of Wintergreen 擦骨節及皮膚、也能止痛。再取布一方、上敷冬青樹油一層、按在痛處、布上再蓋一層油紙、用綳帶紮好。
不要飲酒、不要吃肉類、每日須多喝開過的清水、
骨節疼痛因痺所致、每隔三小時的長久、應當喝內有鈉沙利先 Sodium Salicylate 十五厘
及小蘇打三十厘的清水半杯。

說癇症（又名羊吊症）

危重的癇症、能使人陡然跌倒、口吐白沫。但也有幾種極和平的、在病發時、不過在談講或
飲食中間、忽然失了知覺一兩分鐘、按這癇症、極與暈倒是差不多的情形。
治法的要素、應使每日大便一次、不可吃酒吸煙吃肉。如是成人患這症、在沒有請醫生以
前、每日可服鈉溴鹹 Sodium Bromide 六十厘、再多喝含有檸檬汁的水、加一些糖在內、每日
可服可羅兒通 Chloretone 五厘或稍多些、也大有效驗。

說誤吞非食品

作父母的、常因兒女誤吞錢幣、或針、或鈕扣等物、沒有不驚恐失色的。
按這種物件吞入腹內、大概還是原物迸出、並沒有甚麼傷害、不用服瀉劑藥、只要多食厚
大的物品、如麵包、薯（即紅薯）或各種粗菜蔬。凡吃這種食物、有甚麼作用呢、就是想把誤
吞的東西、帶出臟腑的意思。

說瘤

凡生在頭部、背部、或頸項的軟瘤、都沒有甚麼大害。若生在嘴唇、牙牀或胸部、就很危險、患這種瘤的、應當早日延醫診治爲妙。因這種毒瘤或是疽、或是最危險的肉瘤、恐怕不能預料、最穩妥的善法、惟有請醫生割除。

說放足之方法

地球上各國曾有纏足的習慣、只有中國是這個樣子、所收不良的結果、本書也不必再爲提及、明白人早已很曉得的了、現在把放足的方法、述明如下。

放足有兩個方法、凡想要放足的、自信能有二三十天不用脚的機會、就可採取更快的方法施行、這並不是完全不能工作的意思、只須不用脚行走站立罷了、至於縫紉攻讀等事、還可連接進行。查放足最快的方法、用一潔淨桶或盆、盛着熱水、把兩脚浸在水裏、初時水的熱度、不可太高、等浸了稍久、兩脚習慣受熱、就可把熱水逐漸的增加、加到脚能忍受的熱度爲止、如此浸至約有十分鐘的長久、然後把兩脚另外浸在盛有冷水的盆內、又約有兩分鐘、等這涼水浸後、用毛巾把脚揩乾了、用火酒細細的摩擦、再行按摩十分鐘。脚上如有破裂處、應當擦上海碘酒、脚指下、以及脚底的前踵（俗名脚腰）縫內、塗上凡士林油、再墊上潔淨棉花、因爲要想使足指及彎處伸直的緣故。一切依序行至此處、可用繃帶把棉花略爲縛起、不要脫落、但是不可太緊。這等洗濯及包紮的治法、每日應當施行兩次、每日所用的棉花應略爲加多、好把脚的縐縫及彎曲處撐平、復了天然的原狀。過了幾天以後、可穿上特別製成寬長的鞋子、稍稍的行動、不要使兩脚作痛、這法、可以接連行到脚指及脚骨恢復原狀爲止。

若是想要放足、但是沒有機會不用這一雙脚的、那末、次等的方法、只好把所穿的鞋子、逐漸放大放寬。初時若覺得鞋子過大、可用棉花一些墊在鞋裏頭脚尖處。至於上段快捷放足法、所述的洗濯及摩擦法、也可適用。雖然這方法的結果原嫌過慢、然而若遵照這方法施行、也可使已纏的兩足、恢復了本來的原狀、並沒有多少的差異。

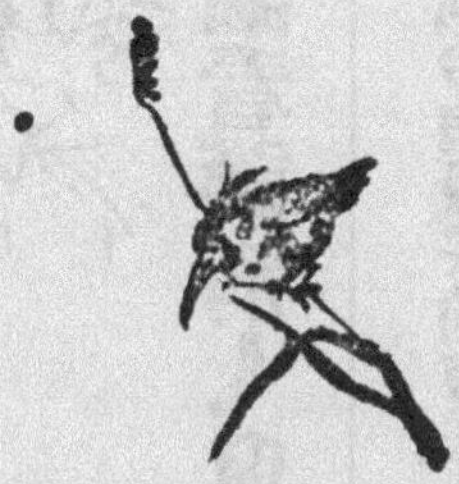

第五十章　論看護病人與消毒

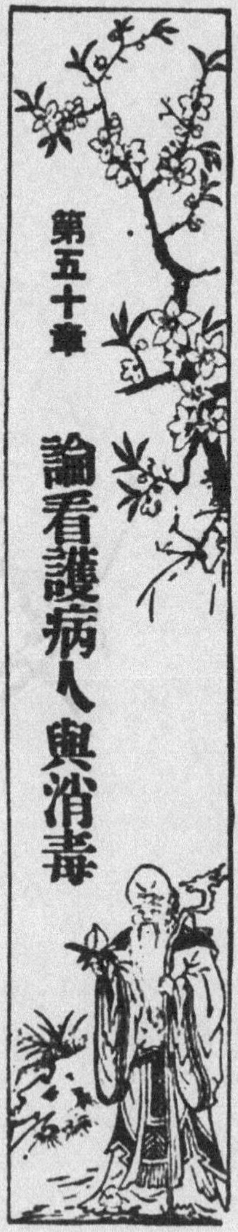

本書第十九二十以及他章、曾論到治病最要的方法、並不是單靠藥劑、也要靠着合宜的休息、與良好的食物、優美的看護、並用各種的方法、帮助那血液殺滅病菌、和這種病菌所生的毒素。

凡是重病、病人應當日夜安臥在牀上、普通的病人往往不知休息、自己覺得稍微見好了、就不肯安眠、起來照平常行動做事、吃平常的食物、以致不能有痊愈的希望、這樣的人真是不少。

凡人患病時倘若親友鄰舍、不時前來探望、擾亂病人的精神、那末、這病一定不能快好。管理良好的醫院、只許少數人探問病人。要知道時刻的探望病人實在是有損無益的。與病人談話、很能使他疲倦、有時探問病人的人、帶了食物、或藥物送給病人吃。但這種物品、那曉得都不是病人所宜用的。而且又有一種害處、就是能傳染疾病、因爲有多數的病可以傳染探問病人的。如與病人接近、或坐在病人牀上、或處置病人房裏的物件、結果很能帶着病菌回家傳病與別人。所以最好只許看護病人的兩三人進入病室、他人概不准進去、除非被請前來助理的看護人纔可以進去。

凡病人最需要的、就是潔淨新鮮空氣。但世上探問病人的、往往在病人房內吸紙煙、使病人呼吸的空氣變爲污濁。病人還要應有多量的睡眠、決不許他人坐立在病人房內。應當早些熄滅燈燭、使病人的眠睡得着安穩。

說病人的食物

相當的食物、是治理病症的要件。

有幾種病症、病人能吃平常食物、但是有很多的疾病、必定要吃特別的食物、如腸胃的病更是要注意了。凡患病的、無論甚麼病、必須多喝清水、但須先要煮開、等到冷了再喝、新鮮熟水菓、最與病人相宜、菓子汁更好。

煮半熟的雞蛋或燉凝結的雞蛋、與病人也相宜、只是決不可吃煎炒或煮老了的。煮半熟鷄蛋的方法、可把蛋打破放在少量的開水裏、等到蛋青變了白色、卽取蛋出水。凝結的方法、用一小烹煮器放水半斤煮開了、等到水滾時、就把烹煮器離開火爐、放兩個蛋在水內、等燙過十分或十五分鐘、然後取食。此法如行的合宜、蛋的內容好像稀漿、這法製成的蛋、最容易消化雞蛋與菓子汁等和合的飲料、消化也快。製法是先把蛋白打到滿起白泡、再打入蛋黃、加糖少許、再與半玻璃杯果子汁調和。

蛋汁或牛肉汁、對於幾種病症很有益處、牛肉、雞肉、應切成小片加入冷水、小火煮兩小時、檢出硬骨、加一些鹽、很適口味。

如患腹瀉或痢疾或是一切關於腸腹急劇的病症、有時病人只可用蛋水作爲食品。蛋水的製法、取雞蛋兩個、把蛋白攪入玻璃杯冷開水中就成了、或加一些橘汁檸檬汁、就添出香味來了。米粥或焦麥粉所製成的湯、都是病人良好的食品、老年人、少年人、都是合宜的。另外如煮過的新鮮牛乳、烘焙的山藷、微燉的水菓、藕粉粥、薄片烘透的麵包、都是病人合宜的食物。

病人最宜避忌的食物、就是普通的蔬菜、如葱蒜等等。還有豆漿餅乾糖菓、或一切的甜物。至於芥辣胡椒生薑及很鹹的東西、也要應當禁止不吃。

凡代病人製備食品、目的是在製備清潔的食品、引起病人的食慾、而且是容易消化的。

病人所住的房屋

病重的人、應當獨住一房、光線要充足、至少要有兩扇窗戶。有幾種病症、如霍亂、喉痧、猩紅熱等病的人、決不宜與他人同住一房、因此等病傳染最快、恐怕同住的人因此受了傳染。

說病人浴身

有很多人以爲人既患病、就不宜洗澡、這是大大的錯了。要知道病人宜常洗澡、比沒有病的人還要緊、若病人能在一時期內、洗濯身體的一部分、趕快揩乾、並不致於受了寒涼、有一大半的病症、對於洗澡的價值與藥劑是平等的。

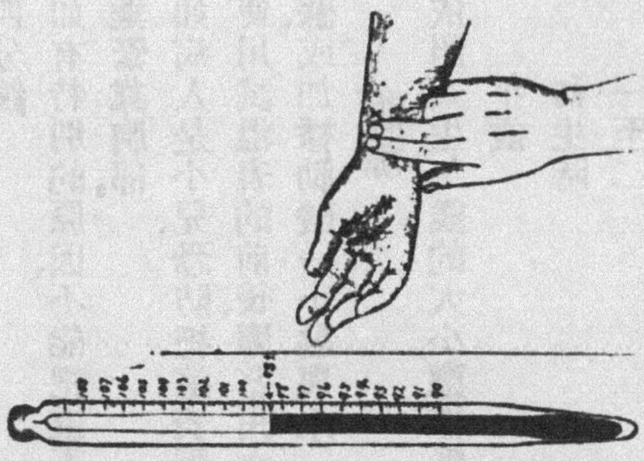

上圖乃是診脈之法、下圖乃試人身熱度之試溫表。

試體溫之法

人要想曉得身體發熱不發熱、不能常靠着用手按摸、就算曉得了、必須要用試驗體溫表、(如圖)這表刻有分數標準、自法倫表九十度、以至一百十度。表上有一箭形的記號、是指示九十八度半、就是無病的人體溫度數。倘若表中水銀升到一百度、或一百度以上、就是發熱、一百零三度爲中熱、一百零四或五度爲高熱。用試驗體溫表的法子、當緊握這器上貯水銀的那一頭、向下急搖幾次、如同振鞭一般、要使水銀瀉入下頭、然後用有水銀的那一頭、插入病人舌頭底下、叫病人不要閉合牙齒、把嘴唇緊閉、把表放在舌底下、約等三四分鐘。

如有特別的原因、不能把這表放在舌下也可先把腋窩揩乾、把這表放在腋下、使膀臂下垂緊靠胸部。

如病人是小兒、恐防把這表壓碎、或插入肛門兩英寸試驗也可。

使用試溫表的前後、應當用水與肥皂洗淨（不可用熱水肥皂洗）洗後、再用酒精洗過、或用萊蘇、或加播勒酸一小匙與水一杯調和洗濯也可。

說脈

依照人生年歲的大小、應作脈跳的多寡、記述如下

年歲	每分鐘所作的跳數
初生時	一百三十至一百五十
一至二	一百一十至一百二十
二至四	九十至一百一十
六至十	九十至一百
十至十四	八十至九十
成人	七十二

數脈的法子、可用三個指頭尖、按在手腕的正面、在腕的側面約半寸、在大指根的上部約一寸多、細看上圖就明白了。

說呼吸

茲依人生年歲之大小、應作呼吸數之多寡、記述如下。

年歲	每分鐘呼吸次數
初生時	四十
二	二十八
四	二十五
十	二十
成人	十六至十八

數呼吸的法子、可用時表一隻持在手裏、另用一手按在病人的胸前、把他每次跳數記下、就知道每分鐘跳若干數了。

本書對於霍亂症傷寒病章中、消滅病人的糞渣、已經詳細說明、此法極爲妥善、願讀這書的人細想、並要遵照施行。

凡人排洩的糞、盛在器內煮開後倒出去、實在是最好的方法。凡病人用過的紙張或布頭、也必須用火焚燒。

凡病人的衣服被單等件、經開水煮過、就沒有損害了、所以病人此等物件若經他人使用、先前必須照此料理、纔能消除毒氣。

按置糞尿的傢具、可用有蓋的火油箱、在糞尿沒有倒出以前、須先要煮開了、如上文所說的而行。

病菌在日光下面、日久當被光力所殺滅、因爲日光很能殺菌、所以病人的房屋、必須光亮充足、所用的衣服被單、必須時常在日光裏晒晾、約須經過幾小時的長久。

凡住屋門戶能以閉緊的、用福末令・Formalin 水消毒很爲有效、衣物如要消毒、但不能用水洗煮的、可把這種衣物放在能把蓋子閉緊的箱內、每置衣服一層、洒福末令水一小匙、以後再放一層衣服、再用此藥水一小匙洒上、洒過了、把蓋子緊閉約二十四小時就好了。

汞綠毒藥 Corrosive Sublimate 是消毒藥中用處最廣的藥物、但是這藥性、非常的猛毒、所以市上不能隨意出售、平常都是配成藥丸的。若用這藥丸兩粒、溶化在兩杯淸水內、就是千分之一的汞綠毒藥水、用爲洗濯料理病人以後的兩手、最能消毒一切手巾面布等類、經過病人用了的、可先浸在這種溶化水內半小時以後、再爲洗滌。

用百份的水、內放加播渤酸二份或五份、也可用作消毒藥品。

萊蘇 Lysol 也是消毒藥中的良藥、溶化的成份、就是萊蘇一成、水一百成。用石灰消毒、也很有效的。所以屋裏四周可洒上石灰、就是已經倒在厠坑裏的糞渣、也可用一層石灰遮蓋。

銅硫强礬 Copper Sulphate 也可用作消毒品、配合的成份、就是礬一份水四杯。

凡要想把病人的住處消毒、最好的方法、只有把室內的地板墻壁器具等物、用肥皂水逐一的洗刷。如能買有加播渤酸或汞綠毒藥、可以照上文所說的方法、溶化一種用爲洗刷地板等物、那是格外的好了。

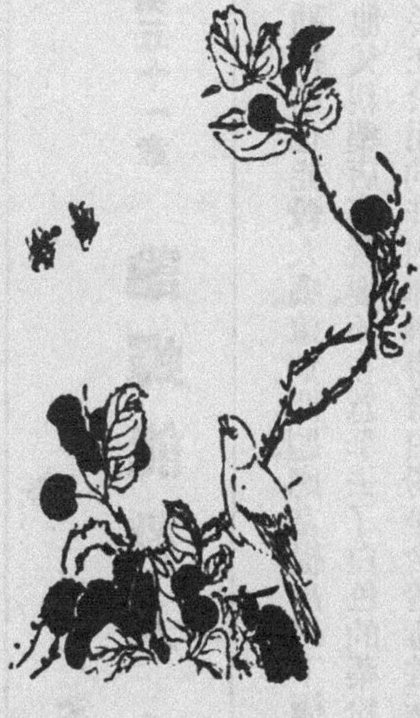

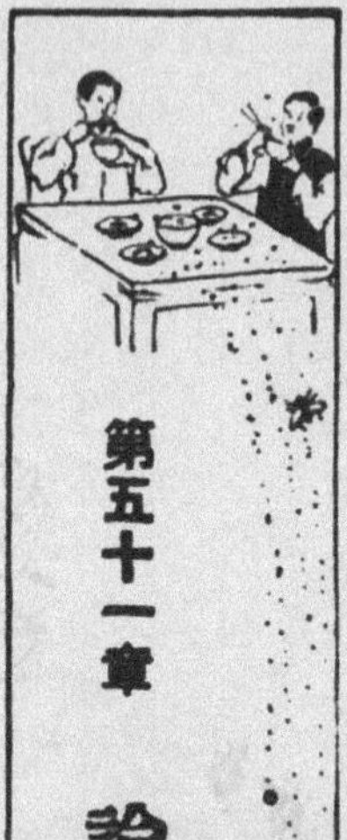

第五十一章　論蠅能殺人

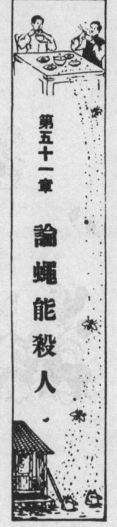

蒼蠅這麼一種微小的動物、他也能殺人嗎。這個問題、應當提出以下極淺的言語、作一個比方。聽說有某小兒在他父親藥店裏玩耍。不在意拏去了白色的藥粉一包、想不到這小兒把這白粉、拏到街上、丟在公用的井內。那曉得這白粉是含着毒性極猛烈的藥、以致附近的居民、汲飲此井水死亡的人、也不曉得有多少。這個原因、不過只由這一個小兒、把那區區的藥粉遺在水中所致。雖然是一個極小的孩童、與一點極少的毒藥、實能殺害大夥人民的生命在不知不覺之中。那曉得蒼蠅能遺毒殺害人命也與這小兒相同。查蒼蠅在中國每年傷害人民的數目、不下千萬、但可惜疑這蒼蠅爲兇手的、只有少數的幾個人。普通的人、都以爲蒼蠅這個東西是沒有甚麼危害的蟲類、還說他除了停足在人身上的時候、能使皮膚發癢以外、就沒有比這個更厲害的事發生。

所以要知道蒼蠅能製造殺人的機械、須先要研究他的身世及習慣、是頂要緊的事。

母蠅能產卵、就由這卵變蛆、遲幾天就由蛆變成了蠅老實些說、從一個蒼蠅生出卵子的日期算起、大約歷經十日或十四日的長久、卵卽成了蒼蠅、計算每一個母蠅能產卵至少二百枚、不過兩星期、這二百枚的蠅卵、卽能各成一個蒼蠅、由此可知每一個蒼蠅、在幾個月的時期、當能化出百萬的種子來。

蒼蠅這物雖到了冬令、常有幾頭藏在屋中、或別的地方存活、等到天熱的時候、他就開始產卵在汚穢堆上、或糞坑以內、天氣越熱、蒼蠅的卵化爲蛆是越快、約經兩星期卽能成了一種發育完全的蒼蠅。

論到蒼蠅普通最能卵化的所在、就是馬糞坑內、然蒼蠅也能在人糞、和腐敗物、及一切汚穢堆內卵化。總而言之、凡是汚穢猥褻的地方、都是蒼蠅產卵的地方。

蒼蠅既在汚穢地方化出、他吃的也是汚穢、住的也是汚穢。他的身軀、及腿部又很合攜帶汚穢的用處、因他的腿與身軀生毛極多、計算他六隻腳上、每一腳生有圓式的墊子、墊子下面附有一層粘質、像膠一般、藉此可以證明、無論甚麼地方、一經蒼蠅停足、假如有可以粘連的物、必被他的身體腿足粘到別處去。若是有一個蒼蠅、停足在人類排洩的糞上、他身體和腿和足上、自然粘有此種糞渣、等後來飛集在水菓或菜蔬上、或別的食品上、一定染有剛纔粘來的糞渣遺在上面、這是沒有可疑的事。若這糞渣是患瀉症、痢疾、或霍亂症所排洩的、一定有病菌在裏頭、把這含有病菌的糞染在食品裏、人若吃下去、豈有不傳染病症的呢。

人若在蒼蠅喫食時留心察看、他咬食堅實的食物、必先由他胃部吐出一些流質來、用作溶化食物、然後食下。蒼蠅的胃部最是藏汚穢的地方、吐出流質那時、穢物也隨同射出、這就是能以傳染疾病的緣故。

蒼蠅飛在害眼睛的眼角或生瘡的人的身上、吸了人的膿血、或是腿足上粘滿了膿質、後來再飛集到別的小兒眼目上、或皮膚上、那就是傳染目疾、或皮膚症的普通原因。

現今証明蒼蠅這一物、實能傳染各種疾病、如傷寒症、腥紅熱症、霍亂症、腹泄症、痢疾、紅痧症、疹子、痘症、瘟疫、生癤、生膿泡瘍症、及腸蟲症等等皆是。

說如何能免蒼蠅之侵害

要除了蒼蠅的侵害、頂好阻止蠅類的卵化。本書上節已經論及最能卵化蠅類的、就是馬糞及各種汚穢裏頭。馬糞必須用箱類緊密藏蓋、免得蒼蠅停足在上頭、這馬糞每星期至少須出清兩次、把他散置田中、若是不多、可用火油澆上、每星期兩次、這樣也可以預防蠅類的生育。

垃圾桶、必須用蓋緊閉、凡街上、衖內、天井裏、切不可亂棄垃圾、或一切腐敗的東西。凡城鎮鄉村想要治理得當的、都要按照本書上述的兩節辦法、明明的頒行法律、迫令居民如法遵行。如果照這法行去、人民患病或死亡的數目、自然可以大大減少了。這樣既是保持公共的健康、又得藉此掃滅蠅類的卵化、豈不是一舉兩得的事嗎。惟願關心衛生的人趕快施行。

至於驅除蒼蠅一事、無論那一家都能做到、只要窗戶上面掛着帳幔或安上鐵紗、就能阻止蒼蠅飛進來了、蒼蠅既少、病症就因此大減、縱然不能把各家窗戶全置帳幔或鐵紗、但飯堂廚房的窗戶、可是免不了要用的。

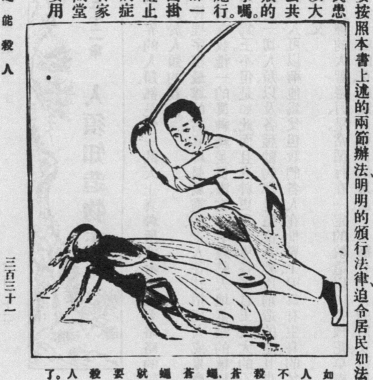

如人不殺蒼蠅、蒼蠅就要殺人了。

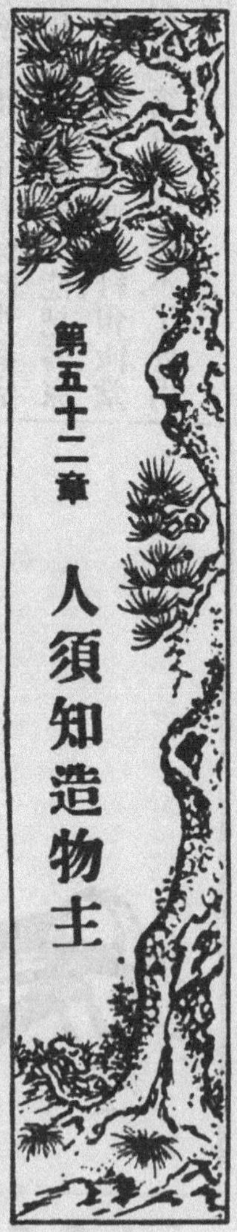

第五十二章 人須知造物主

本書裏面已經屢次提及全世界的人類、都是惟一的天上真神所造、本章更要略略的說眞神是誰、與所有的品性、及對於人類的責任。

真神是創造天地萬物的主、管理宇宙最尊的君、真神是屬靈的、世人往往指死人或鬼魔爲靈、真是荒謬已極了。因爲只有我惟一的眞神纔是眞靈、完全有統轄天地萬物的權柄、所以我們衆人應當稱他爲主爲王。不但是如此、而且真神更與世界各國君王大大的不同、所以爲萬王之王萬主之主、一切人類、以及各種動物、都是這位真神所創造的、並且也是由他得着養活、所以我們衆人可以稱他爲父。但我們各人在世界上、因爲有生身的父母、所以可稱眞神爲我們的天父。

我們觀看天地萬物、就知道眞神的大智慧。月、星、常循行在一定的軌道以內、各種花草樹木、生淺碧深綠的葉子、開萬紫千紅的花、結悅目適口的果品、一切都合乎人的需要、這都

延年益壽

是表明造物主爲無所不知、無所不能的神。本書第三、六、七、等章、以及他章、多提及我們人類身體構造的奇異、並各部份特殊的動作、這也可作一種確實的憑據、表明創造人類的眞神必是全智的主。這眞神既造人類、及一切動物的耳目、司理觀聽、那末若說自己不能聽聞、那就不合理了。我們一舉一動、眞神鑒察、一言一語、眞神聽聞、就是我們心中的意念思想、眞神沒有不曉得的。

太初眞神創造一男一女、有完備的身體、佳妙的智力、就是所具的品性也純全良善、他們住在完美的伊甸園中、那時的世界、眞是一片乾淨土、全然沒有罪惡痛苦疾病死亡等事。因爲眞神本意想使世人安樂度日、不像今日所見因病夭壽的、或至三十、五十、七十、因病就喪了命。原來眞神的本意、要使人能永遠生存。

眞神管理宇宙萬物俱有定例、好比地球循序轉動、每日有二十四小時、四季按次轉移、天空日月星辰、各循一定的時間出落、就是我們人類的軀體各部、也都有治理的定例。眞神對於人心、更設立了一種關於道德上的定例、使人都曉得對神對人應盡的責任。只因爲世人都不遵行、以致各種的困難、都發見在今日了。世界上的人受罪惡原始的撒但的迷惑、落在陷阱裏。甘心離棄創造的惟一眞神、反屈膝拜無知覺的偶像、甚至拜山林鳥獸。人既離棄眞神所定的道路、勢必妄行一切。與人生幸福相反的事無疑了。從此作惡犯罪的人類、就不能免疾病痛苦死亡的侵害了。

真神又先設法使人不得遺忘創造主、特定下第七日爲紀念日、又令世人一律遵守、每逢第七日（俗稱禮拜六）爲聖安息日作紀念真神爲造物主的表號、所以令人凡崇拜惟一創造主的、應當遵依定律、就是說、〈當記念安息日守爲聖日、六日要勞碌作你一切的工、但第七日是向你上帝耶和華當守的安息日、這一日你和你的兒女、僕婢牲畜、並你城裏寄居的外邦客旅、無論何工、都不可作、因爲六日之內耶和華創造天、地、海、和其中的萬物、第七日便安息、所以耶和華賜福於安息日、定爲聖日。〉（出伊及二十章八至十一節）此律永遠不改不廢、直到了今日、還是指明遵守此律、爲每人對於造物主應盡的本份。

真神愛人、有一個最大最明的確証、就是他差遣獨生子耶穌基督降世、爲人類的救主、藉耶穌預備的一種方策、使凡信耶穌的人、可以從罪惡裏得饒恕、終身爲真神所悅納、更賜他最寶貴的永生、所說信耶穌得永生的事、並不是說人可不死、乃是表明信耶穌的今生雖有死、將來真神必使他復生、享受平康安樂、永不再嘗死味。

當那真神的獨生子耶穌在世時、往來各處、每日只是行善、用得救的真理教訓人、而且到處醫治殘肢斷體瞎子癩子、以及一切的病人、最要緊的話、就是耶穌說有一國度、完全沒有憂苦疾病、也沒有瞽聾殘疾、凡得進這國的、身體的缺憾盡都消弭了、也毫無死亡的憂慮慮、因爲那國度裏斷沒有死亡的事。

耶穌更應許不多的時候、快要復臨、我們生在現今的世界上、已經距離耶穌復臨的日期不遠、因爲看見一切的表示、知道復臨的預兆、差不多都應驗了。這種預兆、如疾病加多、各處有大地震、大飢荒、以及列國失和、如同歐洲大戰爭等、都是表明世界的末日。

耶穌復臨時、凡已死的信徒、必使他復生、必率領一切復生的信徒、偕同諸多敬事真神、沒有死的人、離開這古舊憂苦、並爲罪惡所咒詛的世界、進他所預備義人居住的新天新地。

有一位著名的女基督徒懷愛倫、當他年幼的時候、是多病是很軟弱的、但他十分注意衛生的要理、同靈性的保養、就能夠做出一種大工夫來、幫助人類、並且保守他自己享受八十以上的年齡。現留下許多的教訓、論到衛生上合宜的法則、同報償指示我們。今將他的教訓記錄於下。

醫治的根源

「在耶穌所行的奇蹟上、顯明那種力量、是因人的緣故、常常作工去扶助人、也是藉天然物的能力醫治人。上帝每天、每時、每刻、都是爲人作工、爲要保守我們的生命、建立我們、並且也要恢復我們。當身體的某部位受了損傷、醫治的工作、即刻向前進行、天然的能力、就去恢復那原來的康健、但是這天然的力量、乃是上帝的力量。賜人生命力量的、是從上帝那裏來的。當一個人從病中痊愈了、乃是上帝恢復了他的康健。」上帝爲每個人的意思在聖經記着說、「親愛的弟兄阿、我願你凡事興盛、身體壯健、正如你的靈魂興盛一樣。」（約翰三書二節）「他赦免你的一切罪孽、醫治你的一切疾病。他救贖你的名脫離死亡、以仁愛和慈悲爲你的冠冕。」（詩篇一百零三篇三四節）

上帝永生的律法

「當使人十分明白上帝的誡命、是生命的道路。上帝已經設立了天然的律法、但是他的律法不是專制苛刻的。凡所說「不可」兩個字、無論對於道德、或衞生方面、是有了一個應許。若是我們聽從這律法、幸福就必臨到我們。上帝總不勉强一個人行善、但他尋找從罪惡當中救贖我們、領我們到善路上。」

「當注意到上帝所教訓以色列人的律法。上帝給他們一種明悉的教訓、論到他們一生的習慣。上帝使他們知道律法是關乎人的身心兩樣、上帝告訴他們順從者的景况說、「耶和華必使一切的病症離開你。」（申命記七章十五節）「我今日所警教你們的、你們都要放在心上。」「因爲得着他的、就得了生命。」（申命記三十二章四十六節箴言四章二十二節）

「上帝盼望我們達到完全的地位、就是因基督的賞賜、是我們可以得着的。他命我們自己揀選公正的、一面與天上的使者連絡、採用那能恢復我們與上帝形像的要項在聖經所記錄他的話上、乃是已經啓示這生命的大要。我們的工夫是要得着這綱要的智識、就是要順從與上帝同心合意的、加增身體同靈性上的康健。」

康健的福音

「人應當知道順從的幸福、用他們完全的力量、他們可以得受基督的恩典。上帝的恩典是賜給人力量、聽從上帝的律法、也是因這恩典的力量、可以打破惡習慣的捆綁。只有這力量能夠保守他在正路上站立得穩當。」

「當耶穌在世上與人同在的時候、所施行的同樣的力量、就是他所說的話。用上帝的話耶穌醫治了一切的疾病、趕逐了魔鬼、平靜了波浪、使死了的復活、人都是作見證說他的話很有權力、耶穌說上帝的話、他也是引用舊約先知所說的話、一部聖經完全是耶穌的表彰。」

「聖經的記載、如同上帝對我們所說的話、不但是寫在紙上、乃是說出來的。當受苦難的人來到基督的面前、他不只注意在那些當面要求幫助的人、但是歷代以來因信而求的、他都是注意他們。當他對癱子說、〈放心罷、你的罪赦了。〉（馬太九章二節）耶穌對加伯農的女子說、〈女兒你的信救了你、平平安安的去罷〉（路加八章四十八節）耶穌對其餘的受患難的人說、凡負罪擔的、可到我這裏來求帮助。

「所以有上帝所說一切的應許、但這些應許是對我們個人說的、也正如當面聽他聲音所說的一樣。因這些應許、基督的恩典同能力就與我們有連合。他們是樹上的葉子、〈爲醫治萬民〉的、（啓示錄二十二章二節）接受了、就有同樣的能力、可以使品格得力量、使生命得養活、也得感動。沒有別的東西、有這樣醫治的能力。除此以外沒有別的可以加增勇敢同信心、使全身有實在的能力。」

天然的補力

「好事之獨一的盼望、是用正義教訓人。爲醫生的要告訴人、那補力不是靠藥料、乃是靠天然力。病症乃是違犯了康健的律法、而天然力不能夠去支持的結果。有了病、當查考病的緣故、不衞生的法子當改變、壞習慣當更正、以後天然力可以發生功效、除去不淸潔、再行使身體的各部有完善的組織。」

天然的藥料

清潔的空氣、陽光、節制、休息、操練、合宜的食物、純潔的水、靠屬靈的能力、這都是眞實的藥料。每個人當有如何用天然藥料的智識呢。有兩樣要緊的、第一、就是明白療治病人的緊要。第二、有實用的教育、能夠知道應用這種智識之方法。

「用天然的藥料須要很小心、也是要奮力、但有許多人不願用。天然醫治的成功、同康健的建造、是漸漸而來的、對於無忍耐性的人、似乎很慢。周圍有防害的事情、都要克除。到末了、纔顯出那天然力是自由的、做出他很大而善的工夫來。凡保守他律法而順從的、必可收身心康健的賞賜。」

康健的保守

「保守康健、是普通人很少注意的一件事、疾病未來而早預防、比較有病時知道治法好得多。」

「每個人的本分、爲自己的緣故、同人類的緣故、要使自己知道注重生命的法律、常常的順從那法律。一切所當熟習知道的、就是人類身體各部份、一切的奇妙機關同組織、要知道各機關的職務、是彼此藉着康健的運動。但人當學習身心相互的作用、同管理的兩樣律法。」

「身體是應當要被制服的、有比人高上的力量來管轄、情慾用意志可以管理、因爲一切都受上帝的管理。公理、仁愛的能力、由神的恩惠成聖、擔任我們生命的支配。」

「上帝的需要、在我們良心上當確實知道的、就是男女必須儆醒、有自治的本分、如同濟潔的必要、對於嗜慾、同不正當的習慣、要不沾染。在腦子中、當刻着一種事實的思想、就是承認身心一切的力量、乃是上帝所賞賜的、當盡力的用善法保守、好作上帝的工夫。」

靈力之必須

「與靈力隔絕了、必沒有真改革實行出來。人類的屏障、反抗天然同有教育的思想、就如同沙岸反抗急流一樣、除非基督的生命成了一種有生機的能力、在我們的生命上、我們就不能夠反抗、攻擊我們內外的試探。」

「基督來到這個世界、一生遵着上帝的律法、人就可以因他十分自治、勝過毀壞人天然的嗜好。身靈的大醫生、是勝過了戰爭的情慾。他預備了各樣的機會、人可以有完全的品格。」

看到以上各樣的情形、每一位念這本書的人、不只學如何的醫治他的身體、保守康健、也當學習如何的能醫治靈性上的病、由此他將來一定可以得天國的永生、同快樂。到那時、就無痛苦無疾病、也沒有死亡了。

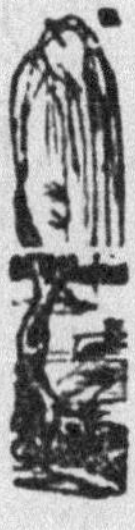

延年益壽

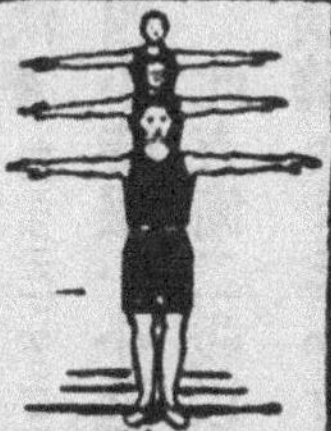

第五十三章 處方與附則

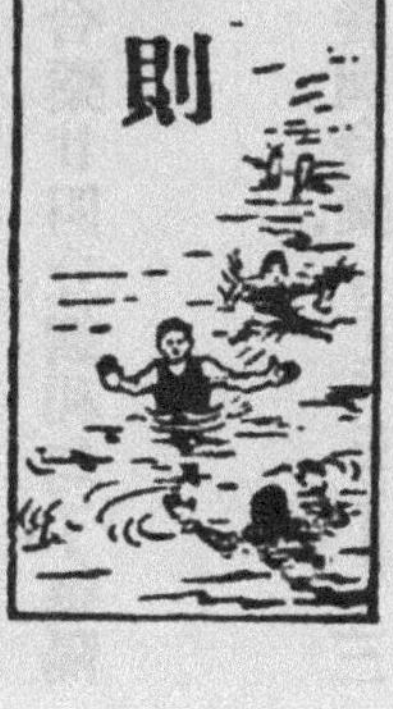

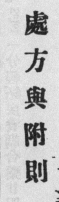

第一藥方

買一個清潔的瓶、能容水八兩重的、內置硼強酸 Boracic 一大匙、瓶內滿盛曾經煮開過的清水、約須經過幾小時、纔能取用。只是溶化瓶內的硼強酸粉、一時不能全化、倒出來時必須留意、不要把藥粉一同倒出。至這藥水倒用以後、還可加水、直加到藥粉化完了爲度。

第二藥方書內已說明

第三藥方

海碘酒、Tincture of Iodine 可向西藥房買用已經配成的。

第四藥方

阿基囉兒 Argyrol 溶解物、也可向西藥房買取已配成的、或可買乾阿基囉兒、用開過的清水百分、與十至十五分乾阿基囉兒調和、也可用。

第五藥方

硼強酸粉、Boracic Acid Powder 各西藥房皆有。

第六藥方

硫礦 Sulphur 二小匙、與凡士林或猪酒二大匙調和。

第七藥方

類索新 Resorcin 一分、火酒廿分清水廿五分調和。

第八藥方

成人用的

鉍淡養一兩、Bismuth Subnitrate 沙奈兒 Salol 半兩、輕鈣炭養調合藥 Chalk Mixture 六兩、和勻了、每三小時可服一小匙。

小兒用的

鉍淡養 Bismuth Subnitrate 三分、沙奈兒 Salol 一分、輕鈣炭養調合藥廿四分、調和勻了、每隔三四小時服一小匙。

此方備二歲以下之小兒用

鉍淡養 Bismuth Subnitrate 卅六厘、沙奈兒 Salol 十二厘、輕鈣炭養調合藥、Chalk Mixture 三

兩調和好了、每隔二至四小時服一小匙。

第九藥方

烘白礬粉用白礬一塊盛在匙內擱在火上、等溶化後發白乾燥爲度。

鉀綠養水 Potassium Chlorate 製法把鉀綠養放在水內、任水把藥溶解、以致不能溶盡爲度。

第十藥方

漱口及漱喉　加播渹酸 Carbolic Acid 八分之一兩、甘油 Glycerine 一兩、硼强酸水 Boracic Acid 十兩調和。

尚有一良法如下

硼强酸一兩八分之二、鉀綠養一兩八分之三、薄荷水十二兩調和。

另有一個漱口漱喉方子、用鹽一小匙、小蘇打一小匙、加在一茶杯水內。

第十一藥方

加播渹酸一兩五分之一、火酒二兩、清水五兩調和。(此方也可漱口漱喉)

第十二藥方

凡士林一兩加播渹酸十厘調和。

第十三藥方

每次可用小蘇打一小匙。

第十四藥方

此方是調製成的藥品如下。

鉛醋酸 Lead Acetate 二份、炭匿酸 Tannic Acid 一份、顛茄油膏 Belladonna Ointment 十五份、用此調和。

第十五藥方（牙粉）

輕鉛炭養 Powdered Chalk 八兩、佳質白胰皂一兩半、白糖一兩、白芷粉 Orris Root 一兩調和。

第十六藥方

服藥的第一日用鎂鏀養 Magnesium Sulphate 卽瀉利鹽半兩、Half Ounce 和水半杯、在淸晨早餐前服下。

後備卡斯卡拉 Cascara Sagrada 丸五厘、每晚服一粒。

第十七藥方　胸膜炎用

鈉柳礬 Sodium Salicylate 二分、鉀輕炭强礬 Potassium Bicarbonate 一分、又加水廿五分、每隔自二至四小時服一次、每次一小匙、服時用水溶化。

第十八藥方

薄荷油 Menthol 樟腦粉 Camphor 郁加列杳油 Eucalyptus 松葉油 Oil of Pine 上項藥品應用的份量均等調和。

呼吸藥氣如下方

用這藥品的方法說明如下、用竹子一段、如大拇指粗的、長約三寸、用一小梓或木頭塞在竹子的一頭、此塞或木頭中間、必須有一小孔、隨取棉花或一小塊布、浸入所用的藥中、由竹子的那一頭塞入、病人由孔端聞嗅、每日數次、這段竹子到不用時、把梓塞緊、免得走洩藥性。

第十九藥方（乾咳用的）

寇第印 Codeine 一分、阿摩尼亞綠 Ammonium Chloride 廿五分、檸檬酸糖漿六十分、Syrup of Citric Acid 清水一百五十分調和。若是成人、每三小時可服此藥水一小匙、等到病輕了爲止、如是小兒服一小匙三分之一、服時須用開過的水送下。

第二十藥方

鐵黃養 Sulphate of Iron 四厘、奥發林 Ovarin 三厘、盛藥囊內一齊服、每日三次、（此乃西厘、一厘約有中國一兩六百四十分之一）。

第二十一藥方

每丸內含鉄黃養二厘。Blaud's Pills 此計算約用七厘鉄黃養、五厘奧發林。

第二十二藥方

汞藍油膏 Blue Ointment 可向西藥房購取製成的。

第二十三藥方

先把鉀雙錳養 Potassium Permanganate 溶在水內、至能溶化爲度、用時卽將藥水半兩、放入一斤水內調和卽可取用。

第二十四藥方

鋅養油膏 Zinc Ointment 西藥房有製成的可買。

第二十五藥方

幾蘇 Creosole 二分、怪阿寇 Guaiacol 一分、錆硫下礬、Calcium Hypophosphite 五分、又加魚肝油、一百廿分、和勻每日服三次、每次服一小匙。

附則

第一段

焦麵粥煮法、是把麵粉盛在清潔煮器內、放在火上拌炒、隨炒隨攪、不可少停、等發了黃色就成功了、取水煮食、就是焦麵粥、另加一些鹽、使合口味。

第二段

米粥煮法、是把米二匙放在兩杯水內煮開、約三四小時的長久、陸續加一些水、煮成後還有水兩杯。

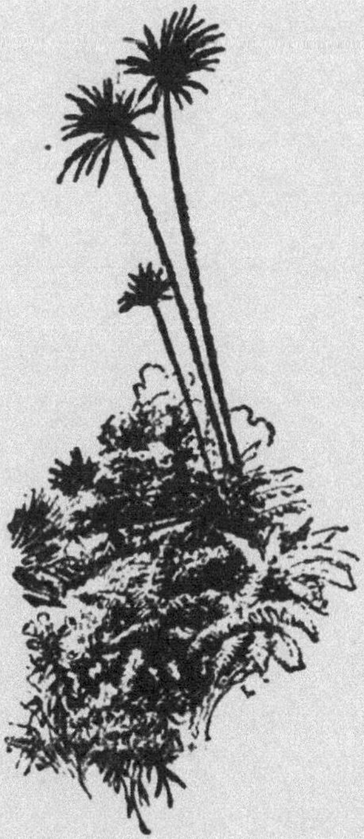

今本館新出此延年益壽一書發行各處實價中國境內每部大洋二元國外每部另加百分之四十

上海時兆月報館特啟

MADE IN CHINA

中華民國玖壹年柒月叁拾日購買